U0281622

感谢重庆英才·创新创业领军人才项目（CQYC201903078），
重庆英才计划"包干制"项目（cstc2021ycjh-bgzxm0256）对本书的基金支持

癌症疼痛皮下自控镇痛经典病例演示实录
——E-warm创新系列

主　编　余慧青

副主编　杨列军　陈梦婷　张均辉

　　　　刘师宏　杨　鸿　曹皓阳

　　　　张照莉

重庆大学出版社

图书在版编目（CIP）数据

癌症疼痛皮下自控镇痛经典病例演示实录：E-warm 创新系列 / 余慧青主编 . -- 重庆：重庆大学出版社，2023.3
ISBN 978-7-5689-3750-4

Ⅰ.①癌… Ⅱ.①余… Ⅲ.①癌—疼痛—治疗 Ⅳ.① R730.5

中国国家版本馆 CIP 数据核字（2023）第 036327 号

癌症疼痛皮下自控镇痛经典病例演示实录——E-warm创新系列
AIZHENG TENGTONG PIXIA ZIKONG ZHENTONG JINGDIAN BINGLI YANSHI SHILU: E-warm CHUANGXIN XILIE

主　编：余慧青
策划编辑：胡　斌

责任编辑：胡　斌　　版式设计：胡　斌
责任校对：关德强　　责任印制：张　策

*

重庆大学出版社出版发行
出版人：饶帮华
社址：重庆市沙坪坝区大学城西路 21 号
邮编：401331
电话：（023）88617190　88617185（中小学）
传真：（023）88617186　88617166
网址：http://www.cqup.com.cn
邮箱：fxk@cqup.com.cn（营销中心）
全国新华书店经销
重庆长虹印务有限公司印刷

*

开本：787mm×1092mm　1/16　印张：20.5　字数：390 千
2023 年 4 月第 1 版　　2023 年 4 月第 1 次印刷
ISBN 978-7-5689-3750-4　定价：188.00 元

编辑委员会

主　编　余慧青

副主编　杨列军　陈梦婷　张均辉　刘师宏　杨　鸿　曹皓阳　张照莉

编　委　（按姓氏拼音排序）

蔡星星　曹皓阳　陈兰　陈梦婷　代　朦　冯长艳　龚　娟

黄清卿　黄少毅　金桂花　孔令霜　雷　蕾　刘师宏　马丽玲

田　玲　王思雄　肖小意　杨　鸿　杨列军　余慧青　张　欣

张均辉　张照莉

作者简介

余慧青

重庆大学附属肿瘤医院老年肿瘤科主任，兼任临床营养科主任，主任医师，硕士研究生导师。首批重庆英才计划·创新创业领军人才、重庆大学附属肿瘤医院高端人才、重庆市三八红旗手、最美巴渝·感动重庆人物、《医师报》2022年十大医学影响力专家。

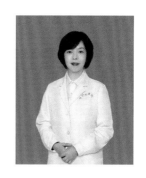

学术任职

中国抗癌协会安宁疗护专委会副主任委员，中国抗癌协会癌症康复与姑息治疗专委会常委，中国康复医学会慢病康复专业委员会常务委员，中国抗癌协会肿瘤营养专委会代谢调节治疗学组副组长，中国肺癌防治联盟重庆分联盟常委，国家卫健委疼痛质控中心癌痛专家组专家，国家卫健委医管所临床营养项目专家工作组专家，重庆市医药生物技术协会癌症康复与姑息治疗专委会主任委员，重庆市中西医结合学会老年肿瘤专委会主任委员，重庆市医学会肿瘤MDT分会副主任委员，重庆市医学会临床流行病学与循证医学分会副主任委员，重庆抗癌协会化疗专委会副主任委员。

专业擅长

肺结节与肺癌的早筛早治；肺癌的综合个体化诊疗及临床转化研究。特别擅长肺癌的化疗、分子靶向治疗、生物免疫治疗以及癌症疼痛、肿瘤营养等临床肿瘤学诊治技术。

余慧青在国内首创全人、全程、全团队、全家庭、全社会的"五全"肿瘤诊疗理念，创新发展了"E-warm"肿瘤创新综合诊疗技术和肿瘤患者全程康复管理的人工智能创新技术。余慧青带领团队创造了重庆市"五个"第一：①最早成立，也是目前唯一的肿瘤缓和医疗专科；②第一个重庆市老年肿瘤专委会，并任首届主任委员；③第一个恶性肿瘤支持与姑息诊疗专科联盟；④第一个肿瘤营养 MDT 团队；⑤第一个肺癌早期姑息治疗团队，完成了"E-warm"肿瘤创新综合诊疗技术的构建，并获得国家癌症中心重点课题基金支持。

荣誉奖项

先后获得 2015 年"最美巴渝·感动重庆"人物（重庆市委宣传部）、2018 年"金口碑医生"荣誉称号、2018 年"重庆名医"（医者仁心大型公益活动）、2020 年"重庆市三八红旗手"（重庆市人力资源与社会保障局 重庆市妇女联合会）、2020 年度全国医学家峰会"推动行业前行的力量·十大医学促进专家"、2021 年度全国医学家峰会"医界丰碑·十大医学影响力专家"等多项荣誉。

重庆大学附属肿瘤医院老年肿瘤科简介

重庆大学附属肿瘤医院老年肿瘤科前身创建于 20 世纪 90 年代，是我国西部地区最早的老年肿瘤专科，兼具肿瘤科、缓和医疗科、营养科三重质量管理体系及技术岗位，经过 30 余年的发展，已成为集临床、科研、教学为一体的重庆市重点学科肿瘤内科学核心亚专科、重庆市临床重点专科，硕士研究生招生单位，重庆市肿瘤质量控制中心参与学科，全国肿瘤营养规范化治疗示范病房，全国难治性癌痛杰出示范培训基地。

老年肿瘤科主要开展各种实体肿瘤的诊断和综合治疗，涵盖化疗（新辅助化疗、辅助化疗、节拍化疗、姑息化疗）、分子靶向治疗和生物免疫治疗、晚期肿瘤患者减症治疗及多线综合治疗、营养不良肿瘤患者精准诊断和治疗、肿瘤患者的代谢调节治疗、晚期癌症患者多线药物综合治疗、癌性恶液质逆转治疗、癌症疼痛 / 难治性癌痛精准诊治、调理肿瘤患者胃肠道功能、个体化营养诊治、早期姑息治疗以及实体瘤经皮多种穿刺技术等。此外，老年肿瘤科还承担肿瘤药物的临床试验研究，肿瘤特定疾病特殊医学配方食品的临床试验研究，并开展癌症胸腹水、骨与脑转移以及罕见肿瘤、有合并症的肿瘤等疑难病例的诊断和治疗。组织并参与了肿瘤医院肿瘤营养、消化道肿瘤、胸部肿瘤、头颈部肿瘤和泌尿系统肿瘤等多学科综合诊疗协作组（MDT）。科室年门诊量 13000 余人次，住院患者 4000 余人次。科室承担重庆大学研究生教学工作，常年开展住培医师、进修医师、实习医师以及肿瘤专科护师、癌痛护师、营养护师的培训教学工作。

老年肿瘤科特色技术优势突出。近年来，科室竭力探索肿瘤诊治新模式，在国内首创全人、全程、全团队、全家庭、全社会的肿瘤"五全"诊疗理念，建立了"E-warm"肿瘤创新综合诊疗核心技术体系，率先实施肿瘤代谢调节治疗和肠道微生态制剂个体化治疗肿瘤、难治性癌痛 PCSA/PCIA 精准镇痛、肺癌相关性咳嗽诊治的新技术和新项目，临床实践中遵循"个体化治疗""跨学科综合协作""精准抗癌"等先进治疗理念。每年参加 ASCO、

ESMO、AACR、ASPEN、ESPEN、ELCC 等国际肿瘤学术会议，及时把握国际肿瘤诊治领域的最新进展。

科室目前是国家级药物临床试验基地，中国抗癌协会安宁疗护专委会副主任委员单位，中国抗癌协会癌症康复与姑息治疗专委会常委单位，中国抗癌协会肿瘤营养专委会代谢调节治疗学组副组长单位，国家卫健委临床营养专家组成员单位，国家卫健委疼痛质控中心癌痛专家组成员单位，中华医学会疼痛专委会癌痛专家组成员单位，中国肺癌联盟重庆分联盟常委单位，重庆市医药生物技术协会癌症康复与姑息治疗专委会及肿瘤营养专委会主任委员单位，重庆市中西医结合学会老年肿瘤专委会主任委员单位，重庆市临床营养质控中心专家组成员单位，重庆市营养学会常务理事单位，与中国医学科学院肿瘤医院、中山大学附属肿瘤医院、天津市肿瘤医院、陆军军医大学、海军军医大学、西南大学、重庆医科大学等单位长期合作开展临床研究。

科室现承担 30 余项国家及省市研究课题和卫生适宜技术项目，包括国家癌症中心项目、重庆英才·创新创业领军人才项目、重庆市科技局项目、重庆市卫健委项目等，长期开展国际国内多中心前沿肿瘤药物临床试验。

老年肿瘤科开设了肿瘤专科普通门诊及专家门诊、癌痛门诊、难治性癌痛门诊、肿瘤代谢调节治疗门诊，涵盖普通病房、无痛病房、营养病房以及特需病房，环境优美，团队成员将一直秉承"不忘初心、牢记使命"的"蓁蓁宜家"小家精神，全心全意为肿瘤患者提供优质、舒适的医疗服务！

重庆大学附属肿瘤医院营养科简介

重庆大学附属肿瘤医院营养科前身创建于20世纪90年代，是我国西部地区最早的肿瘤营养专科，兼具公共营养、临床营养、肿瘤营养三重质量管理体系及技术岗位，经过30余年的发展，已成为集临床、科研、教学为一体的特色专科，硕士研究生招生单位，重庆市临床营养质量控制中心专家组成员，全国肿瘤营养规范化治疗示范病房及培训基地。

科室主要开展各种实体肿瘤的营养诊断和综合治疗，涵盖围术期、围放疗期、围化疗（新辅助化疗、辅助化疗、节拍化疗、姑息化疗）期以及围分子靶向治疗和生物免疫治疗期患者营养全程管理、晚期肿瘤患者减症治疗及多线综合治疗、营养不良肿瘤患者精准诊断和治疗、肿瘤患者的代谢调节治疗、晚期癌症患者多线药物综合治疗后营养管理、癌性恶液质逆转治疗、癌痛患者营养不良精准诊治、调理肿瘤患者胃肠道功能、个体化肠内营养配制、早期姑息治疗、减重/增重治疗等。此外，科室还承担肿瘤药物的临床试验研究，肿瘤特定疾病特殊医学配方食品的临床试验研究，开展癌症胸腹水、骨与脑转移以及罕见肿瘤、有合并症的肿瘤等疑难病例的营养诊断和治疗。科室组织并参与了重庆大学附属肿瘤医院肿瘤营养、消化道肿瘤、胸部肿瘤、头颈部肿瘤和泌尿系统肿瘤等多学科综合诊疗协作组（MDT）。与老年肿瘤科/缓和医疗科/特需病房深度融合高质量发展，年门诊量3000余人次、住院患者会诊量4000余人次、肠内营养制剂配送量10000余人次。科室承担重庆大学研究生教学工作，常年开展住培医师、进修医师、实习医师以及肿瘤营养专科护师、营养技师的培训教学工作。

科室特色技术优势突出。在全院开展各种肿瘤营养特色技术，如肿瘤营养疗法CNT-MDT、加速康复外科（ERAS）全程营养管理技术、个性化肠内营养治疗、EN技术在胃肠镜术前肠道准备中的应用、PG-SGA评估技术、BIA技术、GLIM技术肿瘤代谢调节治疗技术、个体化膳食指导技术等。

营养科开设普通营养门诊、肿瘤营养门诊、减重/增重门诊以及代谢调节治疗专病门诊，团队一直秉承"不忘初心、牢记使命"的"慧吃慧动"小家精神，全心全意为肿瘤患者提供优质、舒适的医疗服务！

序一

癌症是严重危害人类生命的疾病，癌痛作为恶性肿瘤患者最常见的伴随性疾病，发生率高达 70% 左右。多年来大家一直关注着癌痛，也投入了很多的力量推广和普及癌痛的规范化治疗。在国内外癌痛相关领域专家学者的不懈努力下，癌痛相关指南不断更新认知，也指出了癌痛管理是抗肿瘤治疗过程中的关键部分之一。

中国的癌痛发展历程大致可以分为三个阶段，第一阶段从 1990 年世界卫生组织（WHO）三阶梯止痛进入中国开始，三阶梯止痛原则体现了规范化和个体化的癌痛治疗指南；第二阶段是 2011 年原中华人民共和国卫生部启动开展的"癌痛规范化治疗示范病房"创建活动，制定了新版《癌症疼痛诊疗规范》，推动了癌症管理在中国的深化和发展，使更多患者获益；第三阶段是 2017 年由中国抗癌协会癌症康复与姑息治疗专业委员会（CRPC）难治性癌痛学组牵头，汇集肿瘤、姑息、疼痛多领域专家的智慧，开始攻坚难治性癌痛的诊疗，共同撰写了《难治性癌痛专家共识（2017 年版）》《癌性爆发痛专家共识（2019 年版）》及《难治性癌痛诊断与治疗》，启动了难治性疼痛规范化诊疗示范基地的建设，通过多学科诊疗理念，为临床医生在难治性癌痛诊疗方面提供了有效的指导和参考，使癌痛治疗更加规范化、同质化、精细化、个体化。

微创介入技术是治疗难治性癌痛的基本技术，特别是患者自控镇痛（PCA）技术作为一种安全、有效的镇痛方法，对于癌性爆发痛引起的难治性癌痛、癌痛的快速滴定、存在吞咽困难或胃肠道功能障碍及临终患者的姑息止痛治疗尤其适用，得到了广泛推广。对于需长期肠道外给药的癌痛患者，皮下自控镇痛技术（PCSA）的可操作性强、疗效确切，临床使用更为方便，虽国内外也有相关的文献、专家共识介绍其使用方法和注意事项，但是目前国内基层医院乃至三级医院，掌握该技术的专业技术人员仍相对欠缺，市面上尚缺乏 PCSA 技术实操演示的相关书籍。

面对这一现实问题，作为全国难治性疼痛诊疗杰出示范培训基地的重庆大学附属肿瘤医院老年肿瘤科余慧青教授带领团队，在长期专注癌痛诊疗的基础上，从临床实际需求出发，系统梳理和总结了近年来从 2000 多例恶性肿瘤难治性癌痛诊治病例中探索出来的实战经验，编撰了《癌症疼痛皮下自控镇痛经典病例演示实录——E-warm 创新系列》。本书通过对每个病例的背景资料、诊疗镇痛过程和预后进行介绍和分析，并涵盖癌症疼痛皮下自控镇痛流程及规范操作演示，使读者对常见恶性肿瘤癌痛 PCSA 规范化镇痛及相关伴随症状的治疗有更全面、深入的了解。

相信本书可以成为临床医生的"口袋书"，为临床医生使用 PCSA 提供更加详细的指导，帮助更多癌痛患者解除疼痛困扰，为提升我国整体癌痛治疗水平贡献力量！

2022 年 12 月

序二

　　1982年世界卫生组织（WHO）提出癌痛三阶梯止痛原则，癌痛治疗成为临床工作的一个环节。1990年原中华人民共和国卫生部与WHO在广州举办了首届癌痛三阶梯治疗学习班，标志着我国在癌痛治疗领域与国际水平接轨。2011年，原中华人民共和国卫生部在全国推广癌痛规范化治疗示范病房项目，将癌痛的药物治疗推向了新的高度，同时纳入了癌痛的管理规范，包括在院患者和门诊患者；提出了处方药物管理的基本要求，即合理用药、规范用药及足量用药，满足临床镇痛的需求；规范阿片药物管理，预防处方阿片类镇痛药物非医疗应用。随着项目的推进，镇痛药物应用水平和患者管理水平提升，但依然有医护人员对部分患者的癌痛治疗感到非常困难。

　　流行病学资料提示，全球癌症患病率在不断上升，患者的生存时间延长，肿瘤幸存者的数量在增加，而癌痛没能获得有效缓解，尤其是晚期肿瘤。虽然以规范化三阶梯止痛为代表的癌痛治疗模式经过了近40年的发展，但并没有改善癌痛的治疗结局，特别是终末期患者，仍有70%以上存在疼痛问题。因此，癌痛治疗面临着严峻的挑战。

　　2016年中国抗癌协会癌症康复与姑息治疗专业委员会（CRPC）成立了难治性癌痛学组，在2017年发布了国内第一部《难治性癌痛专家共识（2017年版）》，提出了难治性癌痛多学科治疗的观念，建立了癌痛介入治疗体系，从癌痛机制角度制定个体化的综合治疗方案。2019年难治性癌痛学组又发布了《癌性爆发痛专家共识（2019年版）》，在介入治疗体系中，强调患者自控镇痛（PCA）技术，尤其在肿瘤内科推广应用。PCA 技术具有安全、有效、及时等特点，可广泛用于难治性癌痛、癌性爆发痛。由于该技术由医生护士给予设定和配置、由患者根据自身疼痛加重及时给予，可以达成及时有效的镇痛效果，因而可以减轻患者的焦虑，使镇痛的质量更高。

重庆大学附属肿瘤医院老年肿瘤科是西南地区重要的难治性癌痛规范化诊疗基地，辐射 50 余家联合体医院。余慧青教授带队开展了多次 PCA 治疗难治性癌痛的学习班，积累了大量的临床病例，将这些资料和经验集结成册，内容涵盖患者的评估、方案的制定、药物的配制、副作用的处理、PCA 泵的管理等多个方面，将有助于 PCA 技术的临床应用，具有非常好的推广和借鉴价值。

2022 年 12 月

前言

国家癌症中心的统计数字表明，近年来中国恶性肿瘤的发病率逐年升高，每年新发病人中有 400 万以上的患者伴发癌症疼痛。重庆市 2020 年新发恶性肿瘤患者 9 万余例，癌痛发病率 40%~80%。由此可见，癌痛是癌症患者最常见的症状之一，严重威胁到患者的生命健康和生活质量。免除疼痛是患者的基本权利，镇痛与抗癌同等重要，也是我们医生义不容辞的责任。

癌痛事业的开展在我国已逾 30 年，重庆地区开展癌痛规范化治疗也有 10 余年的时间，解决了大部分癌痛患者的疼痛问题，但仍然有近 20% 的难治性癌痛患者的疼痛没有得到有效缓解，这是肿瘤临床治疗过程中不可回避的难题，涉及多学科甚至跨学科领域。由王昆教授、王杰军教授等专家牵头，中国抗癌协会癌症康复与姑息治疗专业委员会难治性癌痛学组在 2017 年发布了国内首部《难治性癌痛专家共识（2017 年版）》，并 2018 年编写了《难治性癌痛诊断与治疗》专著后，联合中华医学会疼痛学分会癌痛学组，共同撰写了《癌性爆发痛专家共识（2019 年版）》，为临床医生在难治性癌痛诊疗方面提供了全方位指导。

重庆地区广大基层医院癌症疼痛特别是难治性癌痛发病率较高，但因为在疼痛长期控制方面存在多学科/跨学科理念、技术等问题，患者疼痛未得到有效缓解，严重影响患者自身及其家庭照顾者的生活质量。

重庆大学附属肿瘤医院老年肿瘤科于 2018 年 1 月行政独立，兼具肿瘤科、缓和医疗科、营养科三重质量管理体系和技术岗位，有国内首个肿瘤缓和医疗整建制临床团队，由肿瘤专科医师、疼痛专科医师、临床营养医师、肿瘤及疼痛科护师组成。科室开放床位 80 张，涵盖普通、日间、特需病房。开设肿瘤专科普通门诊和专家门诊、肿瘤营养及代谢专病门诊、癌症疼痛专病门诊。

针对老年肿瘤科癌症疼痛发病特征，我们制定了详细的相关诊治规范和流程，如不同强阿片类药物的轮替规范及流程、药物毒副反应的处理规范及流程、全程管理规范及流程等，并予以实施。

多年来，老年肿瘤科申请省市级难治性癌痛自控镇痛新技术、卫生适宜技术多项，并得到相关基金支持，在重庆及周边川黔地区牵头成立了难治性癌痛联合体，有近 50 家医院和科室加入，获中国抗癌协会癌症康复与姑息治疗专业委员会（CRPC）授予的难治性癌痛杰出示范基地，也是全国 CPAI 培训基地及全国肿瘤营养规范化治疗示范病房。为了提高广大相关从业者理论水平及临床技能，使自控镇痛（PCA）技术惠及更多患者，我们团队查阅相关文献，结合科室和本地区癌症疼痛疾病谱、临床实操 2000 余例病案经验编写了《癌症疼痛皮下自控镇痛经典病例演示实录——E-warm 创新系列》一书。

本书主要针对自控镇痛技术在难治性癌痛患者中的应用予以经典病例演示。本书内容分为相关理论和实际操作病例两大部分，涵盖了医疗、营养、护理、全程管理等多个方面，普适性广，易于学习和掌握，适合肿瘤科、缓和医疗科、姑息治疗科、安宁疗护科、营养科、老年科等相关从业医务人员作为难治性癌痛临床实际操作的参考书。

不同瘤种难治性癌痛 PCA 实操临床思维、技术要点、注意事项等是本书的亮点。由于现实中癌痛患者瘤种是按照器官进行分类的，基于不同瘤种的癌痛，特别是难治性癌痛的发病机制比较复杂，涉及组织器官功能的损伤，导致正常生理功能出现障碍，这需要临床医生全面动态系统地筛查评估诊治，就此我们建立了 E-warm 肿瘤创新综合诊疗核心技术，并取得了较好的临床成绩，相关技术成果发表于国内外核心期刊。

总之，难治性癌痛是肿瘤学科的棘手问题，在国内外相关专家共识、指南的指导下具体技术的实施和选择需要临床案例支撑，总结经验教训，方能更好地为临床服务、惠及广大患者。本书是"重庆英才计划·创新创业领军人才"项目的一部分，是本人和团队多年来对癌症疼痛认识、研讨和实践的经验分享，由于水平、认知及经验的诸多不足，缺点和错误在所难免，敬请广大读者批评指正。

本书得到了王杰军、王昆等多位专家教授的悉心指导，得到了重庆大学附属肿瘤医院多位领导及同事的大力支持，也凝聚了重庆大学出版社编辑的辛勤汗水，在此，一并表示衷心感谢。如果本书能为推动我市乃至中国癌痛事业的发展和无痛医院建设，使癌痛患者活得更好、活得更久略尽绵薄之力，我们将深感欣慰！

2022 年 12 月

目 录

第五篇　　癌症疼痛护理经典病例 / 265

第一篇

绪　论

第一章　癌症疼痛皮下自控镇痛技术临床流程及规范

第一节　概　述

　　疼痛是癌症患者最常见的症状之一。疼痛被国际疼痛研究协会（International Association for the Study of Pain，IASP）定义为一种与实际或潜在的组织损伤相关或类似的不愉快的感觉和情感体验。癌症和疼痛还会以焦虑、抑郁、恐惧或绝望感的形式造成心理痛苦，而焦虑和抑郁反过来又会加剧疼痛。一项荟萃分析显示，59% 接受癌症治疗的患者、64% 晚期癌症患者和 33% 接受治疗后的患者都报告了疼痛。此外，疼痛是癌症患者最恐惧的症状之一。未缓解的疼痛使患者感到痛苦，并影响他们的生理功能、社会和心理健康，以及整体生活质量。

　　目前，癌症疼痛（简称为"癌痛"）管理已被世界卫生组织（World Health Organization，WHO）列为全球性的重要问题。1982 年，WHO 成立了癌症疼痛治疗专家委员会，提出了三阶梯止痛原则，即根据癌痛患者的疼痛程度，来选择不同的镇痛药物，并将其作为癌痛药物治疗的基本方法在全世界推广应用，目前已广泛应用于临床。按照三阶梯止痛原则及美国国家综合癌症网络（National Comprehensive Cancer Network，NCCN）成人癌痛指南，80%~90% 的癌痛患者通过规范的治疗，疼痛可以得到控制。虽然大多数癌痛患者通过规范的治疗疼痛可以得到控制，但仍有 10%~20% 的难治性癌痛通过常规的药物治疗难以得到解决，其对医患的困扰超过其他疼痛的总和，成为医生、患者共同面临的棘手问题。

　　难治性癌痛患者往往表现为药物治疗效果欠佳或者出现不能耐受的不良反应。近年来，各种微创介入治疗技术的开展为难治性癌痛的治疗提供了有效的解决方案，常用的技术包括患者自控镇痛技术、神经毁损术、经皮椎体成形术、放射性粒子植入术和鞘内药物输注系统植入术等等。综合考虑基层医院医疗技术水平、医疗技术临床应用管理限制、患者经济水平等因素限制，患者自控镇痛技术是一种安全、有效、简便易行、可操作性强、普及性强的治疗难治性癌痛的方法。

　　镇痛治疗是癌症治疗的重要组成部分，镇痛与抗癌治疗具有同等重要的作用，绝不可只重视抗癌，不重视镇痛，而且早期姑息（镇痛）治疗联合标准抗肿瘤治疗，有助于延长患者生存期。"E-warm 模型"是一种基于我国国情的早期跨学科肿瘤创新综合诊疗技术，其中 E（early）指早期介入；w（whole）指姑息治疗应贯穿肿瘤治疗的全过程；a（assessment）指评价患者的状况、整体需求；r（revaluation）指动态评估，根据临床反馈持续改善干预策略；m（management）指肿瘤治疗的多学科会诊。笔者团队前期的研究及相关病例表明，包含控制癌痛在内的采用 E-warm 肿瘤创新综合诊疗技术有助于提高晚期非小细胞肺癌患者的整体生活质量。本癌痛病例演示实录涵盖了多瘤种、不同癌痛病因的临床案例，同时将"E-warm 模型"这一基于我国国情的早期跨学科肿瘤综合治疗技术融入癌痛患者镇痛治疗中，运用操作性强、普及性广的患者自控镇痛技术解决临床棘手的难治性癌痛问题，这也正是本癌痛病例演示实录的创作初衷。

第二节　癌痛治疗相关概念

癌症疼痛（简称"癌痛"）：癌症、癌症相关性病变及抗癌治疗所致的疼痛。

剂量滴定：阿片类止痛药的有效性和安全性存在较大的个体差异，需要逐渐调整剂量，以获得最佳用药剂量，称为剂量滴定。

癌性爆发痛：在背景痛控制相对稳定、镇痛药物充分应用的前提下，自发或在某些可预知或不可预知因素的诱发下突然出现的短暂疼痛加重。

阿片类药物耐受：包括每日长期接受阿片类镇痛剂的患者。美国食品药品监督管理局（Food and Drug Administration，FDA）确定耐受性为接受每天至少 25 μg/h 芬太尼贴剂、至少 60 mg 口服吗啡、至少 30 mg 口服羟考酮、至少 8 mg 口服氢吗啡酮或其他阿片类药物的等效镇痛剂量持续 1 周或更长时间。

阿片药物轮替：当中重度癌痛患者对一种阿片药物镇痛效果反应不明显时，根据具体病情，换用另一种阿片药物可能有效，这一用药策略被称为阿片药物轮替。

患者自控镇痛技术（Patient Controlled Analgesia，PCA）：是由医护人员根据患者身体状况和疼痛程度，预先设置镇痛药物的剂量，再交由患者"自我管理"的一种镇痛技术。按照用药途径，目前临床常用的是皮下 PCA（Patient-controlled Subcutaneous Analgesia，PCSA）、静脉 PCA（Patient-controlled Intravenous Analgesia，PCIA）、硬膜外间隙 PCA（Patient-controlled Epidural Analgesia，PCEA）、鞘内 PCA（Patient-controlled Intrathecal Analgesia）以及区域神经阻滞 PCA（Patient-controlled Regional Analgesia，PCRA）。

难治性癌痛：由肿瘤本身或肿瘤治疗相关因素导致的中、重度疼痛，经过规范化药物治疗 1~2 周，患者疼痛缓解仍不满意和（或）出现不可耐受不良反应。

第三节　难治性癌痛诊断标准及常见类型

难治性癌痛的诊断需同时满足以下两个标准：

（1）中、重度持续性癌痛，数字化疼痛评分（Numeric Rating Scales，NRS）≥ 4；伴或不伴爆发痛≥ 3 次 / 天。

（2）遵循《NCCN 成人癌痛临床实践指南》《ESMO 临床实践指南：成人癌痛的管理》《癌症疼痛诊疗规范（2018 年版）》等相关癌痛治疗指南，单独使用阿片类药物和（或）联合辅助镇痛药物治疗 1~2 周，患者疼痛缓解仍不满意和（或）出现不可耐受不良反应。

难治性癌痛的常见类型分为癌性神经病理性疼痛、骨转移性疼痛、爆发痛和内脏痛。

第四节　难治性癌痛的评估

准确的癌痛评估是合理、有效进行镇痛治疗的前提。针对难治性癌痛，其病因、机制的详细评估和诊断尤为重要，所以需要进行全面的再评估，评估内容主要包括疼痛发生原因、机制、解剖特征、功能评价、药物治疗史、心理因素及是否存在肿瘤急症，并且要在治疗的全程进行动态评估。

一、癌性神经病理性疼痛的评估

2008 年，IASP 提出了神经病理性疼痛的分级诊断标准并被广泛应用。临床上推荐使用 ID 疼痛量表（Identification Pain Questionnaire）进行神经病理性疼痛筛查，而神经病理性疼痛评估量表（Douleur Neuropathique 4 Questions，DN4）问卷诊断特异性较高，可用于进一步诊断。

二、骨转移性疼痛的评估

骨转移性疼痛包括静息时持续性疼痛和 / 或自发性爆发痛，以及由于机体活动导致的诱发性爆发痛。骨转移静息性癌痛可采用常规癌痛的评估方法，骨转移自发性或诱发性癌痛可参考爆发痛的评估方法进行评估。

三、爆发痛的评估

爆发痛的诊断需要同时满足以下 3 个条件：

（1）存在基础疼痛（前一周中疼痛持续时间每日 >12 小时）；

（2）在前一周的基础疼痛得到充分的控制（疼痛强度为无或者轻度）；

（3）患者存在短暂的疼痛加重现象。

爆发性疼痛的评估主要依据量表，可借鉴艾伯塔癌症爆发性疼痛评估工具，或参考英国和爱尔兰姑息医学协会癌症爆发性疼痛的评估流程进行评估。

四、内脏痛的评估

内脏痛体表定位模糊，可借用影像学检查发现明确的内脏组织肿瘤浸润及植物神经损伤。其疼痛性质临床多表现为痉挛样疼痛、钝痛、绞痛、胀痛、牵拉痛、游走样痛等，有时会合并一定的功能障碍。当患者疼痛临床症状、体征和影像学征象符合以上特征时可诊断为内脏痛。目前，内脏痛的评估尚无特异性量表。

第五节　常用的癌痛量化评估方法

癌痛量化评估是指采用疼痛程度评估量表等量化标准来评估患者疼痛主观感受程度，需要患者的密切配合，通常使用数字分级法（NRS）、面部表情疼痛评分量表法及主诉疼痛程度分级法（VRS）三种方法。

一、数字分级法（NRS）

依据疼痛程度数字评估量表对患者疼痛程度进行评估。将疼痛程度用 0~10 个数字依次表示，0 代表无疼痛，10 代表能够想象的最剧烈疼痛（图 1-1-1）。此评估量表由患者本人或医护人员协助其理解后选择一个最能代表自身疼痛程度的数字描述疼痛。按照疼痛对应的数字，将疼痛程度分为：轻度疼痛（1~3），中度疼痛（4~6），重度疼痛（7~10）。

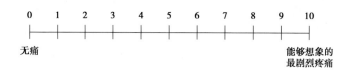

图 1-1-1　数字分级法

二、面部表情疼痛评分量表法

医护人员通过观察患者疼痛时的面部表情状态，对照面部表情疼痛评分量表进行疼痛评估，适用于自己表达困难的患者，如儿童、老年人、存在语言文化差异或其他交流障碍的患者（图 1-1-2）。

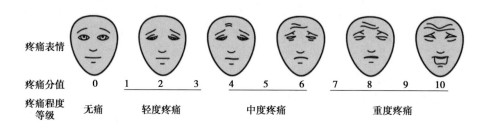

图 1-1-2　面部表情疼痛评分量表法

三、主诉疼痛程度分级法（VRS）

VRS 评估法主要依据患者对疼痛的主诉进行评估，可将疼痛程度分为轻度、中度和重度三类。

（1）轻度疼痛：有疼痛，但可忍受，生活正常，睡眠未受到干扰。

（2）中度疼痛：疼痛明显，不能忍受，要求服用镇痛药物，睡眠受到干扰。

（3）重度疼痛：疼痛剧烈，不能忍受，需用镇痛药物，睡眠受到严重干扰，可伴有植物神经功能紊乱或被动体位。

第六节　患者自控镇痛技术在难治性癌痛中的临床应用

随着 1976 年第一台 PCA 泵问世，直到 1980 年 Austin 等学者发现通过 PCA 镇痛方法，阿片类药物的血药浓度基本维持在最低有效浓度水平或稍偏上，优于传统的阿片类药物治疗方法，进而在理论上确立了 PCA 镇痛治疗的优势。PCA 技术作为一种有效、安全的镇痛方法，已越来越多地被用于治疗术后疼痛、创伤及癌痛等。PCA 是指在体验疼痛时患者自注预定的小剂量药物进行镇痛的方法，其作用机制是通过静脉、硬膜外注射或皮下等途径，在有或无负荷剂量条件下，根据疼痛程度连续或间断少量给药，避免了血药浓度与止痛程度的周期性变化，以较少的麻醉药取得较好的止痛效果。其根本目的在于通过这种给药方式，使血药浓度始终维持在镇痛药物的最小有效镇痛浓度，从而既保证了镇痛效果，又减少了不良反应。从 2010 年开始，《NCCN 成人癌痛临床实践指南》已推荐使用静脉或皮下途径对患者进行阿片药物滴定，特别是无法吞咽或有阿片类药物肠道吸收障碍的患者。

一、患者自控镇痛技术的临床分类

PCA 按照药物使用途径分为皮下 PCA、静脉 PCA、硬膜外间隙 PCA、鞘内 PCA 以及区域神经阻滞 PCA 等，临床上需要根据患者不同的治疗需求采用不同的给药途径。本书主要介绍皮下 PCA 和静脉 PCA。

（一）皮下 PCA

皮下注入镇痛药物较静脉给药途径更为简便，并发症少，且因其可操作性强、不受血管条件限制，尤其是需考虑恶液质、既往化疗史患者的血管条件，因此也是本癌痛病例演示实录主要使用的 PCA 技术。

持续皮下注射技术的适应证：

（1）口服药物困难，如恶心、呕吐、吞咽困难、极度衰竭及意识障碍等情况时；

（2）由消化道恶性肿瘤或腹腔病灶引起肠梗阻；

（3）终末期恶性肿瘤患者临终前阶段；

（4）持续皮下注射法滴定吗啡剂量时。

持续皮下注射法的优点：

（1）胃肠外给药，禁食或吞咽困难者也可以应用；可以根据症状随时调节用药量；可以取得持续的疗效；药物的血药浓度稳定，不易出现副作用。

（2）与持续静脉输注比较，该方法更为简便；小型输液泵装置，携带方便，活动不受限制；不易引起过量给药及全身感染；居家治疗或成为可能。

（二）静脉 PCA

通过静脉系统给药，是应用最为广泛的给药途径，广泛适用于生存期较短的晚期癌痛患者、胃肠道功能紊乱不能口服止痛药物的患者、伴有急性疼痛，需静脉给药快速滴定止痛的患者。此种给药方法操作简单，起效快，效果可靠。但如果是单一 PCA 模式给药，建议采用皮下给药模式。

（三）硬膜外间隙 PCA

硬膜外间隙给药，主要适用于胸部以下的区域性难治性癌痛，且采用其他方法效果欠佳的患者。硬膜外间隙 PCA 用量小，镇痛效果可靠，全身影响小，但其作用局限，操作复杂，无菌要求较高，临床适应证选择性高。

（四）鞘内 PCA

鞘内置管后实施 PCA 目前多采用植入式鞘内药物输注系统（Intrathecal Drug Delivery System，IDDS）。该途径给药时用药量小，镇痛效果确切，对于难治性癌痛及因阿片类药物副作用不能耐受大剂量应用的患者有较好的镇痛效果。但是，鞘内给药途径 PCA 的操作复杂，专业性强，同时要求严格的护理和相对昂贵的注药设备，操作的无菌要求更高，需特别警惕细菌感染的风险。

（五）区域神经阻滞 PCA

区域神经阻滞 PCA 主要用于浅表神经丛的连续给药，适用于难治性癌痛中的神经病理性癌痛，多用于四肢部位疼痛的治疗。通常将置入神经鞘内的硬膜外导管连接 PCA 泵，将神经阻滞用药液注入臂丛神经鞘、股神经鞘、腰丛或坐骨神经处。由于需要置管持续注药模式，所以，局部固定（预防脱落）、穿刺局部保护（防止局部感染）、管路通畅（预防管路弯折）是保证治疗的管理要求。持续局部注药，一般不能超过两周，有效镇痛的时效性还需要进一步研究。

二、患者自控镇痛技术的适应证及禁忌证

（一）PCA 的适应证

PCA 的适应证包括：

（1）癌痛患者阿片类药物的剂量滴定；

（2）爆发痛频繁的癌痛患者；

（3）存在吞咽困难或胃肠道功能障碍的癌痛患者；

（4）临终患者的镇痛治疗。

（二）PCA 的禁忌证

PCA 的禁忌证包括：

（1）不愿意接受 PCA 技术镇痛的患者；

（2）年纪过大或过小缺乏沟通评估能力者；

（3）精神异常者；

（4）活动受限无法控制按钮为相对禁忌证，必要时可由医护人员或者家属操作。

三、患者自控镇痛技术常用药物

PCA 药物是保证效果的基础，正是由于 PCA 泵药物种类和剂量可调控性强这一优势，对于难治性癌痛才具有个体化治疗的特点。对于难治性癌痛的 PCA 药物选择，推荐在阿片类药物的基础上采用针对不同药物作用机制，联合用药，其基本原则是选择有针对性作用靶点、最小有效剂量，获得最佳镇痛，减少不良反应。目前，PCA 常用的阿片类药物推荐药物有盐酸吗啡注射液、盐酸氢吗啡酮注射液、枸橼酸芬太尼注射液、枸橼酸舒芬太尼注射液、盐酸羟考酮注射液等，但不推荐盐酸羟考酮注射液用于鞘内给药途径。

第七节　常用于 PCA 的不同阿片类药物效价比较

常用于 PCA 的不同阿片类药物效价比较，如表 1-1-1 所示。

表 1-1-1　不同阿片类药物效价的比较

	硫酸吗啡	盐酸氢吗啡酮	芬太尼	舒芬太尼
可溶性	亲水性	亲水性	亲脂性	亲脂性
脑脊液的扩散程度	高	中	低	低
等效效价（mg）				
口服	300	60	N/A	N/A
非口服	100	20	1	0.1
硬膜外	10	2	0.1	0.01
鞘内	1	0.25	0.01	0.001

注释：N/A，Not applicable，不适用。

引自：王昆，王杰军.难治性癌痛诊断与治疗 [M].北京：人民卫生出版社,2018.

第八节　阿片类药物之间等价换算——以盐酸氢吗啡酮注射液为例

一、盐酸氢吗啡酮注射液 PCSA 滴定

（一）阿片未耐受

盐酸氢吗啡酮注射液 0.1~0.3 mg/ 次，按需给药，每 30 分钟评估（疼痛平稳后每 1 小时评估，夜间休息后以患者呼叫医生为主），直至疼痛控制满意。

例：患者 NRS 评分 6 分，初始给予盐酸氢吗啡酮注射液 0.3 mg/ 次 PCSA，24 小时按需自控镇痛 6 次，24 小时后疼痛评分控制在 2 分，后续如何给予长效吗啡缓释片处方？（注：此处按盐酸氢吗啡酮注射液 1.5 mg=10 mg 盐酸吗啡注射液等效换算）

换算：24 小时盐酸氢吗啡酮注射液量 0.3 mg×6=1.8 mg×（10/1.5）盐酸吗啡注射液 =12 mg×3 盐酸吗啡片 ≈ 20 mg q12h 盐酸吗啡缓释片。

（二）阿片耐受

盐酸氢吗啡酮注射液为（前 24 小时背景阿片类药物剂量的 5%~15%）/次，按需给药，每 30 分钟评估（疼痛平稳后每 1 小时评估，夜间休息后以患者呼叫医生为主），直至疼痛控制满意。

例：患者前 24 小时背景阿片类药物为盐酸吗啡缓释片 100 mg，NRS 评分 4~5 分，患者盐酸氢吗啡酮注射液 PCSA 初始滴定处方如何确定？（注：此处按盐酸氢吗啡酮注射液 1.5 mg=10 mg 盐酸吗啡注射液等效换算）

换算：盐酸氢吗啡酮注射液 PCSA 初始滴定处方量 =（24 小时口服盐酸吗啡缓释片剂量 100 mg）×（5%~15%）÷3÷（10/1.5）=（5~15）mg÷3÷（10/1.5）=0.25~0.75 mg/ 次。

二、盐酸氢吗啡酮注射液 PCSA 轮换为芬太尼透皮贴剂

例：患者住院期间行盐酸氢吗啡酮注射液 PCSA 治疗（0.5 mg/h），疼痛控制稳定，NRS 评分 2 分，拟更换为芬太尼透皮贴剂居家镇痛治疗，如何换算？（注：此处按盐酸氢吗啡酮注射液 1.5 mg=10 mg 盐酸吗啡注射液、60 mg/ 天口服盐酸吗啡片 =4.2 mg 芬太尼透皮贴剂等效换算；疼痛控制满意时轮换药物初始剂量为等效剂量的 25%~50%）

换算：芬太尼透皮贴剂剂量 =24 小时盐酸氢吗啡酮注射液处方量 ×
（25%~50%）=0.5 mg/h × 24 ×（25%~50%）盐酸氢吗啡酮注射液 =0.5 mg/h × 24 ×
（25%~50%）×（10/1.5）× 3 口服盐酸吗啡片量（天）=60~120 mg 口服盐酸吗啡片
量 ≈ 4.2~8.4 mg 芬太尼透皮贴剂剂量。

第九节　技术流程

常用癌痛诊疗流程可参考图 1-1-3，针对癌痛患者滴定（图 1-1-4）及阿片类药物
耐受患者滴定（图 1-1-5）可参考相应流程图。此外，对于爆发痛处理流程（图 1-1-6）
及阿片类药物过量中毒时急救流程（图 1-1-7），可为基层一线医护人员提供参考及借鉴。

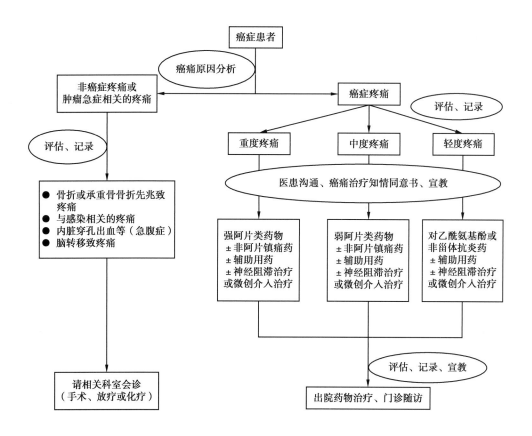

图 1-1-3　癌痛诊疗流程图

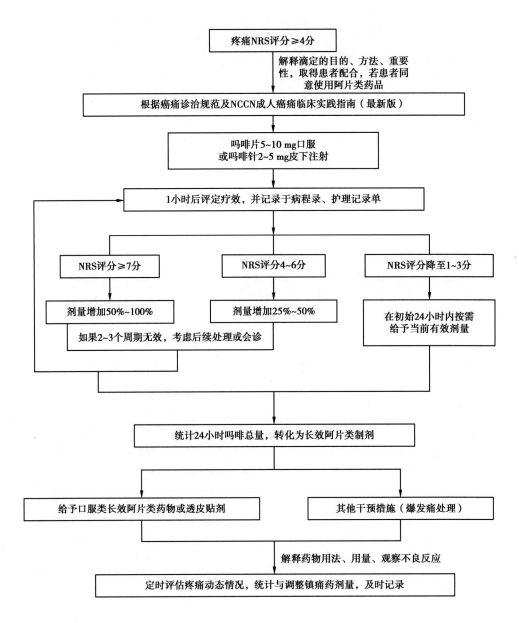

图 1-1-4 癌痛患者治疗（吗啡滴定）流程图

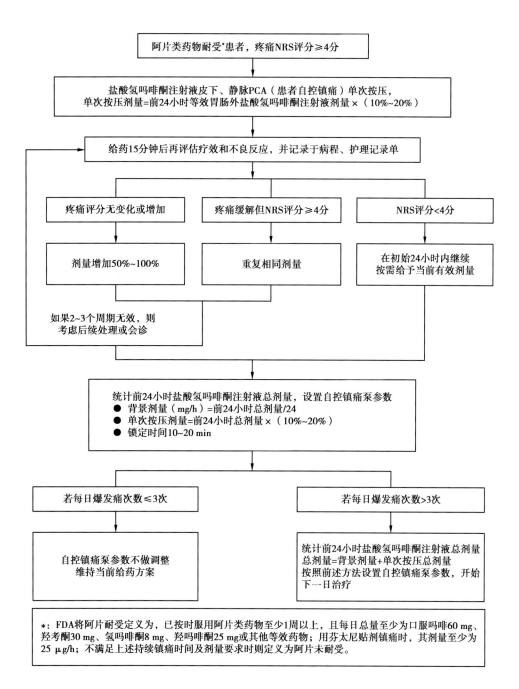

图 1-1-5 阿片类药物耐受患者（盐酸氢吗啡酮注射液）滴定流程图

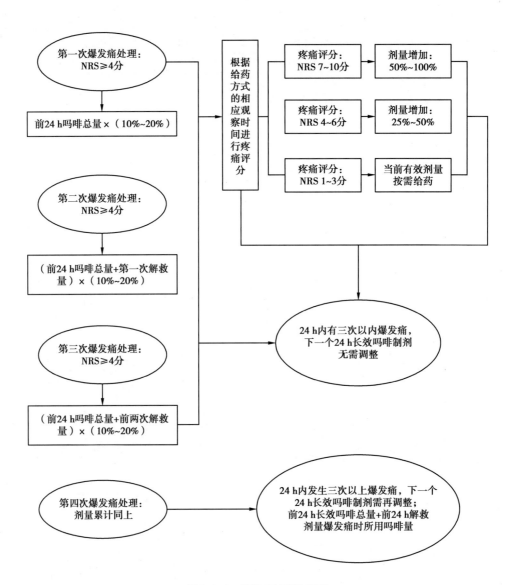

图 1-1-6 爆发痛处理流程图

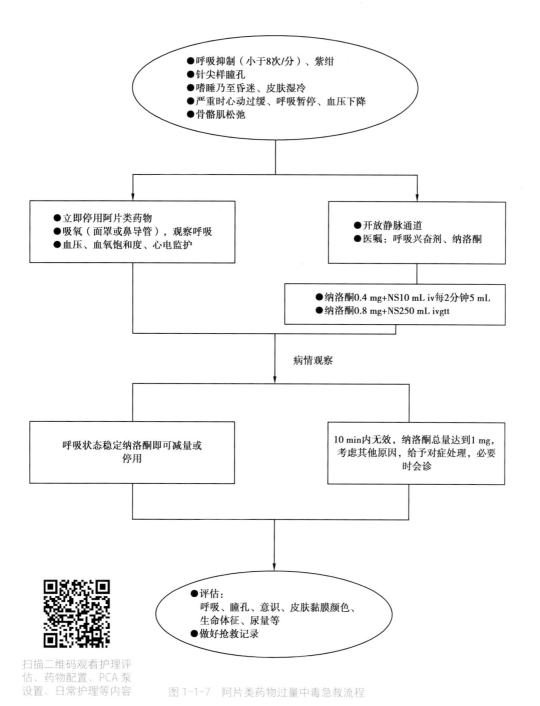

●呼吸抑制（小于8次/分）、紫绀
●针尖样瞳孔
●嗜睡乃至昏迷、皮肤湿冷
●严重时心动过缓、呼吸暂停、血压下降
●骨骼肌松弛

●立即停用阿片类药物
●吸氧（面罩或鼻导管），观察呼吸
●血压、血氧饱和度、心电监护

●开放静脉通道
●医嘱：呼吸兴奋剂、纳洛酮

●纳洛酮0.4 mg+NS10 mL iv每2分钟5 mL
●纳洛酮0.8 mg+NS250 mL ivgtt

病情观察

呼吸状态稳定纳洛酮即可减量或停用

10 min内无效，纳洛酮总量达到1 mg，考虑其他原因，给予对症处理，必要时会诊

●评估：
呼吸、瞳孔、意识、皮肤黏膜颜色、生命体征、尿量等
●做好抢救记录

扫描二维码观看护理评估、药物配置、PCA泵设置、日常护理等内容

图1-1-7 阿片类药物过量中毒急救流程

（余慧青 杨列军）

第二章 肿瘤营养治疗流程及规范

第一节 概述

肿瘤患者营养不良发生率高，据一项调查显示，中国住院肿瘤患者营养不良发生率高达 79.4%，营养不良可能增加肿瘤患者死亡风险，影响患者生活质量。肿瘤相关性营养不良指由肿瘤组织等产生的细胞因子和其他原因的炎症细胞因子，导致蛋白质合成功能受损、瘦体重减少等营养不良的状态。

根据营养素缺乏情况，将营养不良分为以下三型：

（1）能量缺乏型：以能量摄入不足为主，表现为皮下脂肪、骨骼肌显著消耗和内脏器官萎缩。

（2）蛋白质缺乏型：蛋白质严重缺乏而能量摄入基本满足者称为水肿型营养不良。

（3）混合型：能量与蛋白质均缺乏者称为混合型营养不良，又称蛋白质－能量营养不良（Protein-energy Malnutrition，PEM），是肿瘤患者最常见的一种营养不良类型。

癌痛与营养不良均是肿瘤患者常见的伴随症状，二者息息相关，疼痛刺激会从多个方面改变机体的营养代谢状态；而机体营养代谢状态亦会进一步对癌痛产生影响，有研究表明，营养风险筛查（Nutrition Risk Screening，NRS）评分与患者的疼痛强度呈正相关，营养状况差的患者疼痛强度更高；在使用芬太尼透皮贴剂的癌痛患者中，疼痛控制效果与患者皮下脂肪厚度相关，营养状况好的患者因皮下脂肪含量高而吸收好，疼痛控制明显优于营养状况不佳者。

癌痛可通过影响机体饮食的摄入，引起内分泌激素异常分泌，提高交感神经系统的兴奋性；同时通过影响患者心理状态等多种方式影响全身营养代谢。另外，缓解癌痛的常用治疗药物主要有阿片类和非阿片类药物，这些药物应用的不良反应也会影响机体的营养代谢。例如，阿片类药物可以激动胃肠道的阿片类受体引起恶心、呕吐、便秘等消化道作用进而影响营养物质的摄入。非阿片类药物中的代表药物非甾体类抗炎药物通过抑制前列环素，有引起胃肠道溃疡的风险，影响营养物质摄入及吸收。

对于癌痛患者，肿瘤营养疗法需贯穿于肿瘤治疗的全过程，融会于其他治疗方法之中。如何进行规范化的全程营养管理，本书将用多例病例进行详细阐述。

第二节　肿瘤营养疗法实施方法

肿瘤营养疗法（Cancer Nutrition Therapy，CNT）是计划、实施、评价营养干预，以治疗肿瘤及其并发症或身体状况，从而改善肿瘤患者预后的过程，包括营养诊断（营养筛查/营养评估）、营养干预、疗效评价（包括随访）三个阶段。

一、营养诊断

肿瘤患者的营养诊断应该遵循三级诊断（Three-level Diagnosis）原则，即第一级诊断营养筛查（Nutritional Screening）；第二级诊断营养评估（Nutritional Assessment）；第三级诊断综合评价（Comprehensive Investigation）。通过营养评估，患者的营养不良及其严重程度已经明确，为了进一步了解营养不良的原因、类型及其结局，需要对患者实施进一步的多维度调查，称为综合评价。

（一）营养筛查

本书主要以营养风险筛查 2002（Nutrition Risk Screening 2002，NRS 2002）为筛查工具，该筛查工具综合考虑了机体本身的营养状态，并结合因临床疾病的代谢性应激、年龄等因素所造成的营养功能障碍。NRS 2002 如表 1-2-1 所示。对恶性肿瘤患者应进行营养风险筛查，这是营养诊治流程的第一步。NRS 2002 评分 ≥ 3 分者，具有营养风险，应根据患者的临床情况，进一步进行营养状况评估；对 NRS 2002 评分 < 3 分者，在其住院期间每周筛查 1 次。

表 1-2-1　营养风险筛查 2002（NRS 2002）

1. 疾病有关评分：□ 0 分　□ 1 分　□ 2 分　□ 3 分	
评分 1 分	营养需要量轻度增加：髋骨折□　慢性疾病有并发症□　COPD □ 血液透析□　肝硬化□　一般恶性肿瘤患者□
评分 2 分	营养需要量中度增加：腹部大手术□　脑卒中□ 重度肺炎□　血液恶性肿瘤□
评分 3 分	营养需要量重度增加：颅脑损伤□　骨髓移植□ 大于 APACHE 10 分的 ICU 患者□

续表

2.营养状态有关评分（下面 3 项取最高分）：□ 0 分　□ 1 分　□ 2 分　□ 3 分
（1）人体测量：□ 0 分　　□ 1 分　　□ 2 分　　□ 3 分 　　　身高＿＿＿＿＿＿（cm，精度到 0.5 cm）（免鞋） 　　　实际体重＿＿＿＿＿＿（kg，精度到 0.5 kg）（空腹，病房衣服，免鞋） 　　　BMI＿＿＿＿＿＿kg/m² （≤ 18.5，3 分） 　　　注：因严重胸、腹水、水肿等得不到准确的 BMI 值时用白蛋白来替代：白蛋白＿＿＿＿＿＿g/L 　　　（≤ 30 g/L，3 分）
（2）近期（1~3 个月）体重是否下降？（是□　否□） 　　　若是体重下降＿＿＿＿＿＿（kg） 　　　体重下降≥ 5%,是在□ 3 个月内(1 分)　　□ 2 个月内（2 分）　　□ 1 个月内（3 分）
（3）一周内进食量是否减少？（是□　否□） 　　　如果是，较之前减少□ 25%~50%(1 分)□ 50%~75%（2 分）□ 75%~100%（3 分）
3.年龄评分：□ 0 分　　□ 1 分
≥ 70 岁为 1 分，否则为 0 分

（二）营养评估

经过营养风险筛查后，对于有营养风险的恶性肿瘤患者，还要进行营养评估，为制定营养支持方案提供依据。肿瘤患者最常用的营养状况评估工具为患者主观整体营养状况评量表(Patient-generated Subjective Nutrition Assessment，PG-SGA)。具体内容如表 1-2-2 所示，前 4 个部分由患者自己评估，后 3 个部分由医务人员（医师、护士或营养师）评估，总体评估结果包括定量评估及定性评估两种，评估结果及意义解读如表 1-2-3 所示。

（三）综合评价

患者的营养不良及其严重程度已经明确，为进一步了解营养不良的原因、类型及后果，需结合患者综合状况进行系统性营养状况评价，包括能量消耗、应激、炎症及代谢，判断患者能量消耗多少、应激程度轻重、炎症水平高低及代谢紊乱有无（图 1-2-1），从而指导临床治疗。

表 1-2-2　患者主观整体营养状况评估表（PG-SGA）

1. 体重（工作表 1）	2. 进食情况
目前我的体重约为_____kg 目前我的身高约为_____cm 1 个月前我的体重约为_____kg（0~4） 6 个月前我的体重约为_____kg（0~4） 在过去的 2 周，我的体重： □ 减轻（1）　□ 没变化（0）　□ 增加（0）	在过去的 1 个月里，我的进食情况与平时情况相比： □ 没变化（0）　□ 比以往多（0） □ 比以往少（1） 我目前进食： □ 正常饮食，但比正常情况少（1） □ 软饭（2） □ 流食（3） □ 只能进食营养制剂（3） □ 几乎吃不下什么（4） □ 只能通过管饲进食或静脉营养（0）
本项计分_____	本项计分_____
3. 症状	4. 活动和身体功能
近 2 周来，我有以下问题影响我摄入足够的饮食： □ 吃饭没有问题（0） □ 没有食欲，不想吃（3） □ 恶心（1）　　　□ 呕吐（3） □ 便秘（1）　　　□ 腹泻（3） □ 口腔溃疡（2）　□ 口干（1） □ 感觉食品没味，变味（1） □ 食物气味不好（1） □ 吞咽困难（2）　□ 一会儿就饱胀了（1） □ 疼痛；部位_____（3） □ 其他_____（例如：抑郁，经济问题，牙齿问题）（1）	在过去的 1 个月，我的活动： □ 正常，无限制（0） □ 不像往常，但是还能够起床进行轻微的活动（1） □ 多数时候不想起床活动，但卧床或坐椅时间不超过半天（2） □ 几乎干不了什么，一天多数时间都卧床或坐在椅子上（3） □ 几乎完全卧床，无法起床（3）
	本项计分_____
本项计分_____	总分 A_____

5. 疾病与营养需求的关系（工作表 2）

相关诊断_____原发疾病的分期 Ⅰ Ⅱ Ⅲ Ⅳ；其他　年龄_____岁

疾病	评分（1）	疾病	评分（1）
癌症	□	开放性伤口或瘘或压疮	□
AIDS	□	创伤	□
呼吸或心脏病恶病质	□	年龄超过 65 岁	□
		总分 B	_____

6. 代谢方面的需求（工作表 3）

□ 无应激　　□ 轻度应激　　□ 中度应激　　□ 高度应激

应激	无（0 分）	轻（1 分）	中（2 分）	重（3 分）
发热	□	□ 37.2~38.3 ℃	□ 38.3~38.8 ℃	□ >38.8 ℃
发热持续时间	□	□ <72 小时	□ 72 小时	□ >72 小时
是否用激素（强的松 /d）	□	□ <10 mg 或相当剂量的其他激素 /d	□ 10~30 mg 强的松或相当剂量的其他激素 /d	□ >30 mg 强的松或相当剂量的其他激素 /d
			总分 C	_____

7. 体格检查表

项目	正常 0 分	轻度 1 分	中度 2 分	严重 3 分
脂肪储备				
眼眶脂肪垫	□	□	□	□
三头肌皮褶厚度	□	□	□	□
下肋脂肪厚度	□	□	□	□
总体脂肪缺乏程度	□	□	□	□
肌肉状况				
颞肌	□	□	□	□
锁骨部位（胸部三角肌）	□	□	□	□
肩部（三角肌）	□	□	□	□
手背骨间肌	□	□	□	□
肩胛部（背阔肌、斜方肌、三角肌）	□	□	□	□

续表

项目	正常 0 分	轻度 1 分	中度 2 分	严重 3 分
大腿（四头肌）	☐	☐	☐	☐
小腿（腓肠肌）	☐	☐	☐	☐
总体肌肉消耗评分	☐	☐	☐	☐
液体状况				
踝水肿	☐	☐	☐	☐
骶部水肿	☐	☐	☐	☐
腹水	☐	☐	☐	☐
总体水肿程度评分	☐	☐	☐	☐
本项总分 D ＿＿＿＿＿＿＿＿＿				
PG-SGA 总评分：A+B+C+D 总分之和＿＿＿＿＿＿＿＿＿				

表 1-2-3 PG-SGA 评估结果及意义解读

评分结果	营养诊断	代表意义
0~1 分	营养良好	不需要进行营养干预，一个疗程后应常规进行再次营养评估
2~3 分	可疑或轻度营养不良	由营养师、医师对患者及其家属进行营养指导，并根据实验室结果进行药物干预
4~8 分	中度营养不良	需要营养干预及对症治疗
≥9 分	重度营养不良	迫切需要改善症状的治疗和营养干预

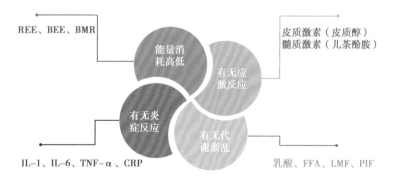

图 1-2-1 营养综合评价示意图

注：该图参考了中国抗癌协会肿瘤营养与支持治疗专业委员的营养不良四维度分析理论。

二、营养干预

（一）概述

肿瘤营养疗法的目的并非仅仅提供能量及营养素、治疗营养不良，其更加重要的目标在于调节代谢、控制肿瘤。由于所有荷瘤患者均需要代谢调节治疗，所以其适应证为：① 荷瘤肿瘤患者；② 营养不良的患者。其最高目标是调节代谢、控制肿瘤、提高生活质量、延长生存时间，基本目标是满足肿瘤患者目标需要量的 70% 以上能量需求及 100% 蛋白质需求。

营养不良的规范治疗应该遵循五阶梯治疗原则（图 1-2-2）。首先选择营养教育，然后依次向上晋级选择口服营养补充（Oral Nutritional Supplements，ONS）、完全肠内营养（Total Enteral Nutrition，TEN）、部分肠内营养（Partial Enteral Nutrition，PEN）、部分肠外营养（Partial Parenteral Nutrition，PPN）、全肠外营养（Total Parenteral Nutrition，TPN）。参照欧洲临床营养与代谢协会（European Society for Clinical Nutrition and Metabolism，ESPEN）指南建议，当下一阶梯不能满足 60% 目标能量需求 3~5 天时，应该选择上一阶梯。

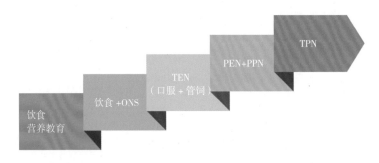

图 1-2-2　肿瘤患者营养干预五阶梯

注：该图参考了中国抗癌协会肿瘤营养与支持治疗专业委员的营养不良的五阶梯治疗原则。

（1）肿瘤患者能量摄入推荐。即卧床患者为 20~25 kcal/（kg·d）（1 kcal=4.184 kJ），活动患者为 25~30 kcal/（kg·d）。同时区分肠外营养与肠内营养，建议采用 20~25 kcal/（kg·d）计算非蛋白质能量（肠外营养），25~30 kcal/（kg·d）计算总能量（肠内营养）。应该考虑患者的应激系数和活动系数。由于静息能量消耗（Resting Energy Expenditure，REE）升高，放疗、化疗、手术等应激因素的存在，肿瘤患者的实际能量需求常常超过普通健康人，营养治疗的能量最少应该满足患者需要量的 70% 以上。

（2）肿瘤患者蛋白质推荐。肿瘤患者蛋白质需求升高，蛋白质需要量应满足机体100% 的需求，推荐量为 1.2~1.5 g/（kg·d）。消耗严重的患者需要更多的蛋白质，肿瘤恶液质患者蛋白质总摄入量（静脉＋口服）应达到 1.8~2 g/（kg·d），支链氨基酸（Branched Chain Amino Acid，BCAA）应 ≥ 0.6 g/（kg·d），必需氨基酸（Essential Amino Acid，EAA）应 ≥ 1.2 g/（kg·d）。严重营养不良肿瘤患者的短期冲击营养治疗阶段，蛋白质给予量应达到 2 g/（kg·d）；轻中度营养不良肿瘤患者的长期营养补充治疗阶段，蛋白质给予量应达到 1.5 g/（kg·d）[1.25~1.7 g/（kg·d）]。高蛋白饮食对肿瘤患者、危重病患者、老年患者有益，建议一日三餐均衡摄入。

（3）肿瘤患者三大营养素供能比推荐。对于不同荷瘤状态的患者三大营养素供能比的建议不同，具体如表 1-2-4 所示。

表 1-2-4 三大营养素供能比

分类	非荷瘤患者	荷瘤患者
肠内营养	C∶F∶P=（50~55）∶（25~30）∶15	C∶F∶P=（30~50）∶（40~25）∶（15~30）
肠外营养	C∶F=70∶30	C∶F=（40~60）∶（60~40）

注：C，碳水化合物；F，脂肪；P，蛋白质。

（二）肿瘤代谢调节治疗

肠道是人体最大的免疫器官。研究表明，阿片类药物可导致肠道微生物群的组成和功能发生改变，失调的肠道微生物群可启动 TLR2/4 的激活，促使促炎细胞因子增加，如 TNF-α、IL-1β 和 IL-6，这将引发局部肠道炎症并通过"微生物－肠－脑轴"驱动吗啡耐受。通过微生物群移植或益生菌干预恢复肠道微生物稳态被视为提高阿片类药物耐受性的潜在重要的治疗措施。患者的营养指标与肠道微生物及肠道屏障功能之间呈正相关。另外，有研究显示，癌痛患者肠道菌群变化与营养状况存在显著相关性，可作为改善癌痛治疗的重要依据。本书部分病例中，对肠道微生态制剂在癌痛患者中应用进行了详细阐述，对实际临床工作具有参考价值。

三、疗效评价

营养治疗是一个整体疗法，所以其疗法评价也应该是整体的，包括如下 10 个方面：

（1）营养知识－态度－行为；

（2）摄食情况；

（3）营养状况；

（4）人体学测量；

（5）人体成分分析；

（6）体能与健康状况评分；

（7）心理状况；

（8）生活质量；

（9）实验室检查；

（10）肿瘤患者特异性营养治疗疗效评价，包括病灶大小、代谢活性、肿瘤标志物及生存时间。

营养干预的疗效评价指标分为三大类：

（1）快速变化指标。为实验室参数，如血常规、电解质、肝功能、肾功能、炎症指标（如 TNF-α、IL-1、IL-6、C 反应蛋白等）、营养指标（白蛋白、前白蛋白、转铁蛋白、视黄醇结合蛋白、游离脂肪酸等）、血乳酸等，每周检测 1~2 次。

（2）中速变化指标。人体测量参数、人体成分分析、生活质量评估、体能评估、肿瘤病灶评估（双径法）、PET-CT 代谢活性，每 4~12 周评估一次。

（3）慢速变化指标。生存时间，每年评估一次。

四、PCA 镇痛药物常见不良反应防治策略

（一）便秘

便秘是指粪便缓慢通过肠道，导致肠道蠕动减少、大便干结。其在接受阿片类药物治疗的患者中常见，故被称为阿片类药物诱导便秘（Opioid-induced Constipation，OIC）。对于此类患者最佳的管理是在预防、自我护理、处方药物以及直肠通便治疗之间找到平衡。

（1）患者自身管理，包括运动疗法、膳食结构调整、建立良好的排便习惯、心理治疗等。①运动疗法。主动运动和被动运动相结合，增加体力活动可部分改善便秘患者的症状。运动处方应根据患者的自身情况，结合学习、工作、生活环境和运动喜好等个体化制定。②膳食结构调整。增加水和食物中纤维素的摄入，可以有效改善轻度至中度便秘，促进肠蠕动，利于排便。适量食用含油、含盐食物，少食甜食，有利于减少便秘

的发生。③建立良好的排便习惯。非卧床患者每日晨起或餐后 2 小时尝试排便，排便时集中注意力，不听音乐或看报纸杂志，减少外界因素的干扰。卧床患者训练床上排便，养成定时排便的习惯，并给予屏风遮挡。避免用力排便，以防引起心脑血管等并发症。④心理治疗。功能性便秘与焦虑型、抑郁型心理障碍有密切关系，应及时对患者进行心理评估及心理疏导，鼓励患者增强治疗的信心，缓解压力与紧张。对于伴有明显焦虑、抑郁和睡眠障碍的患者，需要选择抗焦虑抑郁药物治疗。

（2）药物及其他治疗措施。常用药物包括容积性泻药、渗透性泻药、刺激性泻药、润滑性泻药。对于 OIC 患者，在使用阿片类药物止痛治疗过程中，即可加用通便药物，尽量避免使用容积性泻药。我国传统医学中有多种中药以及灸疗能有效缓解慢性便秘的症状，对于顽固性便秘患者可尝试使用。另外，癌痛患者肠道微生态失衡，可使用肠道微生态制剂调节便秘症状。肠道微生态制剂常见的有益生菌、益生元、合生元，而本书病例使用的则是后生元（Postbiotics），其为益生菌的灭活菌体及代谢产物，生物源素小分子可直接作用于人体，协助有益菌大量定殖增生，直接构建优良菌种，并能快速提升肠道免疫，其个性化治疗在癌痛患者中的应用可详见本书病例。

（二）恶心、呕吐

恶心、呕吐是阿片类药物最常见的不良反应之一，其主要是通过中枢性机制实现的。以 5- 羟色胺受体拮抗剂、地塞米松或氟哌啶醇的一种或两种作为首选预防药物。如果预防用药仍发生恶心呕吐，可叠加另一种药物；对顽固性恶心呕吐加用小剂量酚噻嗪类药、抗胆碱药（如东莨菪碱）或神经激肽 −1 受体拮抗剂。

对于因恶心而影响进食的患者，建议少食多餐、增加进餐次数，保持各类食物均衡摄入，若患者持续经口摄入欠佳，可予以特殊医学用途配方食品口服补充，并根据营养干预五阶梯疗法调整营养支持治疗方案。

对于癌痛患者各种不良反应的护理及营养宣教，可参见本书护理部分。

第三节　技术流程

肿瘤患者入院营养治疗技术流程如图 1-2-3 所示。

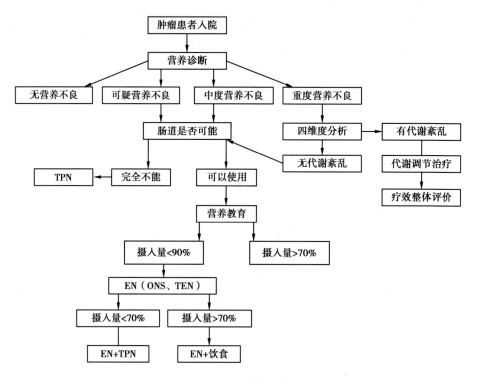

图 1-2-3 肿瘤患者营养治疗技术流程图

注：该技术流程参考《中国肿瘤营养治疗指南 2020》。

（曹皓阳 陈梦婷）

第三章 癌症疼痛皮下自控镇痛护理流程及规范

第一节 概述

近年来，随着癌症疼痛规范化治疗示范病房的不断推广，WHO 和 NCCN 四阶梯镇痛治疗原则、疼痛全程管理的理论逐步被医护人员掌握并应用于实践，使更多肿瘤患者的疼痛症状得到有效缓解。PCA 具有剂量准确、便于回顾、携带方便等优势，可作为癌痛患者，特别是难治性癌痛患者最主要的治疗方式，对中重度癌痛具有良好的镇痛效果。PCA 精准护理可减少药物不良反应发生率、降低患者心理负担、提高患者治疗依从性，实现全人、全程、全团队、全家庭的高效、精准管理，能有效改善患者生存质量。

本章主要阐述 PCA 护理流程及规范，以期为提升肿瘤护理质量及其管理质量提供参考，使肿瘤患者得到更优质的护理服务。

第二节 癌症疼痛皮下自控镇痛护理流程实施方法

一、疼痛评估

（一）评估原则

癌症疼痛评估的金标准是患者的主诉，评估是合理、有效进行止痛治疗的前提。疼痛评估应当遵循"常规、量化、全面、动态"的原则。

（二）评估工具

癌症疼痛量化评估通常使用数字分级法（NRS）、面部表情疼痛评分量表法及主诉疼痛程度分级法（VRS）、简明疼痛评估量表（BPI）等。

（三）评估注意事项

（1）选择合适的评估工具，同一位患者应使用同一种评估工具，患者病情发生变化时除外。

（2）出现病情变化，或新发生疼痛，以及根据治疗目的需要时进行再次全面评估。

（3）客观疼痛评估工具用于无法交流的患者及急性疼痛评估；修订版 Wong–Baker 面部表情疼痛评估法适用于儿童、老年人及表达能力缺失者。

（4）动态评估时机选在患者疼痛时、给药时、爆发痛处理后。

二、疼痛记录

（1）采用简单易行的疼痛评估工具和记录表格来准确评估记录疼痛的强度、疼痛缓解的程度及其与疼痛有关的指标。

（2）常用记录单包括入院评估单、体温单、疼痛护理记录单、护理记录单。

三、用药护理

（一）用药实施细则

（1）皮下 / 静脉用药：在患者不宜口服时，可选择皮下 / 静脉给药途径。

（2）阶梯给药：止痛药物的选择应根据疼痛程度有针对性地选择不同强度的镇痛药物。

（3）按时给药：止痛药物应有规律地按时给予。按时给药有助于维持稳定有效的血药浓度。

（4）个体化给药：患者对麻醉药物的敏感度个体差异很大，因此，阿片类药物没有标准剂量，能控制患者疼痛的剂量就是正确的剂量。

（5）注意具体细节：对使用镇痛药物的患者要加强监护，密切观察其反应，既要使患者能够获得最佳疗效，又要使药物不良反应降到最低。

（二）皮下 PCA（PCSA）护理注意事项

（1）PCSA 注射针头越长，注射至肌肉层的风险越大，注射工具需根据患者个体体型、生理特点选择。

（2）注射部位。由于药物吸收程度受注射部位体脂率的影响，因此，注射部位应选择皮下组织较厚、痛觉敏感度较低、远离大血管和神经为宜，主要为腹壁、双侧大腿前外侧上 1/3、上臂外侧中 1/3 等，以上部位可降低药液外渗风险和注射风险；进针注射时严格把握进针角度和深度，以降低注射风险。

（3）注射部位轮换。应有规律地轮换注射部位，避免在同一部位重复注射，两次注射点间距 2 cm 以上，可明显降低注射局部药液浓度过高引起的出血及注射部位疼痛等不适症状。

（4）注射部位更换。皮下留置针使用时间建议为72~96小时，同时密切观察注射部位有无红肿、硬结等，如有以上不良反应立即更换注射部位重新穿刺。

（5）注射体位。 腹壁注射：临床常见体位为平卧位、坐位、屈膝仰卧位，注射时叮嘱患者放松，以免出现弯针、断针等不良事件。上臂外侧注射：临床常见体位为平卧位、坐位。坐位注射时上臂外展90°（置于椅背），患者肩部放松。

（6）注射角度。皮下注射穿刺方法为左手拇指、食指相距5~6 cm，提捏皮肤成一皱褶，右手持注射器以执笔姿势，于皱褶最高点垂直穿刺进针。

（7）注射后抽回血。皮下组织由结缔组织和脂肪小叶构成，结构疏松，少有毛细血管。皮下PCA注射操作后应及时回抽回血，确保穿刺未进入血。

（三）静脉PCA（PCIA）护理注意事项

（1）严格落实手卫生和无菌技术原则。

（2）血管通路装置的选择与置入。PCIA对血管通路装置的选择与置入应根据药物浓度和患者基本情况选择合适的穿刺部位、穿刺工具、固定敷料和执行穿刺人员等，首要目标是选择伤害最小的装置，其次在最可能达到治疗目标的情况下，尽可能少地更换装置，降低静脉血栓等并发症发生率。护士仔细评估并预估必须执行的治疗持续时长，首先将安全输液放在非常重要的位置。

（3）血管通路装置并发症。包括静脉炎、导管相关性皮肤损伤（CASI）、导管相关性深静脉血栓（CA-DVT）、药物浸润/外渗、神经损伤、堵管、导管相关的血流感染（CABSI）、导管损伤、导管异位、空气栓塞。以上并发症的临床表现、影响因素、干预措施详见2021年美国输液护理学会《输液治疗实践标准》。

总之，根据患者病情和疼痛程度，因人而异。改变传统以患者耐受为主，延长给药间隔，减少药量，防止药物成瘾的观念；PCA镇痛技术早期介入，按时给药，使疼痛在尚未开始或刚开始时便得到控制，以患者舒适为宜。

（四）观察药物不良反应

密切观察药物的不良反应，评估患者的排便情况、恶心呕吐症状以及镇静表现等，尤其应注意神经系统变化，如意识障碍（嗜睡、过度镇静等）或呼吸抑制（呼吸频率每分钟小于8次，针尖样瞳孔，嗜睡样昏迷等），及时发现异常情况，必要时使用盐酸纳洛酮注射液解救处理。

（五）健康教育

癌症疼痛治疗过程中，患者及家属的理解和配合至关重要，应当有针对性地开展止痛知识宣传教育。健康宣教注意事项如下：

（1）鼓励患者主动向医护人员描述疼痛的程度。

（2）止痛治疗是肿瘤综合治疗的重要部分，忍痛对患者有害无益。

（3）多数癌症疼痛可通过药物治疗得到有效控制，患者应当在医生指导下进行止痛治疗，规律服药，不宜自行调整止痛药剂量和止痛方案。

（4）阿片类药物是癌症疼痛治疗的常用药物，引起成瘾的现象极为罕见，止痛治疗时要密切观察疗效和药物的不良反应，随时与医务人员沟通，调整治疗方案及措施；定期复诊或随访。

（六）患者随访

（1）随访频次。护士通过随访对癌症疼痛患者进行全程管理，出院一周内进行第一次随访，疼痛缓解后可 1~2 周随访一次。

（2）随访内容。出院至随访时疼痛控制总体情况，有无出现爆发痛，目前疼痛评分、疼痛部位与性质、服药情况以及不良反应等。

第三节　技术流程

癌症疼痛 PCA 护理流程细则如表 1-3-1 所示。

表 1-3-1　PCA 护理流程细则

项目	步骤	要点说明
评估	（1）患者年龄、性别、基本病情，既往疼痛史、现疼痛情况，确定评估时机； （2）患者的沟通、理解能力，对疼痛的自我描述； （3）根据患者的理解和表达能力，选择合适的疼痛评估方法与工具； （4）患者疼痛时伴随的症状及体征	（1）评估时机：发生疼痛随时评估，疼痛干预后根据给药方式的相应观察时机；静脉用药 15 分钟，皮下注射 30 分钟，口服给药 60 分钟，进行再次评估； （2）NRS ≥ 4 分，至少每班评估

续表

项目	步骤	要点说明
沟通	（1）告知患者及家属：癌痛是可以得到缓解的； （2）告知患者：医、护、患三方共同使用的疼痛评估工具，患者目前的疼痛强度及预防的舒适目标； （3）NRS ≥ 4 分，立即报告医生处理	（1）癌痛缓解非常重要，忍痛无益，疼痛可通过药物控制； （2）对于 NRS ≥ 4 分的患者，以最短的时间告知医生，并迅速采取措施进行止痛
实施	非药物： （1）安慰患者，解释病情，予以心理支持； （2）协助患者卧床休息和选择舒适体位； （3）物理疗法包括冷敷、热敷、理疗、针灸、按摩等。 药物： （1）运用三阶梯止痛原则使用止痛药物； （2）核对医嘱、患者信息、止痛药物、剂量、使用时间、使用途径； （3）按时正确给药（无创给药、皮下注射、静脉注射）	（1）用通俗易懂的语言向患者解释引起疼痛的原因，以及常用的止痛方法，鼓励患者和家属参与疼痛治疗； （2）注意观察体位受压部位的皮肤和血液循环情况，定时变换体位； （3）分散注意力的方法包括松弛、听音乐、看电视、阅读、看笑话、回忆趣事等； （4）物理疗法应注意相应的适应证和禁忌证； （5）无创给药（PCIA/PCSA），（参见本章第二节相内容关）
观察记录	（1）严密观察药物疗效及不良反应等； （2）疼痛干预后再次评估疼痛情况，使用疼痛控制效果评价法来观察镇痛效果； （3）如使用止痛药后疼痛未缓解，要提醒医生及时处理，做好记录； （4）若出现不良反应，及时通知医生并协助处理，做好记录； （5）使用《疼痛护理记录单》记录疼痛时间、部位、性质、评分、疼痛时伴随的症状及体征、活动情况等	（1）常见的药物不良反应：便秘、恶心、呕吐、头晕、皮肤瘙痒、尿潴留、呼吸抑制等； （2）疼痛控制效果评价法：四级评价法、百分量表评价法； （3）当使用镇痛效果评价法操作困难时，可使用常用的疼痛评估方法进行对比评价； （4）每次评估均要记录，记录时间具体到分钟

续表

项目	步骤	要点说明
健康宣教	（1）疼痛是与实际或潜在的组织操作相关的一种不愉快的感觉和情绪体验； （2）疼痛是人体的一种主观感受，是人体的一种防御机制，可以驱使我们去看医生，对身体有益，但不进行控制我们的疼痛将对身体的各系统造成各种负性的影响，对身体无益； （3）接受医务人员推荐的止痛方法； （4）疼痛大多可以通过恰当的措施很好控制； （5）完全止痛可能需要一些时间； （6）止痛药要按时使用才能更好地止痛，不可擅自停药或增、减用药量及频次； （7）身强体壮患者使用止痛药物的药量是根据疼痛的程度来调整的，有些患者是需要大剂量的给药才能缓解； （8）阿片类药物规范应用导致成瘾非常罕见，其对治疗疼痛具有重大意义； （9）耐药和生理性依赖不同于成瘾； （10）使用阿片类药物有可能出现便秘和恶心、呕吐、头晕、呼吸抑制等不良反应，适当的处理可以避免，并告知预防措施； （11）让患者家属明确： ①叙述疼痛非常重要，阿片类药物只要按时给药能有效控制疼痛，成瘾罕见，长期及重复用药仍然有效； ②按医嘱给药，在调整剂量，联合用催眠药或镇静药时应有医生指导； ③告诉家属用药的具体方法，不良反应的预防及应对措施	常见不良反应预防措施： （1）预防便秘：多喝热水。多吃蔬菜和水果，适当活动，保持每日大便习惯，如果 2 日无大便或大便干结，及早使用通便药物。同时建议联合使用肠道微生态制剂预防便秘； （2）头晕、恶心、呕吐是使用阿片类药物初期反应。3~5 日会耐受，症状也将消失，可按医生医嘱使用止吐药； （3）皮肤瘙痒：能忍受者可不予药物处理，嘱患者不可抓挠以防皮肤损伤；不能忍受者需要更换药物或改变镇痛方法； （4）尿潴留：先诱导患者自主排尿，仍无效者可留置导尿； （5）过度镇静 / 呼吸抑制：初次使用阿片类药物者要从小剂量开始，逐渐增量，老年人或肝肾功能不良者剂量减量； （6）密切观察使用阿片类药物患者的神志、呼吸，及时发现异常情况及时处理； （7）建议联合使用肠道微生态制剂进行肿瘤代谢调节治疗，预防各类并发症

（杨鸿）

第二篇

肺癌难治性癌痛
经典病例

案例 1
患者自控镇痛泵 PCA 技术在肺腺癌
伴癌痛治疗中的应用

摘要

病史摘要 患者男性，35 岁，因"诊断'肺癌'8 月，腹胀痛 1 天"就诊，完善相关检查明确诊断：①左肺腺癌(cT4N3M1 Ⅳ 期 双肺、胸膜、心包、恶性胸腔积液、骨)(EGFR/ALK/ROS1 野生型)；②癌症疼痛（伤害感受性疼痛）；③不全性肠梗阻。患者晚期肺癌，合并癌症疼痛，盐酸吗啡缓释片镇痛治疗中，因不全性肠梗阻，更换给药途径，给予芬太尼透皮贴剂镇痛治疗，但疼痛不能有效控制，24 小时爆发痛 4~6 次。经多学科会诊，诊断为难治性癌痛，改予盐酸氢吗啡酮注射液 PCSA 泵治疗，疼痛控制良好，无爆发痛，无不良反应。

症状体征 左胸背持续性牵拉样疼痛，咳嗽、深呼吸时疼痛加重。左肺呼吸音低，双肺未闻及干湿性啰音。

诊断方法 影像学、组织及分子病理学。

治疗方法 患者皮下自控镇痛（PCSA）。

临床转归 患者疼痛明显减轻，生活质量得以改善。

适合阅读人群 肿瘤科；缓和医疗科；老年科；疼痛科；营养科。

关键词 癌症疼痛；PCSA；肺癌；氢吗啡酮。

第一节　临床资料

一、一般资料

男性患者，35 岁，2018 年 7 月 25 日因"体检发现肺占位 1 年，胸背部疼痛 20 天"就诊于重庆市某三甲医院。胸部 CT 提示：考虑左肺上叶新生物可能性大。纤支镜：左肺支气管炎性改变；活检：左肺癌。为进一步诊治，2018 年 8 月 2 日患者至重庆大学附属肿瘤医院（以下简称"我院"）。病理切片会诊：（左肺）低分化腺癌，免疫组化结果：CK（+），CK7 弱（+），CK20（-），TTF-1（+），NapsinA（+），Ki-67（+）10%，CK-H（-），P40（-）。胸部 CT：①左肺门区肿块影（7.3 cm×6.8 cm），考虑为中央型肺癌，病灶与左肺动脉、左侧心包及邻近胸膜分界不清；②双肺内多发结节（1.5 cm），多考虑为转移瘤；③纵隔内淋巴结显示（0.7 cm）；④左侧少量胸腔积液；少量心包积液。肺癌驱动基因检测报告：该样本在本次基因检测区域内未检测到突变。头颅 MRI、腹部彩超、全身骨显像未见肿瘤征象。临床诊断：左肺腺癌（cT4N3M1 Ⅳ期 双肺、胸膜、心包、恶性胸腔积液）（EGFR/ALK/ROS1 野生型）。于 2018 年 8 月 9 日予注射用顺铂 40 mg 胸腔内灌注化疗，于 2018 年 8 月 15—16 日、2018 年 9 月 7—9 日、2018 年 10 月 13—15 日、2018 年 11 月 9—11 日、2018 年 12 月 8—10 日、2019 年 1 月 5—7 日予 PP 方案化疗 6 周期，化疗剂量累计：注射用培美曲塞二钠 4800 mg，注射用顺铂 710 mg。4 周期疗效评价部分缓解（PR）。

2019 年 2 月 11 日患者无明显诱因出现咳嗽加重，伴左胸背牵拉样疼痛，NRS 评分 4 分。返院复查胸部 CT，与 2018 年 12 月 6 日片对比：①左肺上叶肿块影（5.8 cm×5.4 cm）较前增大；②双肺内多发结节较前增大（5.5 cm×2.6 cm）；③右肺门、纵隔内淋巴结部分较前增大（1.1 cm）；发射型计算机断层扫描仪（Emission Computed Tomography，ECT）：新增左侧第 5 前肋、右侧髂骨近骶髂关节处、左侧股骨上段显像剂浓聚，早期骨转移不能除外。患者病情进展，先后予氨酚羟考酮片、盐酸吗啡缓释片镇痛治疗，同时于 2019 年 2 月 13 日、2019 年 3 月 9 日予多西他赛注射液联合注射用奈达铂方案化疗 2 周期，化疗剂量累计：多西他赛注射液 240 mg，注射用奈达铂 200 mg；2019 年 3 月 13 日予注射用奈达铂 40 mg 胸腔内灌注化疗。入院前 1 天，患者进食后腹胀、腹痛、肛门未排气排便，2019 年 3 月 15 日腹部立卧位 X 片提示：不全性肠梗阻；正电子发射计算机断层成像（Positron Emission Tomography-computed Tomography，PET-CT）：肠梗阻征象，盆腔内局部小肠代谢增高；考虑肿瘤转移？急诊收入我科进一步诊治。

二、体格检查

生命体征平稳，NRS 评分 4 分，神清语晰，对答切题。双瞳孔等大等圆，直径约 3 mm 大小，直接和间接光反射灵敏。左肺呼吸音低，双肺未闻及干湿性啰音。腹平软，左下腹压痛，无反跳痛及肌紧张，移动性浊音阴性，肠鸣音活跃，未闻及金属音。

三、辅助检查

（一）胸部 CT

胸部 CT 变化如图 2-1-1 所示。

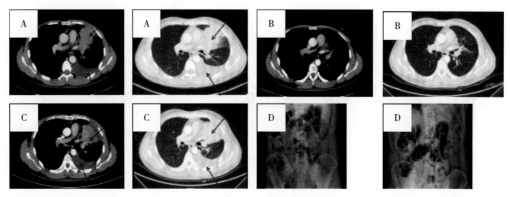

图 2-1-1　胸部 CT 变化图

注：A 左、A 右示 2018 年 8 月 2 日治疗前胸部 CT；B 左、B 右示 2018 年 12 月 6 日，行 4 周期 PP 方案化疗后胸部 CT；C 左、C 右示 2019 年 2 月 11 日，行 6 周期 PP 方案化疗后胸部 CT；D 示 2019 年 3 月 15 日，行 2 周期多西他赛注射液联合注射用奈达铂方案化疗后腹部立卧位 X 片。

（二）病理结果

左肺活检病理示低分化腺癌（图 2-1-2）。免疫组化结果：CK（+），CK7 弱（+），CK20（-），TTF-1（+），NapsinA（+），Ki-67（+）10%，CK-H（-），P40（-）。

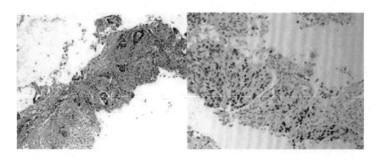

图 2-1-2　2018 年 8 月 2 日病理结果（HE×200）

（三）基因检测

2018 年 8 月 2 日肺癌驱动基因检测：该样本在本次基因检测区域内未检测到突变。

四、诊断

（1）左肺腺癌（cT4N3M1 Ⅳ期 双肺、胸膜、心包、恶性胸腔积液、骨）（EGFR/ALK/ROS1 野生型）；

（2）难治性癌症疼痛（伤害感受性疼痛）；

（3）不全性肠梗阻。

五、治疗

疼痛全面评估。

（1）疼痛部位（图 2-1-3）。

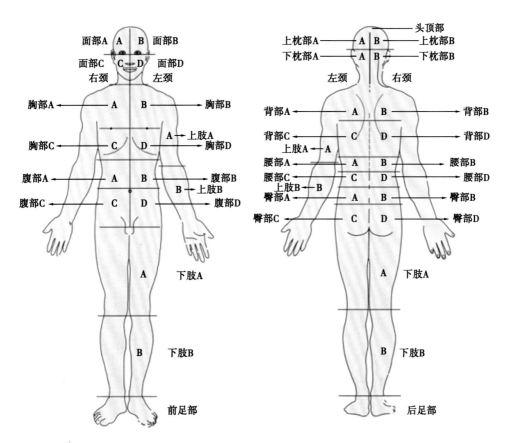

图 2-1-3　疼痛部位描述

①主要痛：前 – 胸部 D；

②次要痛：后 – 背部 C；

③再次痛：前 – 腹部 D。

（2）疼痛时间：持续性一过性加重。

（3）疼痛性质：钝痛、胀痛、牵拉样疼痛。

（4）疼痛强度：

①过去 24 小时内疼痛最剧烈的程度：7；

②过去 24 小时内疼痛最轻微的程度：4；

③过去 24 小时内疼痛的平均程度：5。

（5）诱发因素：咳嗽、深呼吸。

（6）缓解因素：制动。

患者左胸背持续性牵拉样疼痛，咳嗽、深呼吸时疼痛加重，盐酸吗啡缓释片 40 mg q12h 镇痛治疗，NRS 评分 2 分。2019 年 3 月 15 日患者不全性肠梗阻，更换给药途径，给予芬太尼透皮贴剂 4.2 mg 外贴。每 3 天 1 次镇痛治疗，NRS 评分 2 分，24 小时爆发痛 1 次，NRS 评分 6 分，予盐酸吗啡注射液 10 mg 皮下注射解救治疗，NRS 评分降至 1~2 分。

患者左胸背痛逐渐加重，疼痛呈牵拉样痛、钝痛、胀痛，NRS 评分 7 分，逐步增加芬太尼透皮贴剂剂量，2019 年 5 月 4 日芬太尼透皮贴剂增量至 16.8 mg 外贴每 3 天 1 次，NRS 评分 4 分，24 小时爆发痛 4~6 次，NRS 评分 7 分，予盐酸氢吗啡酮注射液 2 mg 皮下注射解救治疗，NRS 评分降至 1~2 分。反复医患沟通，2019 年 5 月 7 日患者同意使用自控镇痛泵技术镇痛治疗，给予盐酸氢吗啡酮注射液皮下泵 0.7 mL/h（0.7 mg/h），盐酸氢吗啡酮注射液皮下泵自控（爆发痛时）1.8 mL（1.8 mg/bolus），锁定时间 60 分钟。患者 NRS 评分降至 1 分，24 小时无爆发痛。

六、治疗结果、随访及转归

患者 NRS 评分小于 3 分，24 小时爆发痛小于 3 次，不良反应耐受，患者舒适度及生活质量明显提高（图 2–1–4）。

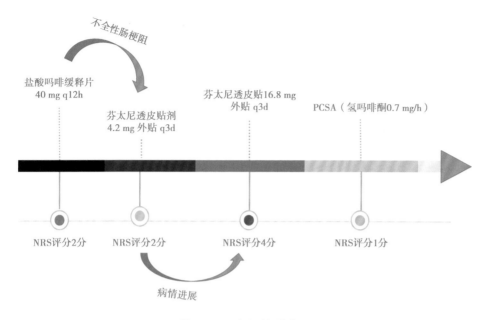

图 2-1-4　治疗时间轴线图

第二节　案例诊疗体会

　　癌症疼痛是大部分中晚期肿瘤患者的主要症状或首发症状，严重影响患者的生活质量。规范镇痛治疗可使80%以上的癌症疼痛得以缓解，但仍有部分患者的镇痛效果欠佳，或因药物的不良反应而不能耐受治疗，对此需要选择安全有效的药物和适当的给药途径进行个体化治疗。对于无法口服药物、口服剂量过大出现明显不良反应及不适于口服药物的患者，更换给药途径是常用的方法，更换给药途径及全程管理后能取得良好的效果。更改给药途径不仅可以改变药物的临床药理学特点，包括生物利用度、首过效应、分布、代谢等，还可提高镇痛效果，减少不良反应。患者皮下自控镇痛（PCSA）治疗是将药物输注到皮下组织，可以维持稳定的血药浓度，达到持续镇痛，突出了皮下途径给药的独特优势和患者自控镇痛（PCA）的技术特色，此方法并发症少，监测、管理与护理相对简便，患者的依从性好、安全性高，常用于姑息治疗中的疼痛与症状控制。

　　盐酸氢吗啡酮注射液是一种半合成的阿片类镇痛药，主要作用于阿片 μ 受体，并在较小程度上作用于 δ 受体，其脂溶性高，起效快，镇痛作用是吗啡的 5~8 倍，主要代谢产物无活性，呼吸抑制、瘙痒及胃肠道等不良反应发生率低，适合用于急慢性疼痛以及癌症疼痛的治疗，临床应用安全有效。

　　本例肺癌伴癌症疼痛患者因癌性肠梗阻不适于口服药物，逐渐增加的芬太尼透皮贴剂剂量并不能有效缓解疼痛。盐酸氢吗啡酮注射液 PCSA 不受血管条件的限制，不增加液体入量，感染风险较低，能够做到及时、迅速、有效镇痛，患者易于接受、依从性好、满意度高，是难治性癌痛的有效治疗措施之一，值得进一步推广。

（田玲）

案例 2
晚期肺癌难治性癌痛的药物治疗

⏵ 摘要

病史摘要　患者女性，65 岁，因"诊断'肺癌'4 年余，左胸背痛 1 年余"就诊，完善相关检查明确诊断：①左肺腺癌 cT4NxM1（Ⅳ期 脑、双肺、胸膜、骨、恶性胸腔积液）（EGFR L861Q+）；②难治性癌痛（伤害感受性疼痛、神经病理性疼痛）。先后给予靶向、放疗、化疗、免疫、抗血管生成等综合治疗，期间穿插个性化镇痛、营养支持治疗。

症状体征　胸痛，左肺呼吸音低。

诊断方法　影像学、组织病理学、分子病理学、血液学检验。

治疗方法　靶向、放疗、化疗、免疫治疗、抗血管生成治疗等综合抗肿瘤治疗。期间穿插个体化镇痛（先后给予盐酸吗啡缓释片、芬太尼透皮贴剂、盐酸氢吗啡酮注射液皮下 / 静脉泵入、艾司氯胺酮）、营养支持治疗。

临床转归　患者疼痛明显减轻，生活质量得以改善。总生存期（Overall Survival，OS）5 年。

适合阅读人群　老年肿瘤科；缓和医疗科；胸外科；疼痛科；麻醉科；营养科。

关键词　难治性癌痛；PCA；氢吗啡酮；艾司氯胺酮。

第一节　临床资料

一、一般资料

女性患者，65 岁，2016 年 10 月患者因"咳嗽、气促"就诊于美国 MD Anderson 癌症中心，诊断：左肺腺癌 Ⅳ 期（脑、恶性胸腔积液）（EGFR L861Q+）。先后给予靶向治疗（2016 年 11 月—2017 年 10 月马来酸阿法替尼片、2017 年 10 月—2020 年 5 月甲磺酸奥希替尼片、2020 年 5 月—2021 年 4 月甲磺酸阿美替尼、2021 年 4 月 8 日甲磺酸伏美替尼）；多周期多方案化疗（注射用白蛋白结合型紫杉醇注射液单药、注射用培美曲塞二钠 + 注射用顺铂）；免疫治疗（帕博利珠单抗注射液、卡瑞利珠单抗注射液）；抗血管生成治疗（贝伐珠单抗注射液）；放疗（颅内病灶立体定向放疗 3 次、肺部病灶及淋巴引流区放疗 1 次、胸膜转移灶放疗 1 次、胸膜转移灶粒子植入 1 次）。5 年的病程中，患者先后合并癌症疼痛、难治性癌痛、中重度营养不良等并发症，积极联合个体化镇痛治疗、部分肠内 / 肠外营养支持治疗等姑息性治疗。患者左胸背部牵拉样、针刺样疼痛，芬太尼透皮贴剂 16.8 mg q72h 镇痛治疗，入院 1 天前，患者左胸背部疼痛加重，触摸局部皮肤疼痛明显，NRS 评分 7~8 分，24 小时多次爆发痛，伴乏力、纳差、多汗，急诊收入我科住院。

二、体格检查

KPS 评分 60 分，NRS 评分 7~8 分，慢性病容，恶病质状态，神清语晰，对答切题。双瞳孔等大等圆，直径约 2 mm 大小，直间接光反射存在。左侧胸壁第 7—9 肋区域多处压痛，左肺呼吸音低。

三、辅助检查

（一）胸部 CT

胸部 CT 示：①左肺上叶尖后段软组织影及左上胸壁区域致密影，考虑治疗后改变；②左侧胸膜增厚；③左侧胸腔积液，较前相似（图 2-2-1）。

（二）病理结果

胸水液基制片诊断结论：查见腺癌细胞（图 2-2-2）。

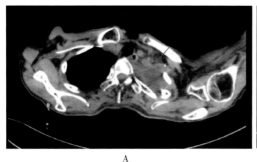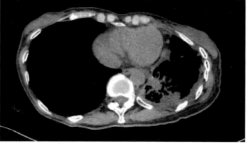

图 2-2-1　2021 年 6 月 18 日胸部 CT

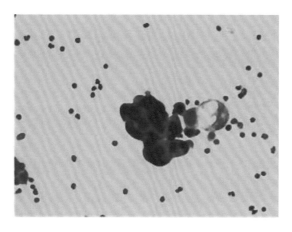

图 2-2-2　2020 年 2 月 25 日胸水液基制片（HE×100）

（三）基因检测

肺癌驱动基因检测（血液）：检测到患者携带 EGFR 非耐药性罕见突变 21 号外显子 L861Q 突变丰度 10.49%（图 2-2-3）。

四、诊断

（1）左肺腺癌（cT4NxM1 Ⅳ期 脑、双肺、胸膜、骨、恶性胸腔积液）（EGFR L861Q+）；

（2）难治性癌痛（伤害感受性疼痛、神经病理性疼痛）；

（3）重度营养不良。

五、治疗

疼痛全面评估。

（1）疼痛部位（见图 2-2-4）。

分 子 病 理 实 验 室

肺癌多基因ctDNA联合检测报告

既往编号：   分子病理号

姓名：   性别：女   年龄：63   门诊号：   住院号：

送检科室：缓和医疗科病区   床 号：4   电话号码：

样本种类：血液标本   送检日期：2021-06-24

患者家族史：/

患者临床病史：/

检测方法：二代测序法   检测结果如下图所示：

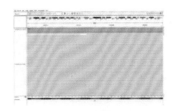 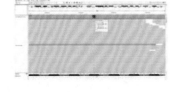

测序局部图   测序局部图

结果分析：

检测项目	突变基因检测结果	靶向药物（供参考）
EGFR、KRAS、BRAF、ERBB2、MET、NRAS、PIK3CA、MAP2K1、TP53基因的突变检测及ALK基因融合检测，共计128个基因位点。	EGFR基因 Exon 21:p.L861Q突变，突变丰度为5.88%	厄洛替尼（可能敏感） 吉非替尼（可能敏感） 阿法替尼（可能敏感） 奥希替尼（可能敏感） 埃克替尼（可能敏感） 达克替尼（可能敏感） 厄洛替尼+雷莫芦单抗（可能敏感） 厄洛替尼+贝伐珠单抗（可能敏感）
质控数据		
目标区域覆盖度		目标区域平均深度
100%		1097TX

图 2-2-3   2021 年 7 月 6 日肺癌驱动基因检测

①主要痛：前 – 胸部 B；

②次要痛：后 – 背部 A；

③再次痛：前 – 胸部 D。

（2）疼痛时间：持续性一过性加重。

（3）疼痛性质：牵拉样、针刺样疼痛。

（4）疼痛强度：

①过去 24 小时内疼痛最剧烈的程度：7。

②过去 24 小时内疼痛最轻微的程度：4。

③过去 24 小时内疼痛的平均程度：5。

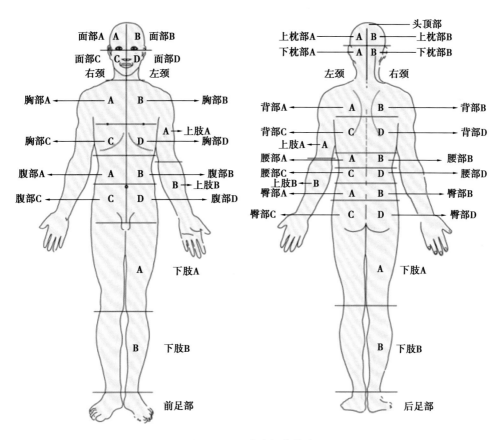

图 2-2-4　疼痛部位描述

（5）诱发因素：咳嗽、深呼吸。

（6）缓解因素：制动。

患者左胸背部牵拉样、针刺样疼痛，咳嗽、深呼吸时疼痛加重，芬太尼透皮贴剂16.8 mg 外贴每 3 天 1 次镇痛治疗中，NRS 评分 7 分，24 小时多次爆发痛，伴乏力、纳差、多汗。目前患者重度癌症疼痛，伤害感受性疼痛合并神经病理性疼痛，依据《NCCN 成人癌痛指南》《难治性癌痛专家共识（2017 年版）》，结合患者强烈要求快速有效镇痛治疗意愿，采用盐酸氢吗啡酮注射液 PCSA 快速镇痛。盐酸氢吗啡酮注射液初始剂量 9.6 mg/24 h，负荷量 1 mg，持续量 0.4 mg/h，PCA 剂量 1 mg/bolus，锁定时间 30 分钟，同时联合加巴喷丁胶囊 0.3 g 每天 3 次、阿普唑仑片 0.4 mg 每晚 1 次、双膦酸盐辅助镇痛。24 小时后，NRS 平均评分 4 分，爆发痛 9 次，调整盐酸氢吗啡酮注射液剂量为 24 mg/24 h，持续量 1.0 mg/h，PCA 剂量 2.0 mg/bolus，锁定时间 30 分钟。48 小时后，NRS 平均评分 2 分，爆发痛 1 次。其后因肿瘤持续进展，患者疼痛逐渐加重，根据 NRS 评分，调整给药途径为 PCIA，并逐步增加盐酸氢吗啡酮注射液剂量至 57.6 mg/24 h，持续量 2.4 mg/h，PCA 剂量 2.5 mg/bolus，锁定时间 60 分钟，继续辅以氟比洛芬酯片 50 mg 每天两次、加巴喷丁胶囊 0.6 g 每天 3 次、阿普唑仑片 0.4 mg 睡前一次辅助镇痛治疗。但患者疼痛控制不佳，存在严重的顽固性疼痛，考虑中枢敏化和痛觉过敏可能，加用盐酸艾司氯胺酮 0.5 mg/h 持续静脉泵入，12 小时后，患者 NRS 评分下降，24 小时后逐步减少盐酸氢吗啡酮注射液剂量至 1.0 mg/h，患者 NRS 评分小于 3 分，24 小时爆发痛小于 3 次，后因患者头昏中断盐酸艾司氯胺酮。

六、治疗结果、随访及转归

患者 NRS 评分小于 3 分，24 小时爆发痛小于 3 次，不良反应耐受，明显改善了患者舒适度及生活质量（图 2-2-5）。

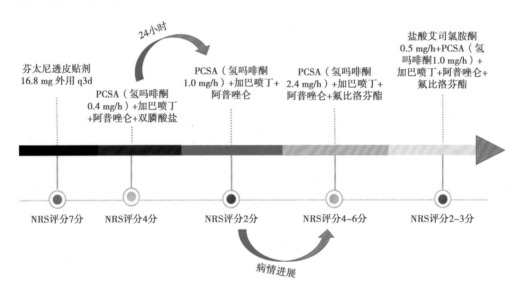

图 2-2-5　治疗时间轴线图

第二节　案例诊疗体会

疼痛是晚期肿瘤患者最主要、最难以忍受的症状。规范的疼痛治疗是规律、按时、无创给药，最佳给药途径为口服给药。80%~90% 肿瘤患者的疼痛症状能够通过规范、有效的治疗得以缓解，但仍有 10%~20% 患者的疼痛属于难治性癌痛，仅通过常规的药物治疗效果不满意和（或）出现不能耐受的不良反应。近年来，各种微创介入治疗技术的开展为难治性癌痛的治疗提供了一种有效的解决方案，常用的技术包括患者自控镇痛技术、神经毁损术、经皮椎体成形术、放射性粒子植入术和鞘内药物输注系统植入术等，均可取得不错的临床效果。其中自控镇痛技术作为传统药物镇痛的补充措施，用于癌症疼痛患者阿片类药物的剂量滴定，频繁爆发痛的控制、吞咽困难、胃肠道功能障碍以及临终患者的持续镇痛治疗。此方法并发症少，监测、管理与护理相对简便，患者的依从性好、安全性高，常用于姑息治疗中的疼痛与症状控制。

　　尽管强阿片类药物仍然是癌症疼痛管理的基石，但并非对所有患者都有效。有研究认为神经病理性疼痛在癌症疼痛中占比达到了 15.3%~44%，神经病理性疼痛表现为灼痛、酸痛、放射性疼痛或针刺样疼痛。加巴喷丁胶囊是一种 GABA 类似物，能通过减少钙离子流入神经末梢，减少神经递质和 P 物质的释放，缓解疼痛。该患者联用加巴喷丁胶囊后疼痛得到部分缓解。而中枢敏化和痛觉过敏亦是疼痛控制不佳的重要因素，N- 甲基 -D- 天冬氨酸（NMDA）受体与中枢敏化的启动和持续有关。随着病情进展，患者疼痛加重，阿片类药物治疗方案控制不佳，考虑中枢敏化存在。艾司氯胺酮是氯胺酮的纯右旋异构体，药理作用和消旋体氯胺酮相似，通过与 NMDA 受体、阿片受体、M 胆碱受体、单胺受体、腺苷受体和其他嘌呤受体相互作用，发挥催眠、镇静、镇痛作用。它是 NMDA 受体的竞争性抑制剂，能结合并阻断 NMDA 受体，降低通道开放频率，有助于"重置"神经元过度兴奋并减少疼痛信号。与消旋体氯胺酮相比，艾司氯胺酮应用剂量较小，镇痛作用更强，心血管和精神方面不良反应小。本案例使用艾司氯胺酮后患者疼痛得到很好的控制，减少了盐酸氢吗啡酮注射液消耗量，表明艾司氯胺酮可短期用于治疗严重疼痛危象中的阿片类药物难治性癌痛。

（田玲）

案例 3
盐酸氢吗啡酮注射液自控镇痛技术治疗肺癌伴难治性癌痛

摘要

病史摘要 女性患者，69岁，因"诊断'肺癌'3年余，胸痛加重1月余"就诊，口服盐酸羟考酮缓释片24小时总量960 mg疼痛控制不佳，诊断难治性癌痛，经过盐酸氢吗啡酮注射液患者皮下自控镇痛（PCSA）治疗，疼痛缓解。

症状体征 右侧胸痛，右肺呼吸音低。

诊断方法 影像学检查，主诉及体征，组织病理学，分子病理学。

治疗方法 盐酸氢吗啡酮注射液皮下自控镇痛。

临床转归 疼痛缓解。

适合阅读人群 老年科；缓和医疗科；肿瘤科；疼痛科；呼吸内科；营养科。

关键词 非小细胞肺癌；难治性癌痛；氢吗啡酮；自控镇痛治疗。

第一节　临床资料

一、一般资料

患者因"诊断'右肺腺癌'3年余，胸痛加重1月余"入院，2017年6月患者无明显诱因出现右侧胸部隐痛，侧卧位疼痛明显，影响睡眠，站立位、坐位疼痛可缓解，未予重视，患者自行予以膏药敷贴，症状无明显缓解。2017年6月27日胸部CT提示：右肺上叶后段肿块伴右肺上叶后段阻塞性肺不张；双肺多发结节，考虑转移可能；右肺门、右侧锁骨上及纵隔内多枚肿大淋巴结；右侧胸腔积液。2017年7月3日（胸水液基制片）：查见少量腺癌细胞；基因检测提示EGFR 19del突变、T790M突变，诊断为右肺腺癌cT4aN3M1（胸膜）Ⅳ期（EGFR 19del突变、T790M突变）。2017年8月1日开始患者口服吉非替尼0.25 g每天1次靶向治疗，期间疗效曾达到部分缓解（PR），治疗后胸痛缓解。2018年12月20日出现肺内转移，病情进展，口服甲磺酸奥希替尼片靶向治疗1月，诉右侧胸背部疼痛明显，口服止痛药疗效差。2019年2月20日—2019年6月1日给予贝伐珠单抗注射液联合注射用培美曲塞二钠联合注射用奈达铂（PP）方案化疗4周期，疗效评价SD。2019年12月复查肺部病灶较前增大，疗效评价PD，2020年1月口服甲磺酸奥希替尼片靶向治疗，2020年4月复查提示肺部病灶较前缩小，但仍感右侧胸背部疼痛，2020年4月7日、2020年5月15日、2020年7月4日、2020年8月4日给予上述PP方案化疗4周期，化疗后胸背部疼痛缓解不明显。此后患者继续口服甲磺酸奥希替尼片靶向治疗，2020年11月复查基因检测提示19外显子突变，更换为马来酸阿法替尼片靶向治疗。2020年12月16—29日行右侧胸壁肋骨转移灶放疗，DT：30 Gy/10 F，放疗后疼痛稍缓解，疗效评价疾病稳定（SD）。2021年3月患者胸背部加重，复查病情进展，复测基因示：ALK基因融合。更换TP方案（注射用紫杉醇脂质体联合注射用奈达铂）化疗1周期，于2021年3月24日开始口服盐酸阿来替尼胶囊600 mg每天两次靶向治疗至今，入院前感右侧胸背部疼痛剧烈，服用盐酸羟考酮缓释片480 mg q12h止痛治疗效果不佳，于2021年4月6日入院。

二、休格检查

KPS评分70分，NRS评分6~7分。神清合作，消瘦，慢性病容，贫血貌，双肺呼吸音清，未闻及明显干湿性啰音，心律齐，各瓣膜区未闻及病理性杂音。

三、辅助检查

（一）胸腹部 CT

胸腹部 CT：右肺上叶后段肿块。双肺多发结节。右侧胸膜增厚、局部呈结节状改变，考虑转移可能（图 2-3-1）。

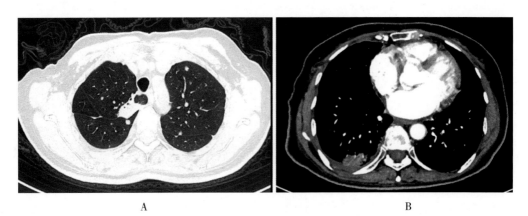

A B

图 2-3-1　2021 年 4 月胸腹部 CT

注：A 示双肺多发结节，B 示右侧胸膜增厚，局部结节状改变。

（二）病理结果

胸水脱落细胞学：查见大量腺癌细胞（图 2-3-2）。

（三）基因检测

肿瘤驱动基因检测示检测到 ALK 基因融合。

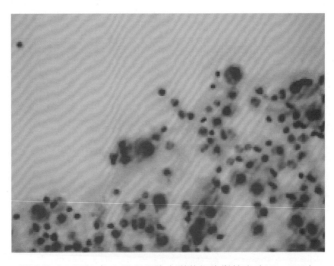

图 2-3-2　2021 年 3 月 3 日胸水脱落细胞学检查（HE×100）

四、诊断

（1）右肺腺癌 cT4N3M1 IV 期（胸膜、肺内、骨）；

（2）难治性癌痛（神经病理性疼痛）。

五、治疗

患者每日使用盐酸羟考酮缓释片换算成盐酸吗啡片量达每天 1920 mg，为超大剂量吗啡使用，经过医疗小组讨论，认为患者依靠单纯增加口服药物剂量无法达到止痛效果，属于难治性癌痛范畴，根据《难治性癌痛专家共识（2017 年版）》，对于难治性癌痛，可给予患者自控镇痛技术（PCA）治疗，镇痛药物可选择盐酸氢吗啡酮注射液。经过医疗小组讨论后，于 2021 年 4 月 7 日开始给予盐酸氢吗啡酮注射液持续皮下注射镇痛治疗，基础镇痛药物为盐酸羟考酮缓释片 480 mg q12h，换算折合皮下盐酸氢吗啡酮注射液用量每日约 70 mg。给予配置盐酸氢吗啡酮注射液持续皮下泵注，按照等效剂量计算 24 小时给药剂量（羟考酮：吗啡 =1：1.5；口服：皮下：静脉 =3：2：1；由口服换为皮下途径时，实际给药剂量降为换算剂量的 1/2 至 2/3），盐酸氢吗啡酮注射液初始背景量为 1.0 mg/h，单次追加量每次 2.0 mg/bolus，NRS 评分 5 分，爆发痛 15 次。2021 年 4 月 9 日调整盐酸氢吗啡酮注射液背景剂量为 1.2 mg/h，单次追加量每次 2.0 mg/bolus，NRS 评分 4 分，爆发痛 13 次，2021 年 4 月 10 日调整盐酸氢吗啡酮注射液背景量 1.4 mg/h，单次追加量每次 2.0 mg/bolus，NRS 评分 3 分，爆发痛 9 次，2021 年 4 月 12 日调整盐酸氢吗啡酮注射液背景量 1.5 mg/h，单次追加量每次 2.0 mg/bolus，NRS 评分 2 分，最低爆发痛 2~3 次，患者持续应用皮下自控镇痛技术疼痛控制稳定，于 2021 年 4 月 23 日出院（具体应用过程见图 2-3-3）。

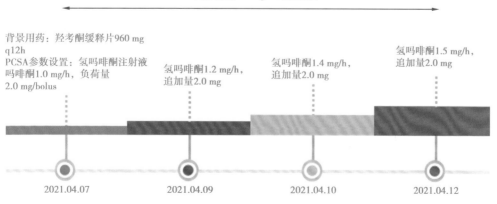

图 2-3-3　治疗时间轴线图

六、治疗结果、随访及转归

出院后患者更换为芬太尼透皮贴剂 25.2 mg q72h 止痛治疗，并继续口服盐酸阿来替尼胶囊治疗，患者疼痛控制不佳，肿瘤继续进展，于外院再次予以镇痛泵（具体不详）镇痛治疗，于 2021 年 10 月死亡。

第二节　案例诊疗体会

癌痛是癌症患者最常见的症状，超过一半的癌症患者会经历中度至重度的疼痛，而阿片类药物仍然是唯一被证明对严重癌症疼痛有效的镇痛药，口服强阿片类药物是癌痛的首选治疗手段。随着癌痛程度的加重，阿片类药物剂量的增加往往受到不良反应的限制，目前的解决途径有：①积极管理副作用；②使用联合镇痛药；③改变给药途径（如口服改为皮下或静脉等）；④进行阿片类药物轮替等。NCCN、ESMO 等多个指南均指出当口服药物不能有效控制难治性癌痛时，可改变给药途径治疗，如静脉给药等。

难治性癌痛是指在规范使用阿片类药物后，癌痛控制不佳或副反应不能耐受。多数难治性癌痛并非单一癌痛的机制，而属于混合性疼痛，具备伤害感受性疼痛和神经病理性痛的特点。目前针对难治性癌痛的治疗包括局部或全身抗肿瘤治疗，并可采用微创介入的治疗方法。国外研究对于难治性癌痛的治疗，多采用鞘内注射止痛药物的方法，但鞘内注射治疗价格昂贵，一旦发生感染后果严重，因此限制了其广泛应用。患者自控镇痛（PCA）可以维持稳定的血药浓度，达到持续镇痛效果，同时减少不良反应。PCA 泵可以设定锁定时间，严格限制使用剂量，避免滥用的发生，因此 PCA 泵可用于难治性癌痛的治疗。对晚期癌症患者来说，皮下给予阿片类药物优于静脉给药，因为它对门诊患者的应用更方便，感染等副反应的风险更低，且价格更便宜。

盐酸氢吗啡酮注射液是高选择 μ 受体激动剂，较少引起烦躁不安，副反应低于吗啡，其镇痛作用强度是吗啡的 5~8 倍，可以更好地满足患者的镇痛需求，尤其是癌痛患者的晚期镇痛和姑息治疗；其半衰期长，可以延长给药的间隔时间，减少用药次数；盐酸氢吗啡酮注射液的代谢产物无毒性，更适合长期用药；成瘾率低，安全性高。盐酸氢吗啡酮注射液皮下注射的平均生物利用度是静脉注射的 78%，由于其脂溶性比其他阿片类药物高，故适合高浓度皮下注射给药，因此当需要大剂量的阿片类药时，盐酸氢吗啡酮注射液非常有效。基于上述盐酸氢吗啡酮注射液的特点及优势，《难治性癌痛专家共识（2017

年版）》推荐盐酸氢吗啡酮注射液持续皮下注射用于难治性癌痛的镇痛治疗。在本病例的镇痛治疗过程中，初期给予患者靶向治疗及姑息镇痛等治疗，疼痛一度缓解，提示在病程早期积极抗肿瘤的同时给予姑息干预治疗，能改善患者生活质量，如余慧青采用E-warm姑息治疗模型，能改善晚期非小细胞肺癌患者的生活质量。该患者由于病情进展，经过化疗、放疗及靶向治疗等抗肿瘤治疗，癌痛再度发生并逐渐加重，使用较大剂量盐酸羟考酮缓释片效果不佳，考虑患者为合并伤害感受性和神经病理性的混合性的难治性癌症疼痛。经过转换为持续盐酸氢吗啡酮注射液皮下PCA泵镇痛治疗，疼痛得到有效缓解。这提示在口服或外贴大剂量强阿片类药物效果不佳的情况下，盐酸氢吗啡酮注射液的PCA皮下泵入镇痛治疗可以作为后续的替代镇痛治疗方案。当然，在目前医疗环境下，如何规范、合理地将PCA镇痛泵应用于难治性癌痛患者出院后居家镇痛治疗，降低医疗、法律风险，仍需要进一步探索研究。

（王思雄）

案例 4
盐酸氢吗啡酮注射液自控镇痛技术在晚期肺癌患者放化疗过程中的应用

摘要

病史摘要 患者男性，61 岁，因"诊断'肺癌'4 月，胸背痛加重 10 余天"于 2021 年 2 月 21 日入我科。4 月前患者明确诊断"右肺腺癌Ⅳ期 cT1cN2M1(骨)"，已接受多周期抗肿瘤血管生成治疗、化疗、放疗，10 余天前，患者自觉胸背部疼痛较前显著加重，入院后予盐酸氢吗啡酮注射液自控镇痛（PCSA）治疗，为抗肿瘤治疗的顺利实施奠定基础，保证了骨转移灶减症放疗及全身化疗的完成。

症状体征 胸背痛、左侧胸壁压痛。

诊断方法 影像学、组织及分子病理学。

治疗方法 快速镇痛、放疗、化疗、抗肿瘤血管生成治疗。

临床转归 患者疼痛明显减轻，治疗信心增强，使综合性抗肿瘤方案得以完成。

适合阅读人群 肿瘤科；缓和医疗科；老年科；疼痛科；营养科。

关键词 癌症疼痛；骨转移性疼痛；PCA；肺癌。

第一节　临床资料

一、一般资料

患者男性，61 岁，4 月前明确诊断"右肺腺癌Ⅳ期 cT1cN2M1(骨)"，接受 2 周期贝伐珠单抗注射液抗肿瘤血管生成治疗，2 周期 PP 方案化疗，T4-6 椎体减症放疗（6MV-X，IMRT，PGTV 35 Gy/14 F，2.5 Gy/F），2020 年 12 月 28 日患者返院复查疗效评价为 PR，遂行第 3 周期贝伐珠单抗注射液联合 PP 方案治疗。10 余天前，患者自觉胸背部疼痛较前加重，自行口服盐酸吗啡缓释片 30 mg q8h 联合氨酚羟考酮片 330 mg q72h 止痛治疗，疼痛控制欠佳。患者为求进一步诊治于 2021 年 2 月 21 日就诊于我科。

二、体格检查

KPS 评分 70 分，NRS 评分 2 分。慢性病容，神清，对答切题，左侧胸壁局部压痛，双肺呼吸音低，未闻及干湿性啰音。

三、辅助检查

（一）胸部 CT

胸部 CT：右肺上叶尖段纵隔旁结节，肺癌？病灶范围较前变化不大，本次未见空洞；右肺上叶前段磨玻璃影，较前新增；双肺散在肺大泡；双肺多发结节，性质待定；双肺多发索条影，考虑炎性，较前稍增多；纵隔内淋巴结显示，部分较前增大；心包积液，较前减少；所示多个胸椎及左侧第 5、7 肋骨质破坏，部分较前加重，左侧第 5 肋骨周围增多软组织影，考虑骨转移；胸 4 椎体压缩性骨折（图 2-4-1）。

（二）头颅 MRI

头颅 MRI 未见转移征象。

（三）病理结果

活检病理示（左侧胸壁肿物）转移性低分化癌，结合病史及免疫组化结果考虑肺腺癌转移（图 2-4-2）。

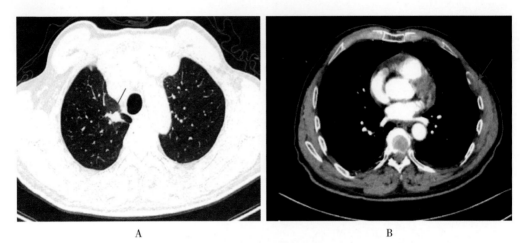

图 2-4-1　患者肺部增强 CT

注：A. 左肺上叶结节；B. 左侧第 5 肋骨周围软组织影。

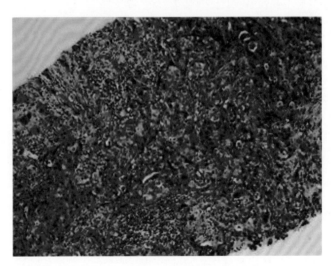

图 2-4-2　胸壁肿物活检病理（HE × 100）

（四）基因检测

肺癌驱动基因检测：该样本在本次检测范围内检测到 MET 基因 14 号外显子跳跃突变（图 2-4-3）。

四、诊断

（1）右肺腺癌Ⅳ期 cT1cN2M1(骨)（MET 基因 14 号外显子跳跃突变）；

（2）癌症疼痛（骨转移性癌痛）。

检测方法：二代测序法　　　　　**检测结果如下图所示：**

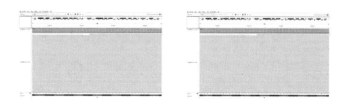

结果分析：

检测项目	突变基因检测结果	靶向药物（供参考）
ALK，EGFR，KRAS，BRAF，ERBB2，RET，MET，ROS1，NRAS，HRAS，DDR2，PIK3CA，AKT1，FBXW7，MAP2K1，FGFR3，NTRK1，KIT，PTEN，TP53；并包括ALK，ROS1，RET以及NTRK1基因融合检测。	该样本在本次检测范围内检测到MET基因14号外显子跳跃突变（Skipping Mutation）。	携带MET Exon14 Skipping Mutation的非小细胞肺癌患者可使用克唑替尼和Capmatinib进行治疗。临床试验药物有沃利替尼，伯瑞替尼，卡博替尼。
质控数据		
目标区域覆盖度		目标区域平均深度
100%		32048 X

图 2-4-3　基因检测报告

五、治疗

　　患者肺恶性肿瘤晚期伴骨转移，合并癌症疼痛，病理学及影像学诊断证据充分。患者因胸背部疼痛加重入我院。患者院外镇痛方案欠规范："盐酸吗啡缓释片 30 mg q8h 联合氨酚羟考酮 330 mg q6h"，遂调整为"盐酸吗啡缓释片 60 mg q12h"，NRS 评分 5~6 分，遂予以盐酸氢吗啡酮注射液 PCA 快速镇痛，0.3 mg/h 持续皮下注射，PCA 负荷量 0.6 mg/bolus，锁定时间 30 分钟。第一天患者疼痛较前有缓解，NRS 评分降至 4~5 分，爆发痛 4 次 / 天，稍感疲乏，无呼吸抑制、意识障碍等情况，生命体征正常，第三天调整 0.4 mg/h 持续皮下注射，PCA 负荷量 0.8 mg/bolus，锁定时间 30 分钟，患者疼痛仍有反复，NRS 评分 3~4 分，调整 0.6 mg/h 持续皮下注射，PCA 负荷量 1.0 mg/bolus，锁定时间 30 分钟。患者疼痛得到控制，NRS 评分在 3 分以上，全天出现爆发痛 0~1 次。患者于 2021 年 3 月 3 日开始接受左侧第 5、7 肋骨转移灶减症放疗（采用 IMRT 技术，6MV-X/IMRT，剂量：PTV 30 Gy/10 F/2 W），因个人原因患者选择于 2021 年 3 月 5 日输注贝伐珠单抗注射液靶向治疗，2021 年 3 月 6 日行 PP 方案化疗（注射用培美曲塞二钠 + 注射用顺铂），患者于 2021 年 3 月 9 日再次出现疼痛加剧，NRS 评分 4~5 分，爆发性疼痛 5 次，调整 0.9 mg/h 持续皮下注射，PCA 负荷量 1.2 mg/bolus，锁定时间 30 分钟。疼痛得以缓解，NRS 评分 3 分以下，全天出现爆发性疼痛 1~2 次。本阶段治疗完成后盐酸氢吗啡酮注射液等量换算为盐酸吗啡缓释片 120 mg q12h，疼痛控制可，NRS 评分 3 分以下（图 2-4-4）。

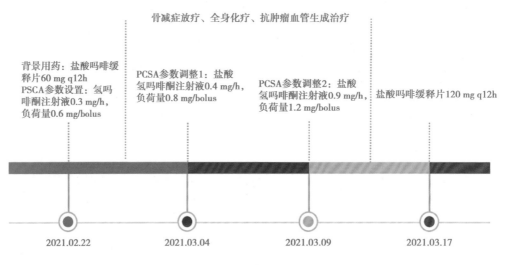

图 2-4-4　治疗时间轴线图

六、治疗结果、随访及转归

患者于我院接受 4 周期贝伐珠单抗注射液联合化疗、椎体及肋骨转移灶放疗后，于当地医院行症状管理治疗，目前盐酸吗啡缓释片剂量减至 60 mg q12h，KPS 评分 80 分。目前总生存时间长达 16 个月以上。

第二节　案例诊疗体会

疼痛是晚期癌症患者最常见的症状，约有 90% 癌症患者遭受疼痛的困扰，疼痛对患者的身体和精神均产生巨大的影响，也阻碍抗肿瘤治疗的顺利实施，所以缓解晚期癌症患者的疼痛不但对改善患者生活质量有积极作用，也对整个综合治疗的完成具有重大意义。临床上对于癌痛患者的治疗多采用阿片类药物，然而对于重度的难治性疼痛，吗啡的治疗效果经常不甚理想，这是医生和患者所面临的最严峻的问题。

盐酸氢吗啡酮注射液在德国合成后其首次使用在英国，它是吗啡的衍生物，在临床上具有起效快、作用时间长、体内代谢产物无毒、成瘾性小等特点，其镇痛强度为吗啡的 5~8 倍，可通过口服、静脉、皮下、硬膜外、鞘内和其他途径给药，是目前公认的成熟的强阿片类镇痛药物。欧洲姑息治疗学会指出，静脉途径和皮下途径用药可用于不能通过口服获得充分止痛者，为得到更好的疼痛缓解度，如果经患者本人及家属同意，患者愿意自己控制给药，可以采用患者自控泵技术进行止痛治疗。

　　本例患者为晚期肺恶性肿瘤伴骨转移，本次入院拟完成第 4 周期贝伐珠单抗注射液靶向治疗联合全身化疗，但因肿瘤肋骨转移，出现严重的癌症疼痛，遂更换口服镇痛方案为盐酸氢吗啡酮注射液 PCSA 镇痛治疗，并通过几次剂量调整获得满意的镇痛效果，帮助患者耐受骨转移灶减症放疗及本周期全身抗肿瘤治疗。对于晚期恶性肿瘤患者，疼痛不但是主要的症状，而且可能是后续抗肿瘤治疗是否能顺利实施的关键影响因素，所以快速有效的疼痛控制是晚期恶性肿瘤治疗的重点。盐酸氢吗啡酮注射液自控镇痛技术，在精准设定基础剂量、追加剂量、间隔时间等参数以确保安全性的同时，将镇痛治疗的主动权交予患者手中，充分尊重患者的主观感受，保证化疗、放疗等综合性抗肿瘤措施顺利完成。

（刘师宏）

案例 5
"早期快速镇痛"理念在肺鳞癌伴癌痛患者中的实践

摘要

病史摘要　患者男性，64 岁，因"诊断'右肺鳞癌'2 年余，胸背痛 1 月余"就诊，完善相关检查明确诊断为：①右肺上叶鳞癌 cT4N3M1(肝？肋骨)(EGFR/ALK/ROS1 野生型) Ⅳ期；②癌症疼痛（混合性疼痛、骨转移性疼痛）。治疗上早期快速镇痛治疗，保证后续化疗抗肿瘤治疗的临床实施，最终达到患者生活质量提高及生存期延长的治疗目的。

症状体征　右胸背痛；右前胸壁门扣及大小约 5 cm×6 cm 肿物，质地硬，与周围组织分界不清，无破溃。

诊断方法　影像学、组织及分子病理学。

治疗方法　快速镇痛 、化疗、免疫治疗。

临床转归　患者疼痛明显减轻，依从性提高，抗肿瘤方案得以实施，OS 延长。

适合阅读人群　老年肿瘤科；麻醉科；缓和医疗科；老年科；疼痛科；营养科。

关键词　癌症疼痛；骨转移性疼痛；PCA（自控镇痛泵）；肺癌；姑息治疗。

第一节　临床资料

一、一般资料

患者，男性，64 岁，因"诊断'右肺鳞癌'2 年余，胸背痛 1 月余"为主诉于 2021 年 12 月 17 日就诊于我院。2018 年 9 月患者当地医院体检胸部 CT 提示"右肺上叶占位（直径约 2.7 cm），考虑肿瘤性病变可能；纵隔淋巴结部分增大"，当时无咳嗽、咳痰、咯血、胸痛、气促等不适，患者未重视，未进一步诊治。2019 年 5 月复查胸部 CT 提示"右肺上叶肿块，约 5.4 cm×5.2 cm，较前明显增大"，遂就诊于重庆某三甲医院，2019 年 5 月行肺穿刺活检，病理示：（右肺）非小细胞肺癌，考虑鳞状细胞癌，诊断右肺鳞癌，具体分期不详。分别于 2019 年 5 月 31 日、2019 年 6 月 21 日行 TP 方案（注射用白蛋白结合型紫杉醇注射液 + 注射用奈达铂，剂量不详）化疗联合特瑞普利单抗注射液免疫治疗 2 周期，自诉消化道反应重，后患者未进一步规范抗肿瘤治疗，未评价疗效，院外长期口服中药治疗。1 月余前（2021 年 11 月）患者开始出现右侧胸壁、背部、腰部胀痛，NRS 评分 3~4 分，口服盐酸吗啡缓释片 60 mg q12h 止痛控制尚可，同时伴间断咳嗽、咳白色泡沫痰，偶有痰中带血丝，伴活动后喘累，无畏寒、发热、头痛、头晕、恶心、呕吐、胸闷、心悸等不适。患者为求进一步检查治疗于 2021 年 12 月 17 日就诊于我院。

二、体格检查

KPS 评分 70 分，NRS 评分 3 分，全身浅表淋巴结未扪及肿大；右前胸壁门扪及大小约 5 cm×6 cm 肿物，质地硬，与周围组织分界不清，无破溃；右肺呼吸音低，左肺呼吸音清，未闻及干湿啰音。

三、辅助检查

（一）胸部 + 上腹部 CT

胸部 + 上腹部 CT：右肺中上叶肿块，考虑肺癌，伴阻塞性肺不张，侵及胸壁，伴右侧第 2—4 肋骨质破坏；双肺门、纵隔多发淋巴结转移可能；右侧胸腔积液；肝右后叶包膜下结节，转移待排（图 2-5-1）。

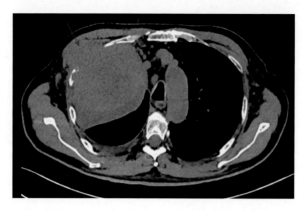

图 2-5-1 2021 年 12 月 17 日胸部 + 上腹部 CT

（二）骨显像

骨显像：右侧第 2—4 肋显像剂浓聚伴融合区骨质破坏，考虑肿瘤局部浸润（图 2-5-2）。

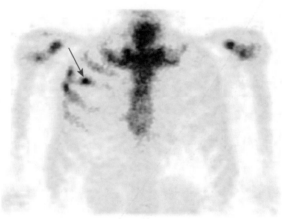

图 2-5-2 2021 年 12 月 15 日骨显像

（三）头颅 MRI

头颅 MRI：未见转移征象。

（四）病理结果

活检病理：（右肺肿物）非小细胞癌，结合形态学及免疫组化结果符合鳞状细胞癌。免疫组化结果：CK7（－），TTF1（－），NapsinA（－），CK5/6（部分＋），P63（＋），P40（＋），Ki-67（约 40%+）（图 2-5-3）。

（五）基因检测

肺癌驱动基因检测：该样本在本次基因检测区域内未检测到突变（图 2-5-4）。

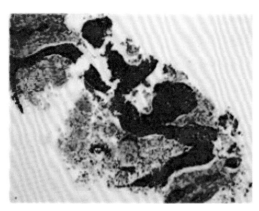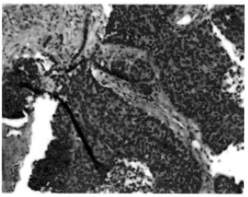

图 2-5-3　2021 年 12 月 22 日活检病理（HE×200）

检测方法: 荧光定量PCR法　　　　**检测结果如下图所示:**

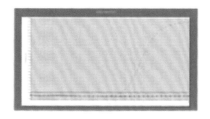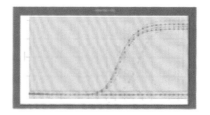

检测图片1　　　　　　　　　　检测图片2

结果分析:

检测项目	突变基因检测结果	靶向药物（供参考）
肿瘤靶向药物基因检测: EGFR, ALK, ROS1, RET, MET, ERBB2, BRAF, KRAS, NRAS, PIK3CA	该送检的组织样本在基因检测区域内没有检测到突变	\\\

备注:
1 检测结果与采集的标本病变（靶组织）比例有关，靶组织含量过低可能出现假阴性;
2 本报告仅对所检测标本负责，检测结果的解释及建议基于当前的科学研究水平，仅供临床医师参考，勿作他用;
3 本检测只检测上过10个肺癌个体化用药相关基因的特定突变，不排除受检者携带检测列表以外的突变位点;
4 本检测方法可检出突变频率3%以上的特定基因变异。

检测结论:
该送检的组织样本在基因检测区域内没有检测到突变。

图 2-5-4　2021 年 12 月 28 日肺癌驱动基因检测

四、诊断

（1）右肺上叶鳞癌 cT4N3M1（肝？肋骨）（EGFR/ALK/ROS1 野生型）Ⅳ期;

（2）癌症疼痛（混合性疼痛、骨转移性疼痛）。

五、治疗

患者镇痛及治疗示意图如图 2-5-5 所示，入院时患者合并癌症疼痛，口服盐酸吗啡缓释片 60 mg q12h 止痛效果欠佳，入院第 2 天 NRS 评分达 6 分，多次爆发痛，考虑阿片类药物耐受，同时患者出现焦虑轻生想法，请心理科会诊后诊断为焦虑抑郁状态，予以心理咨询及草酸艾司西酞普兰抗抑郁治疗，经医疗组讨论后果断介入 PCA 滴定镇痛。经药物等量换算，初始予以盐酸氢吗啡酮注射液 0.3 mg/h 持续皮下注射，PCA 负荷量 0.7 mg/bolus，锁定时间 30 分钟。经过 2 天的剂量调整，调整为盐酸氢吗啡酮注射液 0.5 mg/h 持续皮下注射，PCA 负荷量 1.2 mg/bolus，锁定时间 30 分钟，全天爆发痛降至 3 次以下，疼痛明显缓解。随着患者疼痛的缓解，其治疗依从性提高，逐步完善后续穿刺活检等检查，以便全面评估疾病治疗前基线水平。随着患者检查的深入，明确诊断为：①右肺上叶鳞癌 cT4N3M1（肝？肋骨）（EGFR/ALK/ROS1 野生型）Ⅳ期；②癌症疼痛（混合性疼痛、骨转移性疼痛），结合患者影像学表现，提示为右侧肋骨转移所致疼痛（混合性疼痛、骨转移性疼痛），随着患者疼痛缓解，治疗配合性提高，顺利完成了右胸壁病灶全程放疗，放疗后期疼痛逐渐缓解，PCA 量逐渐下调，放疗结束后于 2021 年 12 月 30 日行信迪利单抗注射液免疫治疗联合 GP 方案（注射用盐酸吉西他滨 + 注射用顺铂）化疗 1 周期，最后调整为盐酸吗啡缓释片 30 mg q12h 居家镇痛处理。院外疼痛控制佳，NRS 评分 1~2 分，24 小时爆发痛 1~2 次。

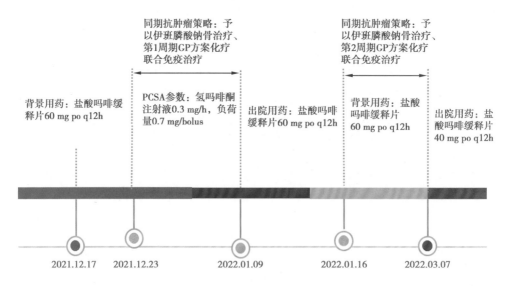

图 2-5-5　治疗时间轴线图

六、治疗结果、随访及转归

2022 年 1 年 26 日患者返院顺利行第 2 周期信迪利单抗注射液免疫治疗联合 GP 方案（注射用盐酸吉西他滨 + 注射用顺铂）化疗，2 周期化疗联合免疫治疗后疗效评价部分缓解，目前一般情况较前明显好转，疼痛控制可，生活质量明显提高。

第二节　案例诊疗体会

癌症疼痛是晚期恶性肿瘤常见并发症，有 70%~90% 晚期肿瘤患者存在癌痛，规范化癌痛治疗可使 80% 以上的癌痛得以缓解或控制，但仍有 10%~20% 的癌痛无法得到有效缓解，或频繁出现爆发痛，或因药物的不良反应明显而不能耐受，临床定义为难治性癌痛。患者常常因疼痛导致生活质量明显下降、营养状态差而无法耐受标准抗肿瘤治疗。《难治性癌痛专家共识（2017 年版）》指出，对于难治性癌痛控制不佳的患者，建议更换给药方式，包括患者自控镇痛泵（PCA 泵）和鞘内输注方式。PCA 因创伤小、药物起效迅速、血药浓度稳定、最大化按需给药的特点，易被患者接受，是难治性癌痛的有效治疗措施之一。PCA 技术作为传统药物镇痛的补充措施，用于癌痛患者阿片类药物的剂量滴定，频繁爆发痛的控制，吞咽困难、胃肠道功能障碍以及临终患者的持续镇痛治疗，能够持续、有效地消除 / 缓解疼痛，最大限度提高生活质量，降低药物的不良反应，将疼痛及治疗带来的心理负担降至最低。PCA 技术适用于使用无创方法不能有效缓解疼痛的患者；PCA 技术并发症少，监测、管理与护理相对简便，患者的依从性好、安全性高，医疗费用较低，非常适于住院和居家应用，还常用于姑息治疗中的疼痛控制。

PCA 镇痛常用阿片类药物，包括盐酸氢吗啡酮注射液及盐酸吗啡注射液。盐酸氢吗啡酮注射液是一种半合成的强阿片类药，其药效是吗啡的 5~8 倍，起效快、成瘾性低，同时因其高选择 μ 受体激动剂，引起的低血压、呼吸抑制、恶心、呕吐及瘙痒等不良反应比吗啡少。已有研究表明，盐酸氢吗啡酮注射液与吗啡一样具有良好的镇痛效果，而且欧洲姑息治疗学会亦推荐盐酸氢吗啡酮注射液与吗啡一样可作为中、重度癌痛首选的第三阶梯阿片类药物。

系统回顾该例患者的病史特点可以发现，该患者为驱动基因阴性晚期肺鳞状细胞癌，伴肋骨、肝转移，肿瘤负荷大，疼痛明显，主要表现为右侧胸壁胀痛，长期口服盐酸吗啡缓释片止痛效果欠佳，癌痛严重影响其生活质量及治疗积极性，有效镇痛可提高患者的治疗信心。依据我院老年肿瘤科 / 缓和医疗科一贯的早期镇痛的治疗理念，尽早予以盐酸氢吗啡酮注射液皮下泵入止痛缓解疼痛，从而顺利接受 GP 方案（注射用盐酸吉西他滨 + 注射用顺铂）化疗联合信迪利单抗注射液免疫治疗，2 周期化疗联合免疫治疗后肺部病灶缩小，疗效达到 PR，同时患者疼痛症状亦较前减轻，出院后下调为盐酸吗啡缓释片 40 mg q12h，疼痛控制可。该病例体现出癌痛病因治疗及症状治疗相结合的重要性，提高患者的生活质量，延长患者生存时间。

（黄少毅）

案例 6
"早期快速镇痛"理念在晚期肺腺癌伴难治性癌痛患者中的实践

摘要

病史摘要　患者女性，69岁，因"肩背及右腿疼痛4月"就诊，完善相关检查明确诊断为：①左肺腺癌 cT4N3M1 Ⅳ期（骨）（EGFRL858R 突变）；②难治性癌痛（神经病理性疼痛）。治疗上给予 PCSA 镇痛治疗，积极控制疼痛，保证后续抗肿瘤治疗的临床实施，最终达到患者生活质量提高及生存期延长的治疗目的。

症状体征　肩背部、胸部、双下肢胀痛。

诊断方法　影像学、组织及分子病理学。

治疗方法　快速镇痛、局部姑息减症放疗、靶向治疗。

临床转归　患者疼痛明显减轻，依从性提高，抗肿瘤方案得以实施，OS 达 12 月以上。

适合阅读人群　肿瘤科；缓和医疗科；老年科；疼痛科；营养科。

关键词　癌症疼痛；骨转移性疼痛；PCA；肺癌。

第一节 临床资料

一、一般资料

患者，女性，70 岁，因"诊断'肺癌'1 年余，靶向治疗中"为主诉入院。1 年余前（2020 年 8 月 17 日），患者因"肩背及右腿疼痛 4 月"就诊我院，完善相关检查后明确诊断为"左肺腺癌 cT4N3M1 Ⅳ期（骨）"，于 2020 年 8 月开始口服埃克替尼 125 mg 每天 3 次靶向治疗至今，期间多次返院复查肺部病灶稳定。3 月前，患者双下肢疼痛症状进行性加重，爆发痛频繁出现，自行口服盐酸吗啡缓释 100 mg q12h 止痛，疼痛控制欠佳，现为求进一步诊治于 2021 年 11 月 9 日入院。

二、体格检查

KPS 评分 60 分，NRS 评分 6 分。慢性病容，神清，对答切题。双肺呼吸音低，未闻及干湿啰音。左侧髋关节挤压痛，左腿跛行。

三、辅助检查

（一）胸腹部 CT

胸腹部 CT：左肺尖占位，考虑肺癌，较前变化不大。双侧肋骨、右侧肩胛骨、胸骨、双侧锁骨、多个胸腰椎、双侧髂骨、左侧肱骨多发转移（图 2-6-1）。

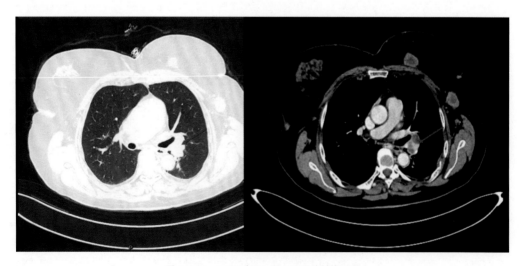

图 2-6-1 2021 年 11 月 10 日胸腹部 CT

（二）头部增强 CT

头部增强 CT：斜坡骨质破坏伴软组织形成，侵及蝶窦，考虑转移可能（图 2-6-2）。

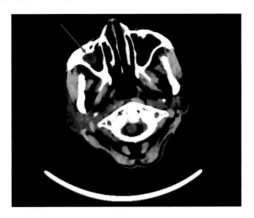

图 2-6-2 2021 年 11 月 11 日头颅增强 CT

（三）全身骨扫描

全身骨扫描示全身骨多处（多个腰椎及附件，骶骨，双侧髂骨、髋臼、耻骨、坐骨，双侧股骨上段）显像剂异常浓聚，伴融合区骨质破坏，考虑骨转移（图 2-6-3）。

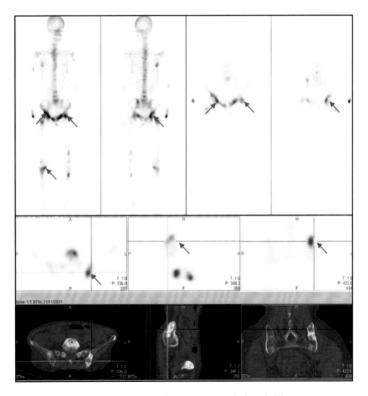

图 2-6-3 2021 年 11 月 11 日全身骨扫描

（四）病理结果

经皮肺肿物穿刺活检病理示（左肺）腺癌（图 2-6-4）。

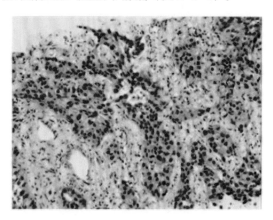

图 2-6-4　2020 年 8 月 25 日肺肿物活检病理（HE×200）

（五）基因检测

肺癌驱动基因检测示 EGFR 基因 21 号外显子 L858R 突变（图 2-6-5）。

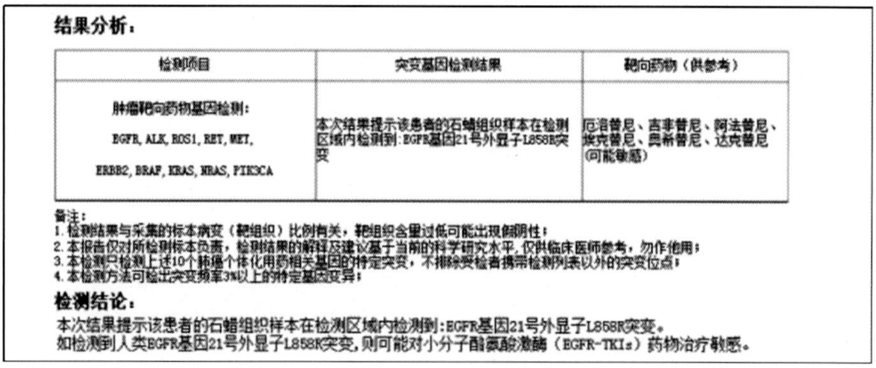

检测项目	突变基因检测结果	靶向药物（供参考）
肿瘤靶向药物基因检测： EGFR, ALK, ROS1, RET, MET, ERBB2, BRAF, KRAS, NRAS, PIK3CA	本次结果提示该患者的石蜡组织样本在检测区域内检测到：EGFR基因21号外显子L858R突变	厄洛替尼、吉非替尼、阿法替尼、埃克替尼、奥希替尼、达克替尼（可能敏感）

备注：
1. 检测结果与采集的标本病变（靶组织）比例有关，靶组织含量过低可能出现假阴性。
2. 本报告仅对所检测标本负责，检测结果的解析及建议基于当前的科学研究水平，仅供临床医师参考，勿作他用。
3. 本检测只检测上述10个精准个体化用药相关基因固定的特定突变，不排除受检者携带检测列表以外的突变位点。
4. 本检测方法可检出突变频率3%以上的特定基因突变。

检测结论：
本次结果提示该患者的石蜡组织样本在检测区域内检测到：EGFR基因21号外显子L858R突变。
如检测到人类EGFR基因21号外显子L858R突变，则可能对小分子酪氨酸激酶（EGFR-TKIs）药物治疗敏感。

图 2-6-5　2020 年 8 月 28 日肺癌驱动基因检测报告

四、诊断

（1）左肺腺癌 cT4N3M1 IV 期（骨）（EGFRL858R 突变）；
（2）难治性癌痛（神经病理性疼痛）。

五、治疗

入院时患者合并癌症疼痛，入院第 1 天 NRS 评分达 6 分，同时患者因疼痛出现焦虑且对相关医疗措施存在抵触情绪，立即行 PCA 镇痛技术，予以盐酸氢吗啡酮注射液

0.6 mg/h 持续皮下注射，PCA 负荷量 1.2 mg/bolus，锁定时间 30 分钟。同时予以右酮洛芬胶囊抗炎止痛。入院第 7 天最终调整为盐酸氢吗啡酮注射液 1.1 mg/h 持续皮下注射，PCA 负荷量 1.6 mg/bolus，锁定时间 30 分钟，全天爆发痛降至 2 次以下，疼痛明显缓解，最终更换为盐酸吗啡缓释片 120 mg q12h、右酮洛芬胶囊 25 mg tid 止痛方案后出院（图 2-6-6）。

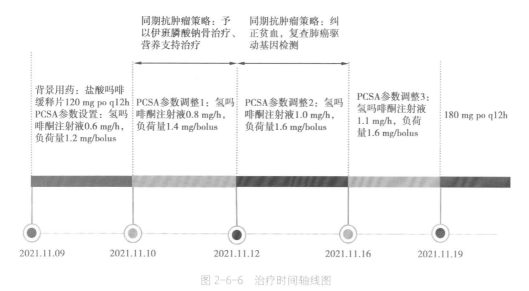

图 2-6-6　治疗时间轴线图

六、治疗结果、随访及转归

2021 年 12 月 22 日，患者返院，根据复测基因检测结果提示存在 EGFR T790M 突变，更换靶向药物为甲磺酸奥希替尼片，目前口服盐酸吗啡缓释片 120 mg q12h 止痛治疗，NRS 评分 1~2 分，KPS 评分 80 分，目前 OS 长达 12 个月以上。

第二节　案例诊疗体会

肺癌是我国恶性肿瘤死亡率最高的癌症，近年来，肺癌发生率明显上升，同时由于早期症状不明显，大部分患者被诊断时已处于中晚期，而癌症疼痛是晚期患者最常见的临床症状，并伴随着疲乏、焦虑、抑郁等情况，严重影响患者的生存质量及预后。目前癌症疼痛的药物治疗，仍遵循 1982 年由 WHO 提出的三阶梯止痛疗法，规范化癌痛治疗可使 80% 以上的癌痛得以缓解或控制，但仍有 10%~20% 的癌痛无法得到有效缓解，或频繁出现爆发痛，即为难治性癌痛，对此需要选择安全有效的药物和适当的给药途径进行个体化治疗。《难治性癌痛专家共识（2017 年版）》，对于难治性癌痛控制不佳的患者，建议更换给药方式，包括患者自控镇痛泵（PCA）和鞘内输注方式。

PCA 技术是一种通过医务人员计算止痛药物用量并设置止疼泵参数，患者通过疼痛程度，自主给药控制疼痛的技术。PCA 技术是治疗难治性癌痛常用技术之一，具有患者自己控制、个体化、及时、少波动、反馈调节的特点，易被患者接受。盐酸氢吗啡酮注射液是选择性阿片 μ 受体（MOR）激动剂，对 δ 和 κ 阿片受体有部分激动活力。盐酸氢吗啡酮注射液通过完全激动 MOR 发挥镇痛作用，静脉途径给药，盐酸氢吗啡酮注射液的镇痛作用为吗啡的 5~8 倍，δ 和 κ 阿片受体的激动可以显著改善患者的焦虑抑郁情绪，因此是公认的吗啡替代品。

综上所述，难治性癌痛患者虽然占整体癌痛患者的少数，却是癌痛治疗中的一个"壁垒"。PCA 因创伤小、药物起效迅速、血药浓度稳定、最大化按需给药的特点，易被患者接受，是难治性癌痛的有效治疗措施之一。系统回顾该例患者的病史特点我们可以发现，PCA 镇痛能够持续、有效地缓解疼痛，最大限度个体化按需给药，降低药物的不良反应，将疼痛及治疗带来的心理负担降至最低。因此癌症疼痛的全程控制不仅提高了患者的生活质量、肿瘤治疗的依从性，更重要的是为患者长期抗肿瘤治疗提供了保障，为患者等待新的抗肿瘤治疗方案带来了希望。

（代朦）

案例 7
晚期肺癌骨转移患者镇痛治疗实践一例

摘要

病史摘要　患者女性，65 岁，因"右肺腺癌综合治疗 4 年"入院。诊断：①右肺上叶腺癌（cT4N3M1 Ⅳ期 脑、肺内、胸膜、骨）EGFR 突变型（19-Del+、T790M+）；②癌症疼痛（混合性疼痛、骨转移性疼痛）。治疗上需快速镇痛，提高患者的生活质量及就医依从性，确保后续抗肿瘤治疗方案能够顺利实施。

症状体征　右侧胸痛伴右颈部、右腰背部牵扯痛。

诊断方法　影像学、组织及分子病理学。

治疗方法　快速镇痛、骨转移灶放疗。

临床转归　患者肿瘤晚期时疼痛明显减轻，提高了生活质量，总生存时间达 4 年以上。

适合阅读人群　肿瘤科；缓和医疗科；老年科；疼痛科；营养科。

关键词　癌症疼痛；骨转移性疼痛；PCA；肺癌。

第一节　临床资料

一、一般资料

患者，女性，65 岁，因"右肺腺癌综合治疗 4 年"入院。4 年前（2016 年 5 月 5 日）患者因"右侧胸痛 2 月"起病，胸部增强 CT 提示右上肺可见软组织肿块影，大小 3.5 cm×2.4 cm，纵隔淋巴结肿大；肺穿刺活检提示浸润性癌，结合形态学及免疫表型支持腺癌。基因检测：EGFR 突变型（19-Del+）。头颅 MRI 示右侧颞枕交界区异常强化结节影，结合病史考虑转移可能。明确诊断：右上肺腺癌 T4N2M1 Ⅳ 期（脑）EGFR 突变型（19-Del+）。先后于他院行紫杉醇注射液＋铂剂、吉非替尼片分子靶向治疗、注射用培美曲塞二钠＋注射用紫杉醇脂质体抗肿瘤治疗。2019 年 11 月，患者再次出现右侧胸痛伴右颈部牵拉样疼痛，喘累不适较前加重，活动后明显，至我科就诊。复查胸部 CT 提示病情进展，于 2019 年 12 月 9 日行 CT 引导下经皮肺穿刺活检，活检示（右肺穿刺物）浸润性腺癌。基因带 EGFR 基因 20 号外显子 p.T790M 突变，突变丰度 9.47%。患者于 2019 年 12 月 27 日开始行甲磺酸奥希替尼片靶向治疗，盐酸吗啡缓释片 30 mg q12h 止痛治疗，于 2020 年 2 月、2020 年 3 月返院复查疗效评价为 NC。2020 年 5 月 14 日患者感腰背部疼痛加重，伴间断头晕、头痛，盐酸吗啡缓释片 30 mg q12h 止痛效果不理想，为进一步治疗返院。

二、体格检查

KPS 评分 80 分，NRS 评分 3~4 分；右肺呼吸音低，双肺未闻及干湿性啰音。

三、辅助检查

（一）胸部 CT

胸部 CT 示右肺上叶软组织结节，考虑肺癌（图 2-7-1）。右肺中叶及下叶部分膨胀不全，支气管周围软组织增多。双肺多发结节，考虑转移。右侧胸膜及叶间裂多发转移。纵隔、双侧肺门、右侧腋窝、右侧锁骨上窝、右侧心膈角区多个淋巴结显示，部分肿大。右侧少量胸腔积液。

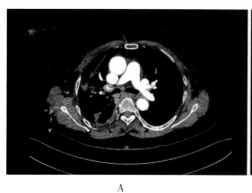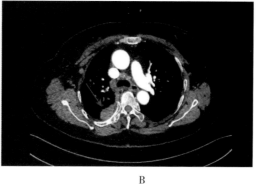

A　　　　　　　　　　　　　　　　　　　B

图 2-7-1　2019 年 12 月 6 日胸部 CT

（二）头颅 MRI

头颅 MRI 示右侧额顶叶、右侧颞枕交界区异常强化影，考虑转移（图 2-7-2）。

（三）腰椎 MRI

腰椎 MRI 示 T10-L1 椎体及附件、右侧多支肋骨骨转移可能（图 2-7-3）。

（四）病理结果

右肺穿刺物病理示浸润性腺癌。免疫组化 IHC：CK7（+），TTF1（+），NapsinA（+），CK5/6（-），P63（-），Ki-67（约 20%+）（图 2-7-4）。

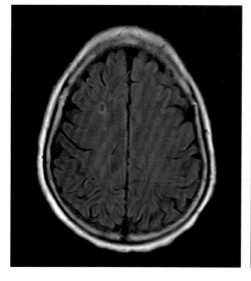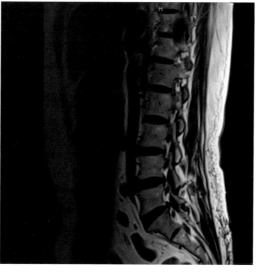

图 2-7-2　2019 年 12 月 6 日头颅 MRI　　　　　图 2-7-3　2019 年 12 月 5 日腰椎 MRI

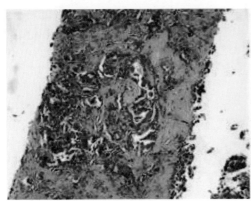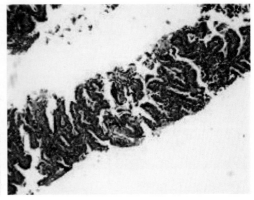

图 2-7-4　2019 年 12 月 12 日右肺穿刺物

（五）基因检测

肺癌驱动基因检测示患者携带 EGFR 基因 20 号外显子 p.T790M 突变，突变丰度 9.47%。本次还检测到患者携带 EGFR 基因 19 号外显子 p.E746_A750del 突变，突变丰度 18.62%（图 2-7-5）。

四、诊断

（1）右肺上叶腺癌 cT4N2M1 Ⅳ期（脑、肺内、胸膜）EGFR 突变型（19-Del+、T790M+）；

（2）癌症疼痛（混合性疼痛，骨转移性疼痛）。

五、治疗

入院时患者合并癌症疼痛，NRS 评分达 6 分，同时患者有明显焦虑情绪，对相关医疗措施存在抵触，医疗组诊断考虑为阿片类耐受，予 100% 剂量增加，调整至盐酸吗啡缓释片 60 mg q12h 止痛治疗，患者疼痛缓解，NRS 小于 3 分。于 2020 年 5 月 19 日疼痛加重，NRS 评分 4 分，予 50% 剂量增加，调整至 90 mg q12h 止痛治疗，患者疼痛控制欠佳；于 2020 年 5 月 22 日经医疗组讨论后果断介入 PCSA 镇痛技术。经药物等量换算，结合药物非交叉耐药，初始予以盐酸氢吗啡酮注射液注 0.2 mg/h 持续皮下注射，PCSA 负荷量 0.5 mg/bolus，锁定时间 30 分钟。经过 1 天的剂量调整，予以盐酸氢吗啡酮注射液 0.3 mg/h 持续皮下注射，PCSA 负荷量 0.7 mg/bolus，锁定时间 30 分钟。入院第 12 天（PCSA 介入第 5 天）椎体减症放疗已实施（2020 年 5 月 26 日到 6 月 15 日行胸腰椎骨转移病灶、右后肋病灶 pGTV 37.5 Gy/15 F），到入院第 18 天最终调整为盐酸氢吗啡酮

姓名：	性别：女	年龄:64		门诊号：		住院号：

送检科室：　　　　　　　　送检日期：2019-12-10　　　床　号：

样本种类：石蜡标本

患者家族史：否认家族性遗传性疾病史及类似病史。

患者临床病史：初步诊断：1.右肺上叶腺癌 EGFR突变型（19-Del）T4N2M1 IV期（脑、肺内、胸膜、骨）

检测方法:二代测序法　　　　**检测结果如下图所示:**

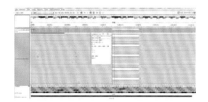 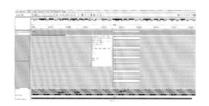

结果分析：

检测项目	突变基因检测结果	靶向药物（供参考）
ALK、EGFR、KRAS、BRAF、ERBB2、RET、MET、ROS1、NRAS、HRAS、DDR2、PIK3CA、AKT1、FBXW7、MAP2K1、FGFR3、NTRK1、KIT、PTEN、TP53；并包括ALK、ROS1、RET以及NTRK1基因融合检测。	本检测检测到患者携带EGFR 基因20号外显子p.T790M突变，突变丰度9.47%。本检测检测到患者携带EGFR 基因19号外显子p.E746_A750del突变，突变丰度18.62%。本次还检测到CTNNB1基因S37F突变，突变丰度2.04%。	携带20号外显子p.T790M突变的非小细胞癌患者可使用奥希替尼，潜在耐药物有吉非替尼，厄洛替尼，阿法替尼，达可替尼和埃克替尼。携带19号外显子p.E746_A750del突变的非小细胞癌患者可使用厄洛替尼、吉非替尼、阿法替、埃克替尼、奥希替尼、达克替尼进行治疗。针对EGFR 基因19号外显子p.E746_A750del突变在本癌种中靶向用药提示未知
质控数据		
目标区域覆盖度		**目标区域平均深度**
100%		12312X

图 2-7-5　2019 年 12 月 25 日肺癌驱动基因检测

注射液 0.6 mg/h 持续皮下注射，PCSA 负荷量 1.4 mg/bolus，锁定时间 30 分钟，全天爆发痛降至 3 次以下，疼痛明显缓解。患者疼痛缓解后治疗配合性提高，顺利完成了全程放疗，放疗后期疼痛缓解，最后调整为芬太尼透皮贴 16.8 mg q72h 居家镇痛治疗。

六、治疗结果、随访及转归

2020 年 6 月 18 日患者出院后于当地医院行后续抗肿瘤治疗，芬太尼透皮贴 16.8 mg q72h 居家镇痛治疗（图 2-7-6）。

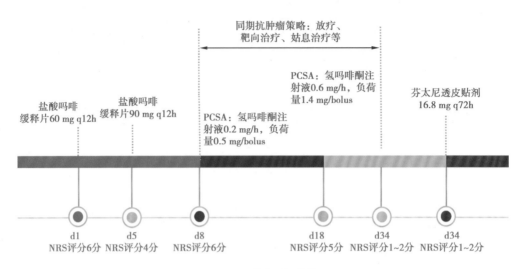

图 2-7-6 治疗时间轴线图

第二节 案例诊疗体会

癌症疼痛为肿瘤患者的常见症状之一，晚期癌症患者的疼痛发生率高达 60%~80%。癌痛易引起患者焦虑、抑郁等负面情绪，造成睡眠障碍，给患者带来极大的痛苦体验。有效的镇痛可以改善患者的睡眠质量及情绪体验。

针对癌痛的药物治疗，目前仍然遵循 WHO 三阶梯镇痛及五项基本原则，但仍有部分患者无法解决疼痛问题，严重影响生活质量。《NCCN 成人癌痛临床实践指南（2021 版）》和《难治性癌痛专家共识（2017 年版）》对癌症疼痛的评估、治疗、辅助治疗等给予具体指导。根据指南，仍然存在部分肿瘤患者疼痛无法缓解的问题。PCA 技术是一种患者根据自身疼痛程度自己控制给予预设剂量镇痛药物的方法，优点在于患者感觉疼痛时能够及时有效地给予止痛，避免了等待医护人员开具处方、准备药品的过程；患者积极参与整个治疗过程，突出了患者的参与感，提高了其依从性和满意度。盐酸氢吗啡酮注射液是半合成的强阿片类药物，其引起低血压、呼吸抑制、恶心、呕吐、瘙痒等不良反应比吗啡少，且药效是吗啡的 5~8 倍。

综上所述，癌症疼痛是肿瘤患者的常见症状，是患者恐惧肿瘤的主要原因之一。在有效镇痛的基础上实施抗癌，将明显提高患者的治疗依从性及有效性，患者的生活质量提高，精神、心情明显改善，满意度亦大大提升。回顾该例患者的病史特点，病史 4 年余，肿瘤晚期出现骨转移、癌症疼痛，我科医疗团队根据患者的疼痛情况，先后予盐酸吗啡缓释片镇痛、盐酸氢吗啡酮注射液 PCSA 镇痛、芬太尼透皮贴剂镇痛治疗，及时、有效地提高了晚期肿瘤患者的生存质量，体现了个体化、精细化的治疗理念。

（龚娟）

案例 8
早期姑息镇痛在初治肺癌伴癌痛患者中的实践

摘要

病史摘要　患者男性，60岁，因"腰痛1月余"就诊，完善相关检查明确诊断为：①右肺上叶巨细胞癌（cT1N3M1 Ⅳ期 骨），驱动基因（-）；②癌症疼痛（骨转移性疼痛）。治疗上应早期快速镇痛，提高依从性，确保后续化放疗等抗肿瘤治疗的临床实施。

症状体征　腰痛；右锁骨上扪及直径约2 cm大小肿大淋巴结。

诊断方法　影像学、组织及分子病理学。

治疗方法　快速镇痛、椎体放疗、化疗。

临床转归　患者疼痛明显减轻，依从性提高。

适合阅读人群　肿瘤科；缓和医疗科；老年科；疼痛科；营养科。

关键词　癌症疼痛；骨转移性疼痛；PCA；肺癌。

第一节　临床资料

一、一般资料

患者男性，60 岁，因"腰痛 1 月余"主诉就诊于我院。1 月余前，患者无明显诱因出现腰部疼痛，呈酸胀痛，阵发性加重，影响睡眠，未引起重视。2 天前，患者感疼痛加重时伴发热，自述疼痛缓解后体温恢复，伴气促、活动后喘累，至当地医院行胸部 CT，示右肺磨玻璃影，患者为求进一步诊治于 2020 年 2 月 10 日就诊于我科。

二、体格检查

KPS 评分 80 分，NRS 评分 4 分。生命体征平稳。右锁骨上扪及直径约 2 cm 大小肿大淋巴结，质韧，固定，无压痛，肺呼吸音低，未闻及确切干湿啰音。

三、辅助检查

（一）胸部 CT

2020 年 2 月 10 日胸部 CT 示右肺上叶后段结节，考虑周围型肺癌可能；右侧锁骨上、纵隔内多个淋巴结，较前增大（图 2-8-1）。

（二）椎体 MRI

椎体 MRI 示腰 3 及胸 12 异常信号，考虑转移可能，胸 12 椎体形态稍变扁（图 2-8-2）。

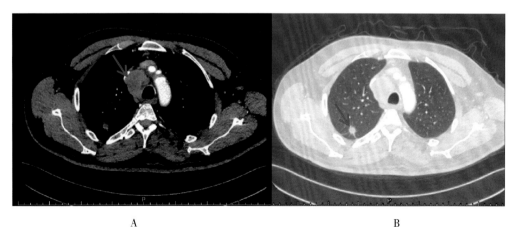

A　　　　　　　　　　　　　　　B

图 2-8-1　2020 年 2 月 10 日胸部 CT

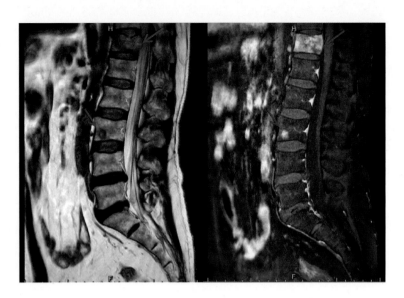

图 2-8-2　2020 年 2 月 11 日椎体 MRI

（三）头颅 MRI

头颅 MRI 未见转移征象。

（四）病理结果

右锁骨上淋巴结穿刺标本病理结果示转移性低分化癌，见少量巨细胞及多核细胞，结合病史倾向于肺巨细胞癌转移（图 2-8-3）。免疫组化结果：CKpan（＋），TTF-1（－），Napsin A（－），P40（散在＋），P63（－），SYN（－），CGA（－），CD56（－），CK5/6（散在＋），Ki-67（+30%）。

（五）基因检测

肺癌驱动基因检测到患者携带 KRAS 基因 2 号外显子 p.G13C 突变，突变丰度 43.84%。本次还检测到 TPS3 基因 2 号外显子 p.S15fs×28 突变，突变丰度 47.56%（图 2-8-4）。

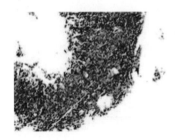
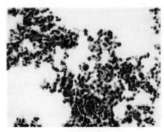
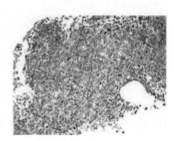

图 2-8-3　2020 年 2 月 14 日右锁骨上淋巴结穿刺标本（HE×100，HE×200，HE×100）

结果分析：

检测项目	突变基因检测结果	靶向药物（供参考）
ALK，EGFR，KRAS，BRAF，ERBB2，RET，NET，ROS1，NRAS，HRAS，DDR2，PIK3CA，AKT1，FBXY7，MAP2K1，FGFR3，NTRK1，KIF，PTEN，7FS3；并包括ALK，ROS1，RET以及KTRK1基因融合检测。	本检测检测到患者携带KRAS基因2号外显子p.G13C突变，突变丰度43.84%。本次还检测到TPS3基因2号外显子p.S15fsx28突变，突变丰度47.56%。	目前针对KRAS G13C临床试验药物有HW95573，BCB-283。潜在耐药药物有EGFR-TKI，临床试验药物有BCB-283。目前针对TFS3 S15fsx28临床试验药物有AZD-1775，Alisortib。

质控数据	
目标区域覆盖度	目标区域平均深度
100%	12312 X

图 2-8-4　2020 年 2 月 24 日肺癌驱动基因检测

四、诊断

（1）右肺上叶巨细胞癌（cT1N3M1 Ⅳ期 骨），驱动基因（-）；

（2）癌症疼痛（骨转移性疼痛）。

五、治疗

入院时患者合并癌症疼痛，入院第 1 天 NRS 评分达 4 分，疼痛影响睡眠，予氨酚羟考酮片 330 mg q6h 止痛治疗，患者疼痛无缓解，NRS 持续 4 分，考虑为非阿片类耐受患者，首先予以盐酸吗啡片滴定 10 mg q4h 处理。经吗啡滴定处理后第 2 天，患者 NRS 评分降至 3 分以下，疼痛得到缓解，随后更换为长效阿片类药物（盐酸吗啡缓释片 30 mg q12h）止痛治疗。随着患者疼痛的缓解，其治疗依从性提高，逐步完善后续穿刺活检等检查，以便明确诊断及全面评估疾病基线水平。随着患者检查的深入，明确诊断为：①右肺上叶巨细胞癌（cT1N3M1 Ⅳ期 骨）；②癌症疼痛（骨转移性疼痛），结合患者影像学表现，提示为椎体转移所致疼痛（骨转移性疼痛），经多学科联合会诊后，予以局部椎体减症放疗、甘露醇脱水。入院第 7 天，患者疼痛加重，一天内多次出现爆发痛，予调整"盐酸吗啡缓释片 60 mg q12h"治疗，于入院第 8 天开始行胸椎（T10-T12）骨转移灶，腰椎（L3）骨转移灶减症放疗，入院第 10 天患者疼痛再次波动，多次出现爆发痛，为了保证减症放疗的顺利实施以及及时处理放疗途中的爆发痛，经医疗组讨论后果断介入 PCA 镇痛技术。经药物等量换算，初始予以盐酸氢吗啡酮注射液 0.2 mg/h 持续皮下注射，PCA 负荷量 0.5 mg/bolus，锁定时间 30 分钟。经过 4 天的剂量调整，至入院第 14 天，最终调整为盐酸氢吗啡酮注射液 0.4 mg/h 持续皮下注射，PCA 负荷量 1.0 mg/bolus，锁定时间 30 分钟，全天爆发痛降至 3 次以下，疼痛明显缓解。于 2020 年 2 月 2 日、3 月 14 日同期完成紫杉醇注射液联合铂剂方案化疗 2 周期。患者疼痛缓解后治疗配合性提高，顺利完成放疗，放疗后期疼痛缓解，PCA 量逐渐下调，最后调整为盐酸吗啡缓释片 50 mg q12h 居家镇痛处理。

六、治疗结果、随访及转归

2020 年 3 月 16 日患者出院后于当地医院行后续抗肿瘤治疗，盐酸吗啡缓释片 50 mg q12h 居家镇痛处理（图 2-8-5）。

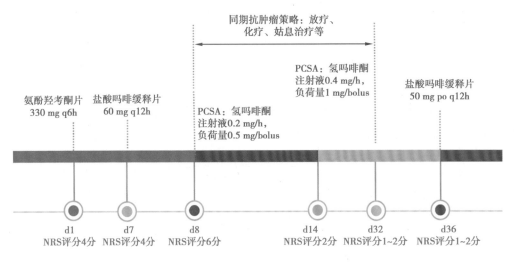

图 2-8-5　治疗时间轴线图

第二节　案例诊疗体会

肺癌是我国发病率及死亡率最高的恶性肿瘤，而恶性肿瘤是我国死亡率最高的疾病之一。约 25% 的新发肿瘤患者合并癌痛；治疗期间 30%~50% 的患者存在癌痛；晚期肿瘤有 70%~90% 的患者存在癌痛；而且临床治愈后疼痛持续发生率为 34%。癌痛是肿瘤患者最恐惧的症状之一，往往超出对疾病的恐惧，对患者的躯体、心理和精神造成了巨大的伤害，甚至使患者丧失了生存的意愿。因此镇痛治疗是抗肿瘤治疗早期姑息治疗的手段之一。

研究表明，早期姑息（止痛）治疗联合标准的抗肿瘤治疗，可延长患者的生存时间。WHO 提出癌症疼痛治疗五项基本原则：按阶梯给药、口服给药、定时给药、个体化给药、注意具体细节。《NCCN成人癌痛临床实践指南（2021版）》《难治性癌痛专家共识（2017年版）》对癌症疼痛的评估、治疗、辅助治疗等给出了具体操作细节的指导。根据指南，仍然存在部分肿瘤患者疼痛控制无法缓解的问题。PCA技术是一种由患者根据自身疼痛的剧烈程度自己控制给予预设剂量镇痛药物的镇痛方法，优点在于患者感觉疼痛时能够及时有效地给予止痛方案，避免了当患者出现爆发痛时等待医护人员开具处方、准备药品的过程；患者积极参与整个治疗过程，突出了患者的参与感，提高了其依从性和满意度。盐酸氢吗啡酮注射液是半合成的强阿片类药物，其引起低血压、呼吸抑制、恶心、呕吐、瘙痒等不良反应比吗啡少，且药效是吗啡的5~8倍。

综上所述，癌症疼痛是造成肿瘤患者产生恐惧心理的主要原因之一。在有效镇痛的基础上积极抗癌治疗，患者治疗的依从性和有效性明显提高。回顾该例患者的病史特点，镇痛治疗贯穿整个治疗过程，依据我院老年肿瘤科/缓和医疗科早期镇痛的治疗理念，根据患者疼痛情况运用不同的镇痛治疗手段，先后予以弱阿片类药物、盐酸吗啡滴定、盐酸吗啡缓释片镇痛、盐酸氢吗啡酮注射液PCSA（更适合放疗过程中自控镇痛）镇痛治疗，体现了个体化、精细化的治疗理念，提高了患者的治疗依从性和满意度，保证了后续针对病因治疗的顺利实施，最终使患者达到临床获益的目的。

（龚娟）

案例 9
盐酸氢吗啡酮注射液自控镇痛技术在晚期肺癌患者姑息性放疗中的应用

摘要

病史摘要　患者男性，56 岁，因"诊断肺癌 2 年，右上臂疼痛 1 月"就诊，完善相关检查明确诊断为：①右上肺鳞癌 rT4N3M1c（骨、脑、肺，肝？）ⅣB 期；②癌症疼痛（骨转移性疼痛）。患者既往接受手术、化疗、放疗、靶向治疗等多种抗肿瘤治疗措施，病情持续进展。患者主要症状为右上臂疼痛，来我科后以盐酸氢吗啡酮注射液 PCSA 快速镇痛治疗，使姑息减症治疗顺利开展，保证骨转移灶、脑转移放疗计划得以完成，为患者赢得了较高的生活质量及后续的抗肿瘤治疗机会。

症状体征　右上臂疼痛，活动受限，局部压痛明显。

诊断方法　影像学、组织及分子病理学。

治疗方法　快速镇痛、骨及脑转移灶放疗。

临床转归　患者疼痛症状明显减轻，生活质量显著提高，脑转移灶放疗计划顺利完成，达到延长生存期的目的，使后续抗肿瘤方案的实施成为可能。

适合阅读人群　肿瘤科；缓和医疗科；老年科；疼痛科；营养科。

关键词　癌症疼痛；骨转移性疼痛；盐酸氢吗啡酮注射液；PCA；肺癌；脑转移。

第一节　临床资料

一、一般资料

患者，男性，56岁，因"诊断肺癌2年，右上臂疼痛1月"于2021年3月19日就诊于我院。2年前患者因"咳嗽咳痰2年"入我院胸外科，完善相关检查后诊断为肺癌，于2019年4月2日全麻下行右肺上叶袖状切除＋区域淋巴结清扫＋胸膜粘连烙断术，诊断为"右肺上叶鳞癌pT4N2M0 ⅢB期"。于2019年5月6日行TP（注射用紫杉醇脂质体＋注射用奈达铂）方案化疗1周期，因"左肩背疼痛"行相关检查提示左肩胛骨转移，诊断"右肺鳞癌rT4N3M1c ⅣB期"，于2019年5月15日采用调强放射治疗（Intensity Modulated Radiation Therapy，IMRT）技术，6MV-X/IMRT，放疗剂量：50 Gy/20 F。遂于2019年7月3日及2019年8月1日予以TP（注射用紫杉醇脂质体＋注射用奈达铂）方案化疗2周期，耐受可。患者因右侧胸部疼痛，于2019年10月14日行右侧第1肋骨转移灶放疗，方案为：计划靶区（Planning Target Volume，PTV）35 Gy/14 F，患者耐受良好。于2020年1月3日—2月2日行右侧纵隔旁病灶局部放疗：PGTV 50 Gy/20 F，耐受良好。于2020年4月17日行TP方案化疗（注射用白蛋白结合型紫杉醇＋注射用奈达铂）。2020年10月再次返我院胸外科就诊，行CT检查提示肿瘤进展，予以盐酸安罗替尼胶囊12 mg口服每天1次，服药后出现手足反应及口腔出血，均为2级，2020年12月调整盐酸安罗替尼胶囊用量为12 mg每2日1次，服药1月后自行停药。1月前患者感右上臂疼痛，程度呈进行性加重，2021年3月19日再次就诊于我院。

二、体格检查

KPS评分70分，NRS评分4分，右胸壁见手术瘢痕，右上臂活动受限，局部压痛明显。双肺呼吸音清，未闻及干湿性啰音。

三、辅助检查

（一）胸部CT

胸部CT（结合2021年2月23日胸部旧片对比）（图2-9-1）：①右肺上叶术后改变，术区增多软组织影；②气管右侧旁增多软组织影；③残余右肺炎症，较前变化不大；④右肺残肺及左肺多发结节，部分稍增大，转移不除外，较前相仿；⑤右侧胸腔及叶间裂积液，较前变化不大；⑥右侧第 1 肋骨转移，范围较前变化不大；⑦右侧第 11 肋骨高密度影，第 2 肋局部骨皮质增厚，较前相仿；⑧肝右后叶、左外叶结节，有转移可能。

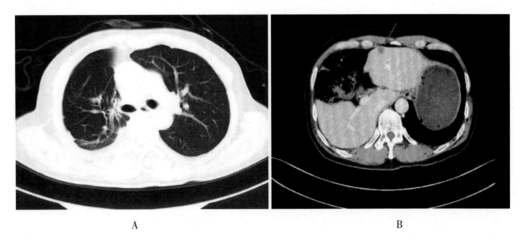

A   B

图 2-9-1　2021 年 3 月 20 日胸部 CT

（二）椎体 MRI

2021 年 3 月 20 日椎体 MRI（对比 2019 年 7 月 29 日片）：①颅内散在结节，较前新增，考虑转移；②双侧基底节区及丘脑区域对称性片状异常信号影，较前变化不大；③扫及双侧上颌窦炎症（图 2-9-2）。

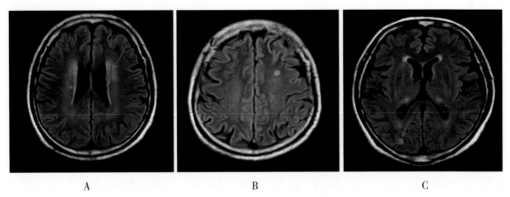

A   B   C

图 2-9-2　2021 年 3 月 20 日椎体 MRI

（三）全身骨显像

全身骨显像示右侧肱骨上段、右侧第 1 肋骨、第 1 胸椎、双侧髂嵴、双侧骶髂关节显像剂浓聚；胸骨、余双侧肋骨、余脊柱显像剂分布不均（图 2-9-3）。

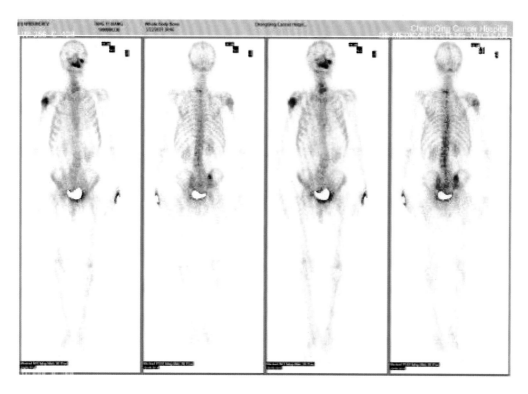

图 2-9-3　2021 年 3 月 23 日全身骨显像

（四）病理结果

2019 年 4 月 9 日活检病理示（图 2-9-4）：①（右肺上叶）鳞状细胞癌Ⅲ级，伴坏死，脉管内见有癌栓，神经侵犯（-）；②支气管切缘 1 净；支气管切缘 2 见少许鳞癌浸润；③支气管切缘净；④（受侵胸膜）纤维、脂肪内见炎细胞浸润；⑤区域淋巴结见鳞癌转移（9/35）：2RLN0/3、4RLN2/2、4 组 LN4/9、6 组 LN1/1、7 组 LN0/11、10 组 LN1/3、11 组 LN1/4、12 组 LN0/1、13 组 LN0/1。

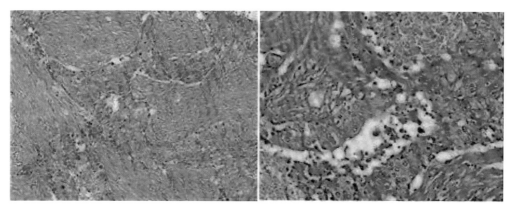

图 2-9-4　2019 年 4 月 9 日肺活检病理（HE×200）

（五）基因检测

肺癌驱动基因检测示 TP53 基因 Exon7:p.Y234C 突变，突变丰度 9.87%。

四、诊断

（1）右上肺鳞癌 rT4N3M1c（骨、脑、肺，肝？）ⅣB 期；
（2）癌症疼痛（骨转移性疼痛）。

五、治疗

患者肺恶性肿瘤伴全身多发转移，有明确的病理学、影像学诊断依据，且合并癌症疼痛，病史明确。患者因反复右上臂疼痛为主诉入院，NRS 评分 6~7 分，经充分沟通后，遂予以盐酸氢吗啡酮注射液 PCSA 快速镇痛，0.2 mg/h 持续皮下注射，PCSA 负荷量 0.8 mg/bolus，锁定时间 60 分钟。第 1 天患者疼痛即得到明显缓解，NRS 降至 3~4 分，爆发痛 5~6 次 / 天，未出现呼吸抑制、意识障碍等情况，生命体征正常，遂于第 3 天调整 0.3 mg/h 持续皮下注射，PCSA 负荷量 1.2 mg/bolus，锁定时间 60 分钟。患者疼痛得到控制，NRS 评分在 3 分以上，全天出现爆发痛 0~1 次，患者依从性显著提高，表示对后续的右侧肱骨上段转移灶及全脑放疗积极配合。患者于 2021 年 3 月 25 日开始行骨转移灶（DT 30 Gy/10 F）及全脑（DT 30 Gy/10 F）放疗，整个治疗过程顺利，放疗结束后，盐酸氢吗啡酮注射液等量换算为盐酸吗啡缓释片 60 mg q12h，疼痛控制平稳，NRS 评分 3 分以下（图 2-9-5）。

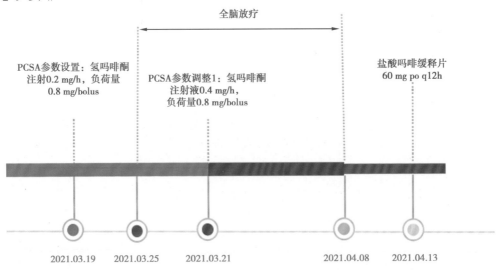

图 2-9-5　治疗时间轴线图

六、治疗结果、随访及转归

患者于我院结束骨转移灶及全脑放疗后返回当地医院，后续接受最佳支持治疗，逐渐减少盐酸吗啡缓释片剂量至 30 mg q12h，随访中。目前总生存时间达 34 个月以上。

第二节　案例诊疗体会

盐酸氢吗啡酮注射液是吗啡的半合成衍生物，为强效阿片类镇痛药物，其主要作用于 μ 阿片受体，对 δ 受体有较弱的作用，而对 κ 及 ε 受体没有作用，其镇痛强度为吗啡的 5~8 倍，可通过口服、静脉、皮下、硬膜外、鞘内等途径给药，在美国被批准用于需要阿片类药物且其他疗法不足以镇痛的严重疼痛治疗。因盐酸氢吗啡酮注射液在脑组织中的分布特点，其滴定比吗啡更容易，且静脉给药后不会引起组胺释放，瘙痒发生率也比吗啡更低，是公认的吗啡替代品。盐酸氢吗啡酮注射液对患者情绪及睡眠的改善作用显著，对肿瘤患者的疼痛相关伴随症状也有很好的治疗作用，可显著提高患者的生活质量。据报道，在患有癌症疼痛的患者中，盐酸氢吗啡酮注射液的最低有效血浆浓度大于或等于 4.0 ng/mL。

PCA 在 20 世纪 90 年代已应用于术后镇痛，该技术具有起效快、不良反应小等优点。目前 PCA 在癌痛治疗方面更是得到了广泛应用，可根据患者病情选择经静脉、皮下或鞘内等不同的给药途径，尤其在患者有吞咽困难、口服吗啡缓释片出现反复恶心呕吐、不能耐受芬太尼透皮系统以及频繁短暂的爆发痛时，PCA 可使血药浓度保持在最低有效浓度附近，避免常规镇痛治疗的给药延迟等情况，最大限度地减少爆发痛给患者带来的痛苦。盐酸氢吗啡酮注射液剂量小、高效价、易滴定，是 PCA 的优秀选择。

本例患者为晚期肺恶性肿瘤伴全身多发转移，主要症状为骨转移灶导致的右上臂疼痛，入院后采用盐酸氢吗啡酮注射液 PCSA 镇痛，疼痛得到有效控制后完成了右侧肱骨上段转移灶及全脑放疗，盐酸氢吗啡酮注射液等量换算为盐酸吗啡缓释片 60 mg q12h，出院后逐渐减量至 30 mg q12h，且因全脑放疗的顺利实施而有望显著延长生存时间，并维持较高的生活质量。盐酸氢吗啡酮注射液 PCA 可在肿瘤患者的特殊治疗阶段起到重要作用，如在姑息放疗前、放疗中起到强有力的镇痛作用，且副反应轻微，提高了患者接受全程放疗的耐受性，并对后续更换口服镇痛药物起到很好的桥接作用，使晚期恶性肿瘤患者的姑息治疗更加规范。

（刘师宏）

第三篇

其他恶性肿瘤难治性癌痛经典病例

案例 1
"规范化镇痛"在进展期食管癌伴癌痛患者中的实践

📶 摘要

病史摘要　患者男性，60岁，因"诊断'食管鳞癌'8月，左颈部胀痛1月余"复诊，完善相关检查提示病情进展，诊断为：①食管胸中下段鳞癌 cT3N3M1（骨、皮肤）Ⅳ期；②癌症疼痛（混合性疼痛、骨转移性疼痛）。治疗上规范化镇痛治疗，保证了后续放疗的实施，最终使患者的生活质量提高。

症状体征　左颈部压痛、肩背部压痛。左锁骨上触及 3 cm×3 cm 淋巴结。

诊断方法　影像学、组织及分子病理学。

治疗方法　快速镇痛、左侧颈部淋巴结放疗。

临床转归　患者疼痛明显减轻，生活质量得以提高，放疗顺利完成。

适合阅读人群　肿瘤科；缓和医疗科；老年科；疼痛科。

关键词　癌症疼痛；骨转移性疼痛；PCA；食管癌。

第一节　临床资料

一、一般资料

患者，男性，60岁，因"诊断'食管鳞癌'8月，左颈部胀痛1月余"为主诉就诊于我院。2021年1月，患者因"进行性吞咽困难1月余"于我院行胃镜检查提示距门齿29~34 cm见凸向腔内新生物，食管癌（进展期），病检：（食管距门齿29 cm）鳞状细胞癌。临床诊断食管胸下段鳞癌pT3N2M0G1 ⅢB期，无手术指征，已行4周期TP方案化疗，2、4周期TP方案化疗后疗效评价为NC，期间于2021年5月27日—7月13日行食管病灶IMRT放疗。2021年8月初，患者出现声音嘶哑，伴左颈部肿胀、右肩背部疼痛不适，于2021年9月7日就诊于我科。

二、体格检查

KPS评分70分，NRS评分1~2分。颜面部、左颈部及胸壁稍肿胀，皮肤发红，颈部、胸部浅表静脉充盈，无皮肤破溃，左锁骨上可扪及明显肿大淋巴结，大小约3 cm×3 cm，边界欠清，质软，无压痛，右上臂可触及一3 cm×5 cm包块，边界欠清，无压痛；气管右偏，双肺呼吸音稍低，未闻及确切干湿啰音。

三、辅助检查

（一）胸部CT

胸部CT示左锁骨上淋巴结显著增大（图3-1-1A、图3-1-1B）。

胸部CT示食管中段管壁局限性增厚，考虑食管癌可能，较前变化不大，第6颈椎至第3胸椎椎体及部分附件骨质破坏并增多软组织影，考虑转移，且范围明显扩大（图3-1-1C、图3-1-1D）。

（二）头颅MRI

头颅MRI示未见转移征象。

（三）病理结果

活检病理示（左锁骨上淋巴结）转移性癌，结合形态及免疫组化，结果符合鳞状细胞癌转移。免疫组化结果：CK5/6（＋），P40（＋），P53（约60%+，考虑突变型），Ki-67（约50%+）（图3-1-2）。

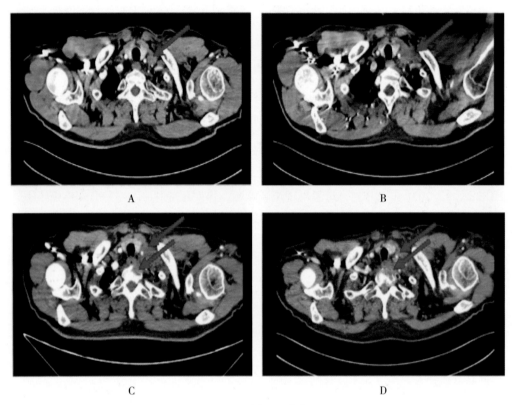

图 3-1-1　胸部 CT 变化图

注：2021 年 8 月 5 日（图 B）左锁骨上淋巴结较 2021 年 2 月 19 日（图 A）显著增大；2021 年 10 月 19 日（图 D）骨质破坏并增多软组织影，范围较 2021 年 9 月 7 日（图 C）扩大。

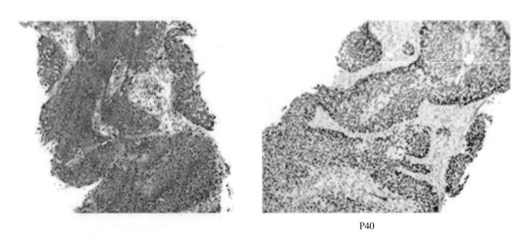

P40

图 3-1-2　左锁骨上淋巴结活检病理（左 HE×200、右 IHC×200）

右上臂肿物穿刺病理查见高分化鳞癌细胞（图 3-1-3）。

（四）全身骨显像

全身骨显像示（对比 2021 年 2 月 20 日显像）新增第 6 颈椎至第 3 胸椎椎体显像剂浓聚，伴骨质破坏，考虑骨转移，请结合临床（图 3-1-4）。

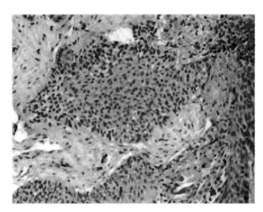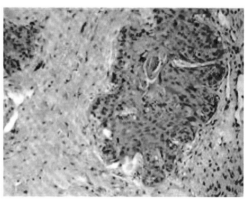

图 3-1-3　右上臂肿物活检病理（HE×200）

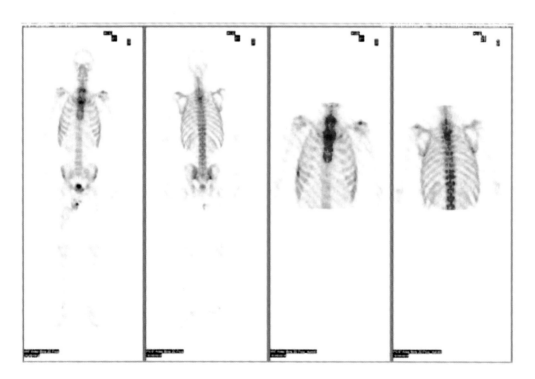

图 3-1-4　全身骨显像

四、诊断

（1）食管胸中下段鳞癌 cT3N3M1（骨、皮肤）Ⅳ期；

（2）癌症疼痛（混合性疼痛、骨转移性疼痛）。

五、治疗

入院时患者合并癌症疼痛，NRS 评分 2 分，予以洛芬待因缓释片 426 mg q12h 止痛治疗，效果欠佳，于 2021 年 10 月 10 日予以盐酸曲马多缓释片 0.15 g q12h 止痛治疗疼痛控制不佳。放疗期间，患者疼痛加重，NRS 评分 6 分，出现焦虑情绪，影响夜间睡眠，且放疗耐受较差，出现颜面部肿胀加重、呼吸急促等不适。综上，考虑为非阿片类耐受患者，2021 年 10 月 12 日予以盐酸吗啡片 10 mg q4h 滴定处理。经吗啡滴定处理后第 2 天，患者 NRS 评分降至 3 分以下，疼痛得到缓解，随后予以更换为长效阿片类药物盐酸吗啡缓释片 30 mg q12h 止痛治疗。约 1 周，患者逐渐出现疼痛控制效果减弱，考虑左锁骨上淋巴结放疗后水肿压迫、颈部血管回流受阻，加强脱水、抗炎治疗后缓解不明显。2021 年 10 月 21 日患者疼痛再次波动，多次出现爆发痛，为了保证减症放疗的顺利实施并及时处理放疗途中的爆发痛，经医疗组讨论后果断予患者皮下自控镇痛（PCSA）技术镇痛治疗。经药物等量换算，初始予以盐酸氢吗啡酮注射液 0.2 mg/h 持续皮下注射，PCA 负荷量 0.4 mg/bolus，锁定时间 30 分钟，全天爆发痛降至 3 次以下，疼痛明显缓解。患者疼痛缓解后治疗配合性提高，顺利完成了全程放疗，放疗后期疼痛缓解，PCA 量逐渐下调，调整为盐酸吗啡缓释片 30 mg q12h 止痛效果不佳，根据患者疼痛程度逐渐加量至盐酸吗啡缓释片 50 mg q12h 居家镇痛处理（图 3-1-5）。

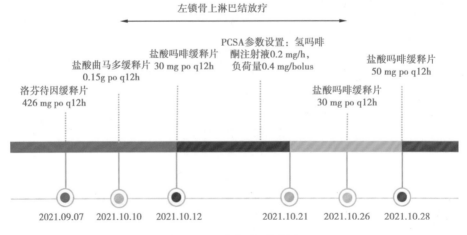

图 3-1-5　治疗时间轴线图

六、治疗结果、随访及转归

放疗后患者左颈部胀痛较前好转，生活质量提高，选择居家镇痛处理。

第二节　案例诊疗体会

我国是食管癌高发国家，据统计，中国食管癌发病数及死亡数均占到全球的一半以上。食管癌疼痛主要是癌组织侵犯了黏膜下或肌层的神经、血管，或由于食管癌细胞致穿孔而出现的胸骨后或胸背部的疼痛。早期食管癌患者中的50%~60%出现进食哽噎感，15%~20%的患者吞咽时自觉食道内有异物感，30%的患者咽喉部干燥发紧感，或出现剑突下或上腹部疼痛。

癌症疼痛指癌症、癌症相关性病变及抗癌治疗所致的疼痛，癌症疼痛常为慢性疼痛，慢性疼痛如果得不到缓解，会发展为顽固性癌痛。疼痛管理是肿瘤治疗的重要组成部分。癌症疼痛首选药物治疗，遵循癌痛三阶梯治疗方案；其次是放射治疗，物理治疗，介入治疗和手术治疗。随着阿片类药物应用的普及，其副作用如恶心、呕吐、呼吸抑制、不良反应和潜在的社会成瘾性日益引发关注，现在更提倡多模式镇痛以改善镇痛效果。

多模式镇痛是联合作用机制不同的镇痛方法和镇痛药物，镇痛作用协同或相加，同时每种药物剂量减少，不良反应相应降低，以达到最佳镇痛效果。多模式镇痛治疗包括术前、超前镇痛，预防中枢敏化的发生，也包括合理的麻醉方式。多模式镇痛主要选用四种镇痛方式，即椎管内阻滞、外周神经阻滞、局部浸润和全身性镇痛。

皮下自控镇痛方法主要用于治疗难治性癌痛和爆发痛，以及阿片类药物的剂量滴定和快速调整。患者皮下自控镇痛（PCSA）突出了患者自控镇痛（PCA）技术的特色和皮下途径给药的独特优势，PCA是根据患者的个体情况，预先设置给药参数，由患者"主动参与"和"自我管理"的镇痛技术，PCA可维持稳定的血药浓度并有效镇痛，及时治疗爆发痛。皮下组织血管丰富，药物吸收良好，药物直接进入血液循环，避开了消化道的吸收和首过效应；可选择的皮下穿刺部位多，不受血管条件的限制；皮下留置针可较长时间留置，微量药物不易蓄积。患者依从性好，满意度高。由口服转换为皮下途径给药的等效剂量为2：1，按照此计算等效剂量的2/3量开始实施PCSA，然后再进行个体化滴定。

盐酸氢吗啡酮是一种半合成的强阿片类药，其药效是吗啡的5~8倍，且引起的低血压、呼吸抑制、恶心、呕吐及瘙痒等不良反应比吗啡少。已有研究表明，盐酸氢吗啡酮与吗啡一样具有良好的镇痛效果，而且欧洲姑息治疗学会亦推荐盐酸氢吗啡酮与吗啡一样可作为中、重度癌痛首选的第三阶梯阿片类药物。

系统回顾该例患者的病史特点可以发现，该患者经抗肿瘤治疗后病情进展，存在骨转移性疼痛和上肢静脉回流受阻痛，严重影响患者生活质量及治疗积极性，有效镇痛可提高患者的治疗信心。依据我院老年肿瘤科/缓和医疗科一贯的早期镇痛的治疗理念，根据不同阶段运用不同的药物治疗手段，先后予以非甾体类药物、盐酸吗啡片滴定、盐酸吗啡缓释片、盐酸氢吗啡酮注射液 PCA 镇痛（更适合放疗过程中自控镇痛）及盐酸吗啡缓释片镇痛治疗，体现了癌痛的规范化镇痛治疗，提高了患者的生活质量，从而使其生存获益。

（陈兰）

案例 2
皮下自控镇痛在食管癌伴癌痛、进食梗阻及芬太尼皮肤反应患者中的实践

摘要

病史摘要　患者女性，67岁，因"吞咽困难1年余，诊断'食管癌'11月余"就诊，完善相关检查明确诊断为：①食管中下段鳞癌 T4NxM1 Ⅳ期（左侧肾上腺、骨，双肺？）；②癌症疼痛（癌性躯体痛）。同时合并进食梗阻、芬太尼透皮贴剂皮肤反应，不能口服给药及经皮给药，治疗上予以盐酸氢吗啡酮注射液患者皮下自控镇痛，能够持续、有效地缓解疼痛，最大限度提高生活质量，降低药物的不良反应。

症状体征　胸骨后及胸背部疼痛。前胸壁及左大腿皮肤红斑及瘙痒。

诊断方法　影像学、组织病理学。

治疗方法　患者皮下自控镇痛（PCSA）。

临床转归　患者疼痛明显减轻，生活质量提高，不良反应降低。

适合阅读人群　肿瘤科；缓和医疗科；老年科；疼痛科；营养科。

关键词　癌症疼痛；肿瘤相关性癌痛；PCSA；食管癌

第一节　临床资料

一、一般资料

患者，女性，67 岁，因"吞咽困难 1 年余，诊断食管癌 11 月余"为主诉入院。1 年余前患者无明显诱因出现进食梗阻，无恶心、呕吐、呕血、胸骨后疼痛等伴随症状，我院胃镜活检示（食管）鳞状细胞癌。胸部 + 上腹部 CT 示食管胸中下段管壁增厚，考虑食管癌，纵隔小淋巴结显示；双肺下叶结节，转移待排。患方拒绝手术、放化疗等抗肿瘤治疗，口服中药治疗。随后进食梗阻持续存在并逐渐加重，同时逐渐出现胸骨后及胸背部疼痛症状，诊断为：①食管中下段鳞癌 T4NxM1 Ⅳ期（左侧肾上腺、骨、双肺？）；②癌症疼痛（癌性躯体痛）。经多学科会诊后，2020 年 1 月 16 日—4 月 14 日行注射用卡瑞利珠单抗免疫治疗联合 FP 方案化疗 2 周期，后于 2021 年 2 月 4 日—3 月 12 日行食管癌病灶姑息放疗。2021 年 5 月返院，进食梗阻感及疼痛加重，结合相关检查评估病情进展，于 2021 年 5 月 11 日—7 月 3 日行注射用卡瑞利珠单抗免疫治疗联合 TP 方案化疗 3 周期，2021 年 6 月 29 日返院总体评估病情稳定。病程中同时予以芬太尼透皮贴剂止痛、胃管置入管饲营养等支持治疗，院外期间疼痛加重，出现芬太尼透皮贴剂皮肤反应（芬太尼透皮贴贴片区域皮肤红斑、局部瘙痒），患者为求进一步诊治于 2021 年 7 月 24 日就诊我科。

二、既往史

患者自诉曾于 2018 年、2019 年出现片状"荨麻疹"（具体不详）。

三、体格检查

KPS 评分 70 分，NRS 评分 4 分。生命体征平稳。前胸壁及左大腿皮肤红斑（芬太尼透皮贴贴片区域），前胸壁皮肤可见皮损，无皮疹、渗出。全身浅表淋巴结未扪及肿大。双肺呼吸音稍低。

四、辅助检查

（一）胸部 + 上腹部 CT

胸部 + 上腹部 CT 示：①食管胸中下段管壁增厚，考虑食管癌，范围较前增大。双侧锁骨区、双肺门及纵隔多发淋巴结，部分肿大；②双肺小结节，转移待排；③左侧肾上腺结节，考虑转移可能（图3-2-1）。

（二）上消化道造影

上消化道造影剂造影示食管胸中下段改变，对比剂通过食管胸中下段缓慢，管腔狭窄，似见充盈缺损影（范围显示不清），局部未见确切造影剂外溢征象，近端食管扩张明显，符合食管癌改变（图3-2-2）。

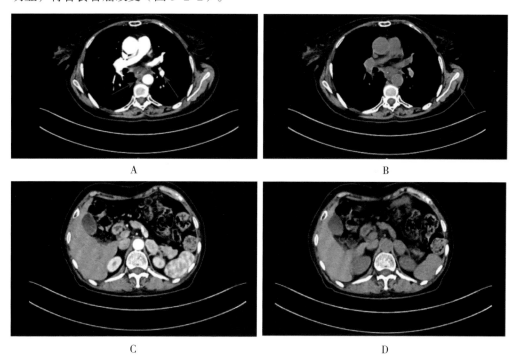

图3-2-1　2021年6月29日胸部及上腹部CT

注：双侧锁骨区、双肺门及纵隔多发淋巴结部分肿大（图3-2-1A、图3-2-1B）。

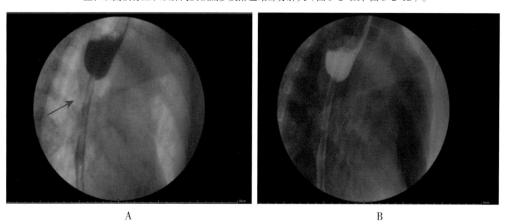

图3-2-2　2021年7月2日上消化道造影剂造影

注：A.食管胸中管腔狭窄，似见充盈缺损影；B.局部未见造影剂外溢。

（三）全身骨显像

全身骨显像示左侧胫骨上段显像剂浓聚增加,伴骨质破坏,考虑骨转移瘤(图3-2-3)。

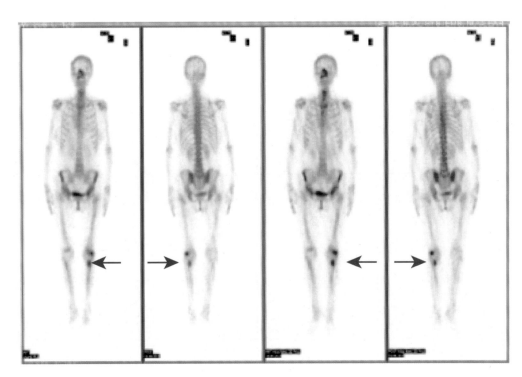

图 3-2-3　2021 年 3 月 31 日全身骨显像

（四）胃镜

胃镜示：①食管癌（进展期）伴狭窄；②经内镜鼻胃管置入术（图 3-2-4 ）。

（五）病理结果

活检病理示（食管）鳞状细胞癌（图 3-2-5 ）。

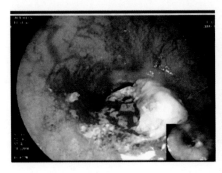

图 3-2-4　2021 年 8 月 5 日胃镜

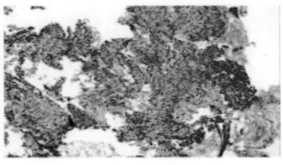

图 3-2-5　2020 年 8 月 7 日病理检查（HE × 200 ）

五、诊断

（1）食管中下段鳞癌 T4NxM1 Ⅳ期（左侧肾上腺、骨，双肺？）；

（2）癌症疼痛（癌性躯体痛）。

六、治疗

患者诊断明确后未规范化诊治，随后病情进展，合并癌症疼痛，NRS 评分 4 分，因进食梗阻（仅能少量流质饮食）不能口服给药，长期予以"芬太尼透皮贴剂 4.2 mg q72h"止痛、胃管置入管饲营养，疼痛控制良好，NRS 评分 3 分以下。2021 年 7 月 24 日返院，患者感胸骨后及胸背部疼痛加重，前胸壁皮肤红斑（芬太尼透皮贴贴片区域）伴瘙痒、局部皮损，考虑患者前胸壁皮肤长期使用芬太尼透皮贴剂，遂调整至左侧大腿皮肤。2 天后患者左侧大腿芬太尼透皮贴贴片区域出现局部红斑伴瘙痒，前胸壁皮肤红斑伴瘙痒减轻，考虑芬太尼透皮贴剂皮肤相关不良反应，予以"苯海拉明注射液肌肉注射、盐酸西替利嗪片口服及醋酸地塞米松软膏局部外擦"等对症处理，同时为了缓解芬太尼透皮贴剂皮肤相关不良反应、减轻患者疼痛以及及时处理爆发痛，经医疗组讨论后果断予以皮下 PCA，初始予以"盐酸氢吗啡酮注射液 0.1 mg/h"持续皮下注射，PCSA 负荷量 0.2 mg/ 次，锁定时间 30 分钟。经过 3 天的用药后疼痛评估，NRS 评分 1~2 分，全天爆发痛 1~2 次，"盐酸氢吗啡酮注射液 0.1 mg/h"持续皮下注射，PCSA 负荷量 0.2 mg/ 次，锁定时间 30 分钟，疼痛得到有效控制；10 天后皮肤红斑消失；1 天后瘙痒开始逐渐减轻，14 天后缓解。疼痛控制及芬太尼透皮贴剂皮肤相关不良反应改善后患者要求出院，院外继续管饲营养，经多学科讨论后，根据患者疼痛程度使用盐酸曲马多缓释片管饲给药，疼痛控制良好。

七、治疗结果、随访及转归

患者调整为盐酸氢吗啡酮皮下自控镇痛后，疼痛得到持续有效的缓解，芬太尼透皮贴剂皮肤反应得到改善，生活质量得到提高。院外使用盐酸曲马多缓释片管饲给药居家止痛治疗，患者出院 1 周后、1 月后电话随访：患者 NRS 评分 2 分，24 小时爆发痛 1~2 次，OS 已长达 13 个月以上（图 3-2-6）

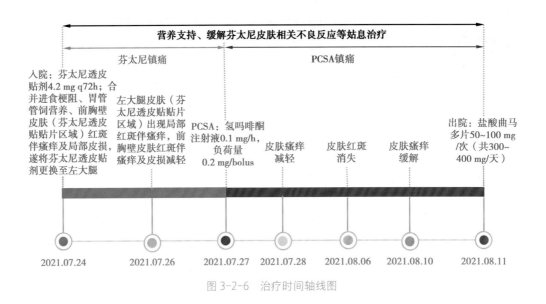

图 3-2-6　治疗时间轴线图

第二节　案例诊疗体会

疼痛是人类的第五大生命体征，控制疼痛是患者的基本权益，也是医务人员的职责义务。疼痛是癌症患者最常见和难以忍受的症状之一，严重地影响癌症患者的生活质量。初诊癌症患者的疼痛发生率约为25%，而晚期癌症患者的疼痛发生率可达80%左右，其中1/3的患者为重度疼痛。癌症疼痛不仅引起一系列精神症状，而且干扰患者神经内分泌系统，严重影响患者的生活质量。因此，在癌症治疗过程中，镇痛具有重要作用。

芬太尼透皮贴剂经皮进入人体，不需口服即可达到止痛的目的，适用于治疗伴有进食梗阻的食管癌患者的疼痛，有利于提高患者的依从性。尽管目前使用贴片在技术上有很大改进，附着力有明显改善，但仍然有部分患者难以耐受贴片带来的不适感及相关皮肤反应。最常见的皮肤反应是使用区域的皮肤红斑和局部皮肤瘙痒，近年来研究表明，其发生率显著下降，且程度更为轻微，可能与贴片使用材料改进有关。盐酸氢吗啡酮为强效阿片类镇痛药物，属吗啡衍生物，主要作用于 μ 受体，其脂溶性高，生物利用率高，且起效快，作用时间长，镇痛效果为传统吗啡的5~8倍，同时呼吸抑制、瘙痒及胃肠道等不良反应发生率低，临床上常用于癌症、术后、软组织创伤等引起的中强度疼痛。患者皮下自控镇痛（PCSA）技术，是一种通过医务人员计算止痛药物用量并设置止痛泵参数，患者通过疼痛程度，自主控制给药控制疼痛的技术。PCSA可维持稳定的血药浓度并持续有效镇痛，及时治疗爆发痛，不仅能提高患者的舒适度，也能降低医护人员的工作负担，同时提高患者的满意度，适用于口服药物困难者、胃肠道功能障碍、阿片类药物不良反应无法耐受者。

胸骨后及胸背部疼痛是食管癌的常见症状，进食时最为显著，给患者带来极大的痛苦，因此，选择合适的止痛药物减轻疼痛，提高患者的生活质量十分重要。本例食管癌伴癌症疼痛患者因进食梗阻口服止痛药物困难，在长期使用芬太尼透皮贴剂过程中出现了难以耐受的皮肤反应（芬太尼透皮贴贴片区域皮肤红斑、局部瘙痒），镇痛治疗从而成为该患者治疗中的一个"壁垒"，及时介入盐酸氢吗啡酮注射液 PCSA 持续、有效地解除了患者的疼痛，同时芬太尼透皮贴剂皮肤反应逐渐得到缓解，最大限度地提高了患者的生活质量、降低了药物不良反应，将疼痛及治疗带来的心理负担降至最低。

（金桂花）

案例 3
皮下自控镇痛技术在胃癌伴
难治性癌痛患者中的实践

📶 摘要

病史摘要　患者男性，59岁，因"'胃癌'术后2年余，腹痛3月余"就诊，完善相关检查明确诊断为：①胃窦腺癌 Ⅳ 期 rT4bN3bM1（肝）；②难治性癌痛（内脏痛）；③重度营养不良。治疗上予以快速镇痛治疗，缓解患者不适症状，最终达到患者生活质量提高及生存期延长的治疗目的。

症状体征　右上腹痛。恶病质。蛙腹，见手术瘢痕，置有 PTCD 引流管，在位，固定好，引流通畅，腹平软，右上腹压痛，无反跳痛、肌紧张。移动性浊音阳性。双下肢轻度水肿。

诊断方法　影像学、组织病理学。

治疗方法　快速镇痛、最佳支持治疗。

临床转归　患者腹痛症状减轻，生活质量提高。

适合阅读人群　老年肿瘤科；缓和医疗科；疼痛科；胃肠肿瘤科。

关键词　癌症疼痛；内脏痛；PCSA；胃癌。

第一节　临床资料

一、一般资料

患者，男性，59 岁，以"反酸嗳气伴中上腹隐痛不适 2 月，黑便 3 天"为主诉于 2018 年 2 月 13 日就诊于我院，完善胃镜活检病理示（胃窦）腺癌，除外手术禁忌，于 2018 年 3 月 6 日全麻下行腹腔镜胃癌根治＋淋巴结标记＋肠粘连松解术，术后病理示（远端胃）溃疡型管状腺癌 Ⅱ 级，肿瘤浸透胃壁全层，脉管内见癌栓，远、近两端切缘净。淋巴结转移性癌（18/27）：小弯侧 9/14、大弯侧 6/8、大网膜 3/5。患者术后恢复尚可，术后诊断为胃窦腺癌 pT4bN3bM0 Ⅲ C 期，其后于 2018 年 4 月 3 日、2018 年 5 月 8 日行 SP 方案化疗 2 周期，末次化疗过程中出现晕厥，其后未再返院化疗。2020 年 4 月，患者逐渐出现皮肤及巩膜黄染，伴皮肤瘙痒，2020 年 4 月 17 日再次就诊于我院，入院复查提示合并梗阻性黄疸，于 2020 年 4 月 20 日行 PTCD，术后皮肤黏膜、巩膜黄染、皮肤瘙痒较前稍好转，请放疗科会诊后可行术后复发病灶姑息性放疗，患者拒绝放疗及胆道支架植入，自带 PTCD 引流管出院，出院后引流管保持在位，固定好，引流通畅，引流出金黄色胆汁。3 月余前，患者无明显诱因出现阵发性全腹痛，无寒战、发热，无恶心、呕吐，无皮肤、巩膜黄染，无转移性右下腹痛，门诊予以盐酸吗啡缓释片 20 mg q12h 止痛治疗后，疼痛缓解，间断出现恶心、呕吐、心悸、头晕，休息后缓解，更换为芬太尼透皮贴剂 12.6 mg q72h 止痛治疗后，全天疼痛评分仍维持在 4~5 分。半月前，患者出现右上腹疼痛，不适较前逐渐加重，伴纳差、进食少，调整为芬太尼透皮贴剂 16.8 mg q72h 止痛治疗后疼痛缓解不明显，现为求进一步治疗于 2021 年 1 月 12 日就诊于我科，以胃恶性肿瘤收住入院。

二、体格检查

KPS 评分 50 分，NRS 评分 6 分。恶病质。蛙腹，见手术瘢痕，置有 PTCD 引流管，在位，固定好，引流通畅，腹平软，右上腹压痛，无反跳痛、肌紧张。移动性浊音阳性。双下肢轻度水肿。

三、辅助检查

（一）血常规检查

血常规检查结果如图 3-3-1 所示。

（二）肝肾糖电心肌酶肌钙蛋白检查

肝肾糖电心肌酶肌钙蛋白检查如图 3-3-2 所示。

（三）凝血象检查

凝血象检查如图 3-3-3 所示。

（四）肝癌肿瘤标记物检查

肝癌肿瘤标记物检查如图 3-3-4 所示。

（五）胸＋全腹＋盆腔部 CT

胸＋全腹＋盆腔部 CT 示（与本院 2020 年 4 月 18 日胸部、2020 年 8 月 24 日上腹部旧片比较）残胃吻合口区胃壁增厚，周围间隙模糊，较前片增厚，复发？左上腹部肠

	项目名称	结果		参考值	单位		项目名称	结果		参考值	单位
1	C 反应蛋白	49.55	↑	0-10	mg/L	16	单核细胞百分比	4.80		3-10	%
2	红细胞形态	未见异常		未见异常		17	中性粒细胞百分比	81.50	↑	40-75	%
						18	嗜酸细胞百分比	0.00	↓	0.4-8.0	%
3	白细胞形态	未见异常		未见异常		19	嗜碱细胞百分比	0.50		0-1	%
						20	淋巴细胞绝对值	0.49	↓	1.1-3.2	10^9/L
4	红细胞(HR)	2.95	↓	4.3-5.8	10^12/L	21	单核细胞绝对值	0.18		0.1-0.6	10^9/L
5	血红蛋白(HR)	88.00	↓	130-175	g/L	22	中性粒细胞绝对值	3.03		1.8-6.3	10^9/L
6	平均红细胞体积(HR)	87.80		82-100	fL	23	嗜酸细胞绝对值	0.00	↓	0.02-0.52	10^9/L
7	平均红细胞血红蛋白量(HR)	29.80		27-34	pg	24	嗜碱细胞绝对值	0.02		0-0.06	10^9/L
8	平均红细胞血红蛋白浓度(HR)	340.00		316-354	g/L	25	血小板(HR)	74.00	↓	125-350	10^9/L
						26	大血小板比率	31.40		19.1-47	%
9	红红细胞分布宽度变异系数	14.30		11.9-14.5	%	27	血小板压积	0.08	↓	0.16-0.38	L/L
						28	血小板平均体积	11.30		9.4-12.6	fL
10	红细胞压积(HR)	0.26	↓	0.40-0.50	L/L	29	血小板分布宽度	11.80		9.8-16.2	fL
11	红细胞分布宽度标准差	45.30		39-53.9	%	30	labman 自动验证	UNACCEPT			10^9/L
12	有核红细胞	0.00		0.00-0.00	*10^9/L						
13	有核红细胞百分比	0.00		0.00-0.00	/100WBC						
14	白细胞(HR)	3.72		3.5-9.5	10^9/L						
15	淋巴细胞百分比	13.20	↓	20-50	%						

图 3-3-1　2021 年 1 月 12 日血常规检查

	项目名称	结果	参考值	单位		项目名称	结果	参考值	单位
1	谷丙转氨酶(HR)	29.71	9.00-50.00	U/L	23	β2-微球蛋白	3.90 ↑	1.00-2.30	mg/L
2	谷草转氨酶(HR)	44.00 ↑	15.00-40.00	U/L	24	视黄醇结合蛋白	15.50 ↓	25.00-70.00	mg/L
3	总蛋白(HR)	72.90	65.00-85.00	g/L	25	单项补体测定(血 C1q)	141.70 ↓	159.00-233.00	mg/L
4	白蛋白(HR)	30.70 ↓	40.00-55.00	g/L	26	葡萄糖(HR)	6.67 ↑	3.90-6.10	mmol/L
5	球蛋白	42.20 ↑	20.00-40.00	g/L	27	钠	141.30	137.00-147.00	mmol/L
6	前白蛋白	85.00 ↓	200.00-430.00	mg/L	28	钾	3.12 ↓	3.50-5.30	mmol/L
7	总胆汁酸	5.60	0.00-12.00	μmol/L	29	氯	103.00	99.00-110.00	mmol/L
8	胆酸	2.57	0.00-2.70	mg/L	30	钙	2.24	2.11-2.52	mmol/L
9	总胆红素	77.34 ↑	2.00-20.00	μmol/L	31	磷	1.21	0.85-1.51	mmol/L
10	直接胆红素	65.81 ↑	0.00-6.84	μmol/L	32	镁	0.81	0.75-1.02	mmol/L
11	间接胆红素	11.53	0.00-19.00	μmol/L	33	铁	7.93 ↓	10.60-36.70	umol/L
12	腺苷脱氨酶	18.00	4.00-18.00	U/L	34	二氧化碳结合力	23.30	22.00-29.00	mmol/L
13	α-L-岩藻糖苷酶	16.35	0.00-40.00	U/L	35	同型半胱氨酸	10.70	0.00-20.00	umol/L
14	γ谷氨酰转肽酶(HR)	319.00 ↑	10.00-60.00	U/L	36	肌酸激酶(HR)	64.00	50.00-310.00	U/L
15	碱性磷酸酶(HR)	357.00 ↑	45.00-125.00	U/L	37	CK 同工酶(发光法质量)(HR)	0.72	<4.87	ug/L
16	5`-核苷酸酶	11.80 ↑	0.00-11.00	U/L	38	乳酸脱氢酶(HR)	138.00	120.00-250.00	U/L
17	单胺氧化酶	7.80	0.00-11.00	U/L	39	α羟丁酸脱氢酶	116.00	72.00-182.00	U/L
18	血氨	29.60	18.00-72.00	μmol/L	40	缺血修饰性白蛋白	65.20	0.00-85.00	U/ml
19	尿素(HR)	5.37	2.85-8.20	mmol/L	41	超敏肌钙蛋白 I	<0.01 ↓	0.02-0.06	ug/L
20	肌酐(HR)	66.60	35.00-97.00	μmol/L	42	超敏肌钙蛋白 T	<3.00	<14.00	ng/L
21	尿酸(HR)	332.80	0.00-416.00	μmol/L	43	肌红蛋白	36.27		
22	胱抑素 C	1.50 ↑	0.51-1.09	mg/L					

图 3-3-2　2021 年 1 月 12 日肝肾糖电心肌酶肌钙蛋白检查

	项目名称	结果	参考值	单位		项目名称	结果	参考值	单位
1	部分凝血酶原时间	26.30	23.30-32.50	sec	5	纤维蛋白原	3.04	2-4	g/L
2	凝血酶原时间	10.70	9-14	sec	6	凝血酶时间	15.30	14-21	sec
3	凝血酶原活度	108.10	70-150	%	7	D-二聚体	1.22 ↑	0-0.5	mg/L
4	国际标准化比值	0.90	0.8-1.5		8	纤维蛋白(原)降解产物	4.00	0-5	μg/ml

图 3-3-3　2021 年 1 月 12 日凝血象检查

	项目名称	结果	参考值	单位		项目名称	结果	参考值	单位
1	稀释后糖抗原 199	2005.81 ↑	0-34.0	U/ml	6	糖类抗原 724	188.88 ↑	0-6.00	IU/ml
2	稀释后癌胚抗原	252.17 ↑	0-5.00	ng/ml	7	癌胚抗原	>100.00 ↑	0-5.00	ng/ml
3	稀释后糖类抗原 50	639.13 ↑	0-25.00	IU/ml	8	甲胎蛋白	1.90	0-7.0	ng/ml
4	糖类抗原 242	195.23 ↑	0-20.00	IU/ml	9	糖抗原 199	>700.00 ↑	0-34.0	U/ml
5	糖类抗原 50	>500.00 ↑	0-25.00	IU/ml	10	细胞角蛋白 19 片段	20.38 ↑	0-2.08	ng/ml

图 3-3-4　2021 年 1 月 12 日肝癌肿瘤标记物检查

管吻合术后。肝内多发结节，转移？较前新增。下腔静脉内癌栓形成，较前新增。肝硬化伴侧支循环形成可能；脾稍大。十二指肠内侧与胰头外侧之间区域增多软组织影，并胆道梗阻，周围血管受侵，范围较前增大，考虑转移。腹腔内、腹膜后多个淋巴结显示，较前增多、部分增大。腹盆腔积液，较前新增（图 3-3-5）。

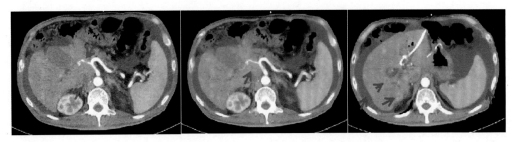

图 3-3-5　2021 年 1 月 12 日胸 + 全腹 + 盆腔部 CT

（六）病理结果

术后病理示：①（远端胃）溃疡型管状腺癌 Ⅱ 级，肿瘤浸透胃壁全层，脉管内见癌栓，远、近两端切缘净；②淋巴结转移性癌（18/27）：小弯侧 9/14、大弯侧 6/8、大网膜 3/5。

免疫组化结果：CK（+），CEA（++），CK7 局灶（+），CK20（-），ER（-），PR（-），Her-2（-），Ki-67（80%+），TOPO Ⅱ 耐药基因蛋白（<25%+），MDR-1 耐药基因蛋白（+），LRP 耐药基因蛋白（+），GST-π 耐药基因蛋白（弱 +），Villin（局灶 +），CDX2（+）（图 3-3-6）。

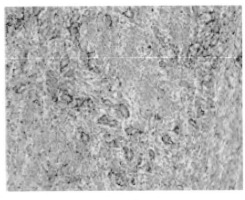
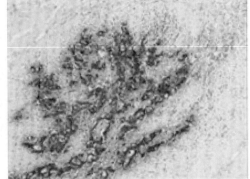

HE × 100　　　　　　　　　　　　　CEA

图 3-3-6　2018 年 3 月 12 日病理（HE × 100）

四、诊断

（1）胃窦腺癌 Ⅳ 期 rT4bN3bM1（肝）；

（2）难治性癌痛（内脏痛）；

（3）重度营养不良。

五、治疗

患者为胃癌术后病情进展伴局部复发、肝内转移病人，入院时患者已属于姑息治疗范畴，合并癌症疼痛，使用芬太尼透皮贴剂 16.8 mg q72h 止痛治疗，入院后完善血液学检查、胸腹部 CT 等检查，以便全面评估患者疾病基线水平及寻找疼痛病因。综合患者病史、辅助检查，进一步明确诊断为：①胃窦腺癌 Ⅳ 期 rT4bN3bM1（肝）；②难治性癌痛（内脏痛）；③重度营养不良。结合患者影像学表现，提示为肿瘤复发病灶所致疼痛（内脏痛），鉴于患者 KPS 评分低、预计生存期不足 3 个月，经医疗组讨论后确定治疗目的以控制症状以及提高生活质量为主，遂果断介入 PCA 镇痛技术。经药物等量换算，初始予以盐酸氢吗啡酮注射液 0.3 mg/h 持续皮下注射，PCA 负荷量 0.7 mg/bolus，锁定时间 30 分钟，同时动态监测患者生命体征、疼痛评分、爆发痛及不良反应情况。根据患者疼痛控制情况及耐受性，最终调整为盐酸氢吗啡酮注射液 1.2 mg/h 持续皮下注射，PCA 负荷量 2.0 mg/bolus，锁定时间 30 分钟，疼痛缓解。因患者放弃后续治疗，于 2021 年 2 月 15 日自动出院。

六、治疗结果、随访及转归

该例难治性癌痛病因由胃癌术后局部复发所致内脏痛演变而来，因患者入院时已处于肿瘤终末期，无法耐受各种积极抗肿瘤治疗，治疗上无法延长患者生命的"长度"，故治疗策略上以姑息性最佳支持治疗为主，减轻患者不适症状，提高患者生活质量，最终提高患者有限生命里的"宽度"。虽经 PCSA 镇痛治疗后患者疼痛缓解控制，但病情进行性恶化无法逆转，患者因自身原因放弃我院后续抗肿瘤治疗，回当地医院治疗（图3-3-7）。

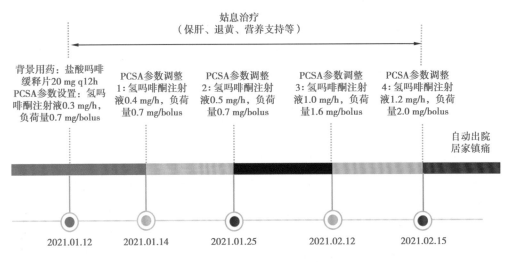

图 3-3-7 镇痛治疗时间轴

第二节 案例诊疗体会

胃癌是全球第五大常见癌症，也是癌症死亡的第三大原因。除了少数常规进行胃镜检查的国家外，大多数胃癌被诊断时已发展到癌症晚期。同时，对于晚期胃癌患者来说，只能接受延长生命的姑息性治疗方案，其 5 年生存率也很低。

癌性内脏痛是难治性癌痛的常见病因之一，其机制是内脏器官受到机械性牵拉、痉挛、缺血和炎症等刺激而引起的疼痛。课题组前期的研究已表明，包含控制癌痛在内的早期姑息治疗有助于提高晚期非小细胞肺癌患者的整体生活质量。PCA 技术是一种由患者根据自身疼痛的剧烈程度自己控制给予预设剂量镇痛药物的镇痛方法。目前，盐酸氢吗啡酮已被推荐为 PCA 常用的强阿片类药物。盐酸氢吗啡酮是吗啡的衍生物，主要通过作用于 μ 受体发挥镇痛作用，对 δ 受体也有轻度激动作用，而对 κ 受体和 ε 受体没有作用。既往研究显示，盐酸氢吗啡酮具有低蛋白结合率优势，因此更适合于合并血清蛋白减少、肝功能减退的患者。

该患者为胃癌术后复发伴肝脏多发转移的晚期癌症病人，合并癌症疼痛长达 3 月余，虽最初予以盐酸吗啡缓释片镇痛治疗后疼痛得到一定程度上的缓解，但出现恶心、呕吐、头晕等难以耐受的副作用，其后更换为芬太尼透皮贴镇痛治疗，整体疼痛控制不佳，逐渐演变成难治性癌痛。患者此次就诊于我科时合并梗阻性黄疸、低蛋白血症、重度营养不良等伴随疾病，综合考虑患者因素及盐酸氢吗啡酮注射液其低蛋白结合率优势，按照《难治性癌痛专家共识（2017年版）》予以盐酸氢吗啡酮注射液PCSA技术成功镇痛治疗。

系统回顾该例患者的病史特点，患者胃癌术后复发所致内脏痛为其难治性癌痛主要病因，虽盐酸吗啡缓释片初期镇痛效果有效，但出现无法耐受的恶心、呕吐、头昏等副作用，其消化道反应难以耐受，考虑与患者胃癌术后复发病灶引起胃肠蠕动功能减退存在一定关联。其后，将盐酸吗啡缓释片等量换算成芬太尼透皮贴剂，镇痛整体效果差，原因考虑与恶液质状态皮下脂肪明显减少使药物无法有效吸收所致。患者就诊于我科之后，在镇痛治疗之前，医疗组充分评估患者病情、伴随疾病及预计生存期，明确难治性癌痛病因以及整体治疗目标，进而确立了以控制症状以及提高生活质量为主治疗目标，予以盐酸氢吗啡酮注射液PCSA技术成功镇痛治疗，同时予以营养支持、心理疏导等最佳支持治疗，最终提高了患者生活质量，拓宽了患者生命周期末的"宽度"。

（杨列军）

案例 4
"早期快速镇痛"理念在初治结肠癌伴癌痛患者中的实践

摘要

病史摘要　患者女性，70 岁，因"腹痛 3 月余，加重 1 月余"就诊，完善相关检查明确诊断为：①横结肠腺癌 cT4N2bM1c Ⅳ C 期（KRAS、NRAS、PIK3CA、BRAF 野生型）；②癌症疼痛（内脏痛）。治疗上早期快速镇痛治疗，保证后续靶化联合抗肿瘤治疗的顺利实施，最终达到患者生活质量提高及生存期延长的治疗目的。

症状体征　中上腹压痛，无反跳痛及肌紧张。

诊断方法　影像学、组织及分子病理学。

治疗方法　快速镇痛、靶向、化疗治疗。

临床转归　患者疼痛明显减轻，依从性提高，抗肿瘤方案得以实施。

适合阅读人群　肿瘤科；缓和医疗科；老年科；疼痛科；营养科。

关键词　癌症疼痛；PCA；结直肠癌。

第一节　临床资料

一、一般资料

患者女性，70 岁，因"腹痛 3 月余，加重 1 月余"为主诉就诊于我院。2021 年 7 月，患者无明显诱因出现腹痛，以中上腹疼痛为主，呈持续性，伴有腹胀、纳差、乏力、呕吐不适，无发热、黄疸、呕血、黑便等不适；2021 年 9 月以来，患者腹痛较前加重，当地医院行上腹部增强 CT 检查示胰腺钩突前下方占位。患者为求进一步诊治于 2021 年 10 月 17 日就诊于我院。

二、体格检查

KPS 评分 70 分，NRS 评分 4~6 分。痛苦面容，被动体位，左侧腋窝可扪及肿大淋巴结，心律齐，未闻及病理性杂音，腹软，中上腹部压痛，无反跳痛及肌紧张，移动性浊音阴性。

三、辅助检查

（一）胸腹盆腔 CT

胸腹盆腔 CT 示：①胰头钩突前下方肿块，考虑恶性肿瘤，定位待查，胰腺来源？腹腔来源？②胆囊缺如；③左腋下、腹膜后多发淋巴结肿大（图 3-4-1）。

（二）MR 胰胆管系统水成像

MR 胰胆管系统水成像（Magnetic Resonance Cholangio-pancreatography， MRCP）示：

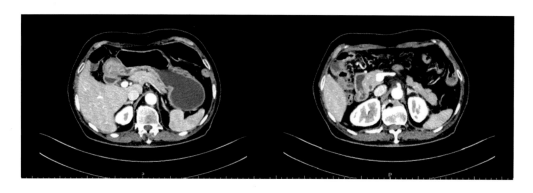

图 3-4-1　胸腹盆腔 CT

①胰头钩突前下方肿块，与胰腺关系密切，考虑恶性肿瘤，定位待查，胰腺来源？腹腔来源？②胆囊缺如；③腹膜后多发淋巴结肿大（图3-4-2）。

（三）PET-CT 肿瘤全身融合显像

PET-CT 肿瘤全身融合显像示：①结肠肝曲肠壁增厚伴代谢增高，考虑结肠癌可能，建议结合内镜检查；周围多发小淋巴结显示；②左侧颈部Ⅳ区、Ⅴ区，左侧锁骨区，左侧腋窝，左侧心膈角，膈脚后，系膜内、腹主动脉及左侧髂动脉旁高代谢结节及淋巴结，考虑转移（图3-4-3）。

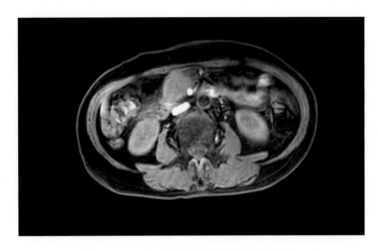

图 3-4-2　MR 胰胆管系统水成像（MRCP）

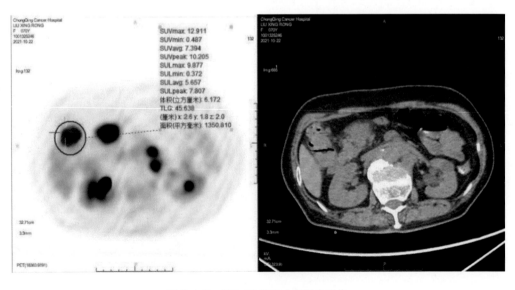

图 3-4-3　PET-CT 肿瘤全身融合显像

（四）肠镜

肠镜示横结肠近肝曲巨大溃疡形成，边周黏膜隆起，中央凹陷，上覆坏死组织及污秽物，质脆，易出血。横结肠溃疡性质待定，癌症可能（图3-4-4）。

（五）病理及免疫组化

病理活检示（横结肠）腺癌，伴坏死。免疫组化结果：CK-pan（++），P53（+20%），CEA（++），Ki-67（+70%）（图3-4-5）。

（六）基因检测

结直肠癌驱动基因检测示该患者病变组织的石蜡包埋样本DNA中KRAS、NRAS、PIK3CA、BRAF都为野生型（图3-4-6）。

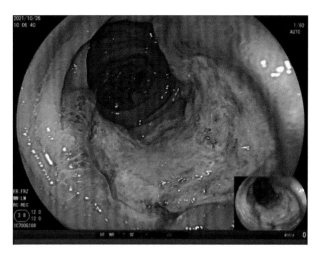

图 3-4-4　肠镜

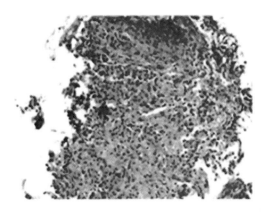
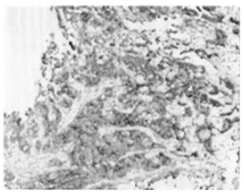

CEA

图 3-4-5　横结肠活检病理（左 HE×100、右 IHC×200）

结果分析：

检测项目	突变基因检测结果	靶向药物（供参考）
KRAS BRAF NRAS PIK3CA	本次结果显示该患者病变组织的石蜡包埋样本DNA中KRAS、NRAS、PIK3CA、BRAF都为野生型	西妥昔单抗、帕尼单抗、尼妥珠单抗（可能敏感）

备注：1.检测结果与采集的标本病变（靶组织）比例有关，靶组织含量过低可能出现假阴性；
2.本报告仅对所检测标本负责，仅供临床医师参考，勿作他用；

图 3-4-6　结直肠癌驱动基因检测

四、诊断

（1）横结肠腺癌 cT4N2bM1c Ⅳ C 期（KRAS、NRAS、PIK3CA、BRAF 野生型）；

（2）癌症疼痛（内脏痛）。

五、治疗

患者以腹痛为首发症状，合并消化道症状，与胰腺关系密切，积极完善相关检查提示横结肠腺癌Ⅳ期。入院第 1 天 NRS 评分达 6 分，排除急腹症后，每日 2~3 次盐酸吗啡注射液 10 mg 皮下注射解救治疗，于第 3 天开始口服盐酸羟考酮缓释片 50 mg q12h 止痛治疗，爆发痛 1 次 / 天，需盐酸吗啡注射液 10 mg 皮下注射解救治疗。患者整体疼痛控制差，严重影响日常生活及后续抗癌治疗的实施，故转入我科治疗。转入我科后，经过充分疼痛评估，同时考虑患者消化道症状、焦虑且对相关医疗措施存在抵触情绪，除外急腹症，目前疼痛类型为内脏痛，需立即有效镇痛缓解患者症状，为后续治疗保驾护航。经医疗组讨论后果断介入 PCA 镇痛技术。根据患者疼痛程度、年龄、阿片类药物基础剂量，等量换算为盐酸氢吗啡酮注射液 0.2 mg/h 持续皮下注射，PCA 负荷量 0.4 mg/bolus，锁定时间 30 分钟。同时密切监测患者瞳孔、意识、生命体征等，未见明显不良反应。经过 PCSA 干预治疗后 24 小时达到疼痛缓解。患者疼痛缓解后治疗配合性提高，于 2021 年 11 月 9 日开始行 FOLFOX 方案化疗 1 周期，同时予以止吐、抑酸护胃、营养、润肠通便等姑息支持治疗。患者化疗耐受可，消化道反应较轻，无明显骨髓抑制。化疗结束时，患者中上腹痛较前明显缓解，经等量换算后予以盐酸吗啡缓释片 60 mg q12h 居家镇痛。出院后，患者按期返院已行 4 周期西妥昔单抗注射液 +FOLFOX

方案抗肿瘤治疗，2 周期、4 周期治疗后疗效评价为 NC。因疼痛进一步减轻，逐渐减量
至盐酸吗啡缓释片 30 mg q12h，其后长时间疼痛无反复。

六、治疗结果、随访及转归

患者已行 4 周期西妥昔单抗注射液 +5 周期 FOLFOX 方案化疗抗肿瘤治疗，目前
腹痛明显缓解，生活质量提高，治疗依从性佳，截至目前无进展生存时间（Progression
Free Survival，PFS）为 6 月（图 3-4-7）。

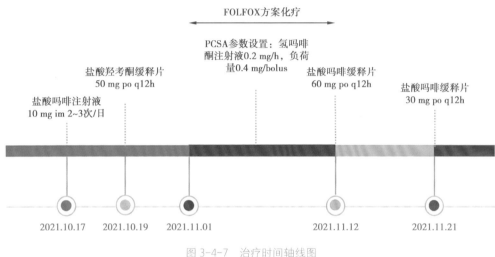

图 3-4-7　治疗时间轴线图

第二节　案例诊疗体会

结肠癌的疼痛性质常常是隐痛、钝痛或者是刀绞样痛，与进食或排便相关，可出现
阵发性疼痛或持续性疼痛。肿瘤浸透肠壁全层并与周围的组织发生粘连或腹腔转移时疼
痛定位模糊、投射范围广泛。

疼痛是人类的第五大生命体征，消除疼痛是患者的基本权利，也是医生的责任与义
务。癌症疼痛是癌症患者最常见的症状之一，严重影响癌症患者的生活质量。初诊癌症
患者疼痛发生率约为 25%；晚期癌症患者的疼痛发生率约为 80%，其中 1/3 的患者为重
度疼痛。癌症疼痛如果得不到缓解，患者将感到极度不适，可能会引起或加重患者的焦虑、
抑郁、乏力、失眠、食欲减退等症状，严重影响患者日常活动、自理能力、交往能力及
整体生活质量。在癌症治疗过程中，镇痛与抗癌治疗具有同等重要的作用。

近年来，随着镇痛理念的不断发展，癌痛管理在我国越来越受到重视，水平也在逐

步提高。在肿瘤患者自觉症状中，癌痛发病率最高；患者对癌痛的恐惧往往超过对癌症本身的恐惧；发病最广泛，近 80% 的恶性肿瘤患者被癌痛困扰，临床治愈后仍有 1/3 的患者有疼痛；患者主观意愿中，癌痛治疗最迫切；及早进行镇痛治疗最重要。因此，早期癌痛管理对癌症治疗和提高肿瘤患者生活质量至关重要。包含疼痛控制在内的姑息治疗以及癌痛规范化管理，能够显著延长肿瘤患者的生存时间，改善患者生活质量。现代观念指出，姑息治疗（包括癌痛的规范化治疗）应当与抗癌治疗具有同样的重要地位。早期快速镇痛不但可以减轻患者的疼痛症状，还可以增加患者对后续治疗的信心和对医务人员的信任度，进而增加患者对肿瘤治疗的依从性，缩短住院时间。目前多数专家公认"321 方案"：疼痛平均评分 ≤ 3 分；爆发性疼痛次数 ≤ 2 次；开始治疗 1 天内达到上述标准。

对于癌痛的治疗，阿片类镇痛药物具有无法取代的基石地位，应根据患者实际情况选择合适的药物和给药途径。盐酸氢吗啡酮注射液被纳入国家卫生健康委员会《癌症疼痛诊疗规范（2018 年版）》常用癌痛治疗药物表，也是多国指南共识推荐治疗癌痛的药物之一。基于临床研究结果，盐酸氢吗啡酮适合持续模式给药（静脉或皮下），镇痛效价优于吗啡，常通过 PCA 给药，可满足难治性癌痛个体化治疗需求。2019 年《NCCN 成人癌痛临床实践指南》更新提出了疼痛管理的 5A 目标：优化镇痛、优化日常生活、尽可能使药物不良反应降到最低、避免异常给药、疼痛和情绪之间的关系。而患者自控镇痛技术可用于癌痛患者的剂量滴定，同时可为多种需求提供快速止痛。盐酸氢吗啡酮注射液相比盐酸吗啡注射液起效快速，起效后血浆浓度保持恒定，停止给药后血浆浓度很快降低；药物副反应减轻；呼吸抑制发生率较低；在特殊肾功能不全患者中，盐酸氢吗啡酮更加适用。

综上所述，及早有效控制疼痛，尤其是 24 小时内控制疼痛可使患者获益更多，在临床上值得推广。个体化治疗是癌痛诊治的基本原则，我们也发现临床上仍有一部分难治性 / 复杂性疼痛患者，难以实现 24 小时内有效镇痛的目标，需要临床工作者积极制定适合的治疗方案，从而尽早控制疼痛，改善患者的生活质量。系统回顾该例患者的病史特点可以发现，癌症疼痛的治疗贯穿整个治疗过程，疼痛能否被满意地缓解亦成为抗癌道路上的"壁垒"。依据我院老年肿瘤科 / 缓和医疗科一贯的早期镇痛的治疗理念，及时快速镇痛（PCA 泵滴定镇痛），体现了个体化和精细化，提高了患者的满意度及治疗依从性，保证了后续抗癌治疗的顺利实施，最终使患者临床获益。

（陈兰）

案例 5
盐酸氢吗啡酮注射液自控镇痛技术在晚期直肠癌姑息治疗中的应用

摘要

病史摘要　患者男性，38岁，因"'直肠癌'术后近4年，腰背疼痛加重1周"就诊。完善相关检查明确诊断为：①直肠腺癌 rT0N0M1 Ⅳ期（肺、骨、胰腺？左肾？左肾上腺？）；②癌症疼痛（骨转移性疼痛）；③腰椎压缩性骨折。患者主要症状为腰背部疼痛，来我科后以盐酸氢吗啡酮注射液 PCA 快速镇痛治疗，通过调整剂量后疼痛得以控制，遂按计划予双膦酸盐骨治疗及营养支持等对症治疗，患者生活质量显著提高，可继续予瑞戈非尼靶向治疗。

症状体征　左下腹可见结肠造瘘口，造瘘口血运好，无回缩、脱出。

诊断方法　影像学、组织及分子病理学。

治疗方法　PCA 镇痛、姑息对症处理。

临床转归　患者疼痛症状明显好转，予双膦酸盐骨治疗及营养支持等对症治疗，患者生活质量显著提高，并继续予瑞戈非尼靶向治疗。

适合阅读人群　肿瘤科；缓和医疗科；疼痛科；营养科。

关键词　癌症疼痛；直肠癌；氢吗啡酮；PCA。

第一节　临床资料

一、一般资料

患者男性，38 岁，因"'直肠癌'术后近 4 年，腰背疼痛加重 1 周"于 2020 年 12 月 30 日入院。4 年前患者以"排便习惯改变伴便中带血"起病，明确为直肠腺癌后予同步放化疗，2017 年 6 月 2 日在全麻下行腹腔镜直肠癌根治术（Miles），术后病理活检示直肠溃疡型管状腺癌。术后分期：直肠下段腺癌（ypT2N0M0），术后以 Xelox 方案（注射用奥沙利铂 130 mg/m^2，第 1 天；卡培他滨片 850~1250 mg/m^2，一天 2 次第 1~14 天。每 3 周重复 1 次）化疗 6 周期。2019 年 1 月 15 日患者因为"复查发现肺结节"行胸腔镜探查术 + 右上肺楔形切除术 + 胸膜粘连松解术，术后病检（右肺上叶结节）腺癌，结合病史及免疫组化，符合肠道腺癌转移。2019 年 1 月 26 日行注射用盐酸伊立替康 + 替吉奥胶囊化疗 2 周期，注射用盐酸伊立替康 + 替吉奥胶囊 + 西妥昔单抗注射液联合用药方案化疗 4 周期，2019 年 10 月 7 日复查 CT 评估病情进展，以注射用盐酸伊立替康 + 注射用奥沙利铂 + 注射用雷替曲塞 + 贝伐珠单抗注射液联合用药方案行姑息抗肿瘤治疗 4 周期。2020 年 7 月返院复查肺部结节提示较前增大，2020 年 7 月 22 日在全麻下行胸腔镜探查 + 左肺下叶切除术。2020 年 8 月因梗阻性黄疸入院，2020 年 8 月 25 日行开腹经胆道镜取石术 + 肠粘连松解 + 肠修补 +T 管引流，腹腔镜中转开腹胆囊切除术。2020 年 10 月再次返院检查评估肺转移较前进展，并新增骨转移，予以锶 -89 骨转移治疗、注射用唑来膦酸抑制骨破坏治疗及瑞戈非尼片靶向治疗。1 周前患者腰背部疼痛较前加重，现返院继续治疗，门诊以"直肠恶性肿瘤"于 2020 年 12 月 30 日收入我科。

二、体格检查

KPS 评分 70 分，NRS 评分 5~6 分，腹壁可见手术疤痕，愈合好，左下腹可见结肠造瘘口，造瘘口血运好，无回缩、脱出，未触及腹部肿块，移动性浊音阴性，肠鸣音正，会阴部切口愈合好。

三、辅助检查

（一）胸部 CT

胸部 CT 示（与 2020 年 10 月 15 日对比）右肺术后改变，较前变化不大，请结合临床随诊。左肺下叶局部术后，术区少许增多软组织影，较前相仿，随诊。双肺多发结节，较前变化不大。左侧胸腔少许积液，较前略减少（图 3-5-1）。

（二）全身骨显像

全身骨显像（与 2019 年 10 月 9 日显像比较）示：①新增多处骨显像剂异常浓聚，伴融合区成骨性骨质破坏，考虑骨转移伴第 7 胸椎病理性骨折，请治疗后随访；②双侧膝关节、双足显像剂浓聚，请 3~6 个月随访（图 3-5-2）。

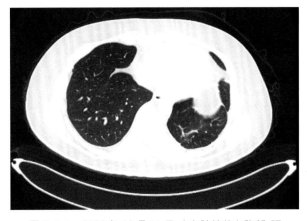

图 3-5-1   2020 年 12 月 11 日（左肺结节）胸部 CT

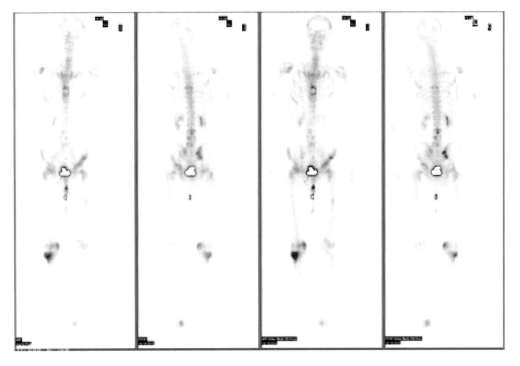

图 3-5-2   2020 年 10 月 16 日全身骨显像

（三）病理及免疫组化

病理诊断（直肠癌放化疗后）示：①（直肠）溃疡型管状腺癌Ⅱ级，本次根治标本仅于肌层内见少许癌组织残留，脉管内未见明确癌栓；②上切缘及肛门皮肤切缘净；③区域淋巴结内未见癌转移（0/3）：肠周脂肪 LN0/3、肠系膜动脉根部 LN0/0。

免疫组化示 EGFR（-），Her-2（-），P53（-），Bcl-2（-），Ki-67（40%+），TOPO Ⅱ（<25%+），MDR-1（+），LRP（+），GST-π（+），MLH1（+），PMS2（+），MSH2（+），MSH6（+）（图 3-5-3）。

病理诊断示（右肺上叶结节）腺癌，部分区域呈黏液腺癌，结合病史及免疫组化符合肠道腺癌转移，建议行肿瘤突变负荷（TMB）检测以评估预后并指导治疗。免疫组化结果：CK7（-），TTF1（-），NapsinA（-），EGFR（+），Ki-67（80%+），CK20（+），CDX2（+），CEA（+），MLH1（+），MSH2（+），MSH6（+），PMS2（+），LRP 耐药基因蛋白（+），Topo-Ⅱ 耐药基因蛋白（75%+），MDR-1 耐药基因蛋白（+），GST-π 耐药基因蛋白（-）（图 3-5-4）。

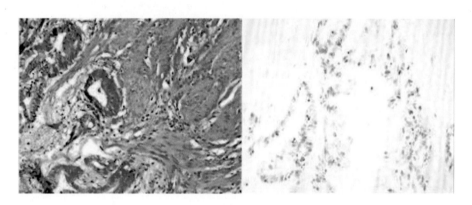

图 3-5-3　2017 年 6 月 12 日直肠活检病理（HE×200）

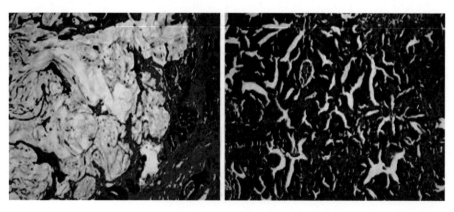

图 3-5-4　2019 年 1 月 19 日肺活检病理（HE×200）

四、诊断

（1）直肠腺癌 rT0N0M1 Ⅳ期（肺、骨、胰腺？左肾？左肾上腺？）；

（2）癌症疼痛（骨转移性疼痛）。

五、治疗

患者直肠腺癌诊断明确，病理学、影像学诊断依据充分，在 4 年的病程中接受多周期多方案化疗、放疗、手术、靶向治疗，目前主要症状为腰背部疼痛，NRS 评分 5~6 分，患者近期接受锶 –89 骨转移治疗，暂不考虑放疗及外科治疗。入院后予盐酸氢吗啡酮注射液 PCA 快速镇痛，0.1 mg/h 持续皮下注射，PCA 负荷量 0.2 mg/bolus，锁定时间 30 分钟。第 1 天患者疼痛即得到明显缓解，NRS 降至 2~3 分，爆发痛 2 次 / 天，未出现便秘、恶心、头晕等症状，无呼吸抑制、意识障碍等情况，生命体征正常。5 天后患者疼痛出现反复，NRS 升至 4~5 分，爆发痛 5~6 次 / 天，遂调整 PCA 剂量为 0.2 mg/h 持续皮下注射，PCA 负荷量 0.4 mg/bolus，锁定时间 30 分钟。患者疼痛得到有效控制，无明显不良反应。患者后续接受双膦酸盐骨治疗、营养支持等对症治疗，生活质量显著提高，并继续予瑞戈非尼片抗肿瘤治疗。出院前患者的镇痛方案更改为盐酸吗啡缓释片 40 mg q12h，疼痛控制平稳，NRS 评分 3 分以下。

六、治疗结果、随访及转归

患者于我院行镇痛等姑息对症处理后返回当地医院，继续予盐酸吗啡缓释片 40 mg q12h 镇痛，疼痛控制平稳。患者生存期达到 5 年，随访中（图 3-5-5）。

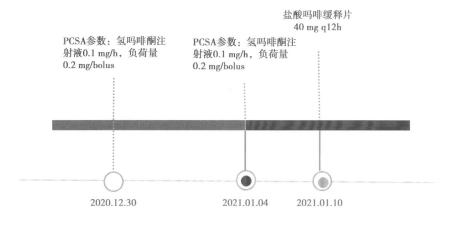

图 3-5-5　治疗时间轴线图

第二节 案例诊疗体会

肿瘤进展常常伴随周围神经被破坏,晚期肿瘤患者更易出现持续性疼痛,其中部分情况属于难治性癌痛,其病因与机制复杂,若无法得到有效控制,剧烈疼痛易造成患者烦躁情绪,严重影响生活质量。选择有效、安全的药物以及采取合理的给药方式对提高镇痛治疗效果有重大意义。从鸦片中分离出来的吗啡,能快速抑制大脑皮质痛觉区,难治性癌痛患者以药物治疗为主,首选阿片类药物。盐酸氢吗啡酮为半合成阿片类受体激动剂,镇痛效果约为吗啡的 5~8 倍,其主要作用机制是通过激动中枢神经系统 μ 阿片受体,从而达到镇静作用。盐酸氢吗啡酮用于难治性癌痛患者的镇痛,疼痛缓解程度更大,镇痛效果更好,且脂溶性强于吗啡,半衰期低于吗啡,与酸碱度相同的药物具有相容性,亦具有较好的镇静效果。

PCA 技术作为传统药物镇痛的补充措施,用于癌痛患者阿片类药物的剂量滴定、频繁爆发痛的控制、吞咽困难、胃肠道功能障碍以及临终患者的持续镇痛治疗,以持续、有效缓解疼痛,可显著提高生活质量,降低药物的不良反应,增强患者的治疗信心。PCA 因其创伤小、药物起效迅速、血药浓度稳定、最大化按需给药的特点,易被使用传统方法不能达到满意镇痛效果的患者所接受。皮下持续输注给药在患者的舒适度及生活质量方面比口服和静脉给药途径具有更多的优点,可有效地减少患者体内阿片类药物浓度的峰谷波动,防止药物过量,现已广泛用于临床治疗。PCSA 技术并发症少,监测、管理与护理相对简便,患者的依从性好、安全性高,医疗费用较低,非常适于住院和居家应用。

本例患者为晚期直肠癌伴多发转移,主要症状为腰背部疼痛,入院后采用盐酸氢吗啡酮注射液 PCSA 镇痛,并经过剂量调整,最终得以稳定控制疼痛,患者生活质量显著提高,得以继续规范靶向治疗。最后,患者以剂量换算得到的盐酸吗啡缓释片 40 mg q12h 为镇痛方案,返回当地后疼痛控制平稳。盐酸氢吗啡酮注射液 PCSA 在晚期肿瘤患者的姑息治疗中意义重大,可快速提高患者的生活品质,增强其抗肿瘤信心,为后续治疗作良好铺垫。

(刘师宏)

案例 6
皮下自控镇痛技术在原发性肝癌
伴难治性癌痛患者中的实践

摘要

病史摘要 患者男性，44 岁，因 " ' 肝癌 ' 术后 3 年，双下肢水肿 20 余天" 就诊，完善相关检查明确诊断为：①原发性肝细胞癌术后 Ⅳ B 期 rT2N0M1（双肺、骨）；②难治性癌痛（混合性疼痛、骨转移性疼痛）。治疗上予以快速镇痛治疗，保证后续放疗抗肿瘤治疗的临床实施，最终以达到提高患者生活质量及延长生存期的治疗目的。

症状体征 胸背痛；被动体位；胸 9 椎体平面以下感觉功能减退，双下肢肌力 3 级；双下肢凹陷性水肿。

诊断方法 影像学、组织病理学。

治疗方法 快速镇痛、椎体放疗。

临床转归 患者胸背疼痛明显减轻，减症放疗得以实施。

适合阅读人群 肿瘤科；老年肿瘤科；缓和医疗科；疼痛科；肝胆肿瘤科。

关键词 癌症疼痛；骨转移性疼痛；PCSA；肝癌。

第一节　临床资料

一、一般资料

患者，男性，44 岁，因"上腹部隐痛 1 月"为主诉于 2017 年 10 月 12 日于外院就诊，完善检查提示"肝左叶占位，考虑肝癌"，除外手术禁忌，于 2017 年 10 月 30 日在全麻下行射频辅助下肝癌切除术（Ⅱ、Ⅲ 段）切除 + 胆囊切除，术后病理示（肝脏）中分化肝细胞性肝癌（MVI 分级：M1），周围肝呈结节性肝硬化改变，慢性胆囊炎。患者术后恢复可，术后辅以甲苯磺酸索拉非尼片（0.4 g 每日 2 次），自诉半年后复查提示病情进展，遂停止口服甲苯磺酸索拉非尼片，继续于原手术医院参加临床试验行甲磺酸阿帕替尼片、PD-1 抑制剂相关治疗（具体不详），半年后复查再次出现疾病进展，临床试验出组，未继续后续抗肿瘤治疗。2020 年 2 月 15 日，患者因胸背部疼痛加重，就诊于当地中医院，完善检查考虑为"胸椎转移"所致，予大剂量醋酸地塞米松片治疗（具体不详），出院后持续口服醋酸地塞米松片（具体剂量不详）至 2020 年 8 月 20 日。20 天前，患者无明显诱因出现双下肢水肿，伴尿少、便秘及下胸壁以下皮肤感觉减弱，为求进一步诊治于 2020 年 9 月 2 日就诊于我科。

二、体格检查

KPS 评分 60 分，NRS 评分 3 分。生命体征平稳。被动体位。第 9 胸椎椎体平面以下浅感觉减弱，双下肢肌力 3 级。双下肢凹陷性水肿。

三、辅助检查

（一）血常规检查

血常规检查如图 3-6-1 所示。

（二）肝肾糖电心肌酶肌钙蛋白检查

肝肾糖电心肌酶肌钙蛋白检查如图 3-6-2 所示。

（三）凝血象检查

凝血象检查如图 3-6-3 所示。

	项目名称	结果		参考值	单位		项目名称	结果		参考值	单位
1	红细胞(HR)	3.62	↓	4.3-5.8	10^12/L	15	嗜酸细胞百分比	0.00	↓	0.4-8.0	%
2	血红蛋白(HR)	106.00	↓	130-175	g/L	16	嗜碱细胞百分比	0.10		0-1	%
3	平均红细胞体积(HR)	93.90		82-100	fL	17	淋巴细胞绝对值	1.25		1.1-3.2	10^9/L
4	平均红细胞血红蛋白量(HR)	29.30		27-34	pg	18	单核细胞绝对值	1.28	↑	0.1-0.6	10^9/L
						19	中性粒细胞绝对值	6.53	↑	1.8-6.3	10^9/L
5	平均红细胞血红蛋白浓度(HR)	312.00	↓	316-354	g/L	20	嗜酸细胞绝对值	0.00	↓	0.02-0.52	10^9/L
						21	嗜碱细胞绝对值	0.01		0-0.06	10^9/L
6	红细胞分布宽度变异系数	16.10	↑	11.9-14.5	%	22	血小板(HR)	320.00		125-350	10^9/L
						23	大血小板比率	25.50		19.1-47	%
7	红细胞压积(HR)	0.34	↓	0.40-0.50	L/L	24	血小板压积	0.32		0.16-0.38	L/L
8	红细胞分布宽度标准差	55.80	↑	39-53.9	%	25	血小板平均体积	10.10		9.4-12.6	fL
9	有核红细胞	0.03	↑	0.00-0.00	*10^9/L	26	血小板分布宽度	11.00		9.8-16.2	fL
10	有核红细胞百分比	0.30	↑	0.00-0.00	/100WBC	27	labman 自动验证	ACCEPT			10^9/L
11	白细胞(HR)	9.07		3.5-9.5	10^9/L						
12	淋巴细胞百分比	13.80	↓	20-50	%						
13	单核细胞百分比	14.10	↑	3-10	%						
14	中性粒细胞百分比	72.00		40-75	%						

图 3-6-1　2020 年 9 月 3 日血常规检查

	项目名称	结果		参考值	单位		项目名称	结果		参考值	单位
1	谷丙转氨酶(HR)	63.00	↑	9.00-50.00	U/L	23	β2-微球蛋白	2.30		1.00-2.30	mg/L
2	谷草转氨酶(HR)	43.00	↑	15.00-40.00	U/L	24	视黄醇结合蛋白	46.00		25.00-70.00	mg/L
3	总蛋白(HR)	55.70	↓	65.00-85.00	g/L	25	单项补体测定(血 C1q)	171.70		159.00-233.00	mg/L
4	白蛋白(HR)	32.90	↓	40.00-55.00	g/L	26	葡萄糖(HR)	5.03		3.90-6.10	mmol/L
5	球蛋白	22.80		20.00-40.00	g/L	27	钠	138.40		137.00-147.00	mmol/L
6	前白蛋白	207.00		200.00-430.00	mg/L	28	钾	3.99		3.50-5.30	mmol/L
7	总胆汁酸	5.00		0.00-12.00	μmol/L	29	氯	98.60	↓	99.00-110.00	mmol/L
8	胆酸	0.99		0.00-2.70	mg/L	30	钙	2.17		2.11-2.52	mmol/L
9	总胆红素	4.59		2.00-20.00	μmol/L	31	磷	1.02		0.85-1.51	mmol/L
10	直接胆红素	1.61		0.00-6.84	μmol/L	32	镁	0.92		0.75-1.02	mmol/L
11	间接胆红素	2.98		0.00-19.00	μmol/L	33	铁	4.79	↓	10.60-36.70	umol/L
12	腺苷脱氨酶	8.00		4.00-18.00	U/L	34	二氧化碳结合力	21.30	↓	22.00-29.00	mmol/L
13	α-L-岩藻糖苷酶	34.58		0.00-40.00	U/L	35	同型半胱氨酸	23.50	↑	0.00-15.00	umol/L
14	γ谷氨酰转肽酶(HR)	87.56	↑	10.00-60.00	U/L	36	肌酸激酶(HR)	17.78	↓	50.00-310.00	U/L
15	碱性磷酸酶(HR)	141.00	↑	45.00-125.00	U/L	37	CK 同工酶(发光法质量)(HR)	0.65		<4.87	ug/L
16	5`-核苷酸酶	2.40		0.00-11.00	U/L	38	乳酸脱氢酶(HR)	405.00	↑	120.00-250.00	U/L
17	单胺氧化酶	7.97		0.00-11.00	U/L	39	α羟丁酸脱氢酶	356.00	↑	72.00-182.00	U/L
18	血氨	53.90		18.00-72.00	μmol/L	40	缺血修饰性白蛋白	89.20	↑	0.00-85.00	U/ml
19	尿素(HR)	9.12	↑	2.85-8.20	mmol/L	41	超敏肌钙蛋白 I	<0.01	↓	0.02-0.06	ug/L
20	肌酐(HR)	59.00		35.00-97.00	μmol/L	42	超敏肌钙蛋白 T	5.90		<14.00	ng/L
21	尿酸(HR)	315.00		0.00-416.00	μmol/L	43	肌红蛋白	51.87		28.00-72.00	ug/L
22	胱抑素 C	1.57	↑	0.51-1.09	mg/L						

图 3-6-2　2020 年 9 月 3 日肝肾糖电心肌酶肌钙蛋白检查

（四）感染标记物六项检查

感染标记物六项检查如图 3-6-4 所示。

（五）肝癌肿瘤标记物检查

肝癌肿瘤标记物检查如图 3-6-5 所示。

	项目名称	结果	参考值	单位		项目名称	结果	参考值	单位
1	部分凝血酶原时间	27.20	23.30-32.50	sec	5	纤维蛋白原	4.84 ↑	2-4	g/L
2	凝血酶原时间	10.00	9-14	sec	6	凝血酶时间	15.90	14-21	sec
3	凝血酶原活度	123.30	70-150	%	7	D-二聚体	2.32 ↑	0-0.5	mg/L
4	国际标准化比值	0.83	0.8-1.5		8	纤维蛋白（原）降解产物	7.50 ↑	0-5	μg/ml

图 3-6-3　2020 年 9 月 3 日凝血象检查

	项目名称	结果		参考值	单位		项目名称	结果		参考值	单位
1	乙型肝炎病毒表面抗原（化学发光法）	>250.00	阳性(+)	<0.05	IU/ml	8	戊型肝炎病毒 IgM 抗体	0.013	阴性(-)	0-1.00	s/co
2	乙型肝炎病毒表面抗体（化学发光法）	<4.000	阴性(-)	0.00-10.00	mIU/ml	9	丁型肝炎病毒 IgM 抗体	0.105	阴性(-)	0-1.00	s/co
3	乙型肝炎病毒 e 抗原(化学发光法)	<0.040	阴性(-)	<0.100	IU/ml	10	人类免疫缺陷病毒抗体/P24 抗原	0.222	阴性(-)	<1.000	s/co
4	乙型肝炎病毒 e 抗体(化学发光法)	>3.000	阳性(+)	<0.200	IU/ml	11	丙型肝炎病毒抗体	0.105	阴性(-)	0-1.000	s/co
5	乙型肝炎病毒核心抗体（化学发光法）	>10.000	阳性(+)	<0.600	IU/ml	12	梅毒特异性抗体(化学发光法)	0.047	阴性(-)	0-1.000	s/co
6	乙型肝炎病毒外膜蛋白前 S1 抗原	32.667	阳性(+)	0.00-1.00	s/co	13	梅毒快速血浆反应素	-(阴性)		阴性	
7	乙型肝炎病毒大蛋白	31.543	阳性(+)	0-1.000	s/co						

图 3-6-4　2020 年 9 月 3 日感染标记物六项检查

	项目名称	结果	参考值	单位		项目名称	结果	参考值	单位
					5	甲胎蛋白异质体测定	652.75		ng/ml
1	稀释后甲胎蛋白	3702.20 ↑	0-7.0	ng/ml	6	甲胎蛋白异质体比率	17.63 ↑	0-10，当 AFP-L3<2.5 ng/ml 时，直接判定 AFP-L3%<10%；当 AFP-L3≥1000ng/ml 时，直接判定 AFP-L3%>10%。	%
2	癌胚抗原	1.83	0-5.00	ng/ml					
3	甲胎蛋白	>1000.00 ↑	0-7.0	ng/ml					
4	糖抗原 199	17.44	0-34.0	U/ml	7	异常凝血酶原	938.31 ↑	8.58-40.24	mAU/ml

图 3-6-5　2020 年 9 月 3 日肝癌肿瘤标记物检查

（六）乙肝病毒 DNA 检查

乙肝病毒 DNA 检查如图 3-6-6 所示。

项目名称	结果	参考值	单位
1 乙肝病毒 DNA	2.11E+04 ↑	< 5.00E+02	IU/ml

图 3-6-6 2020 年 9 月 7 日乙肝病毒 DNA 检查

（七）双下肢动脉及深静脉 + 双侧浅静脉彩超

双下肢动脉及深静脉 + 双侧浅静脉彩超示双小腿皮肤及皮下软组织回声异常，性质待定：水肿？双下肢动脉管壁毛糙，管腔内血流信号充盈可。双下肢深浅静脉内均可见自发性血流信号，充盈可（图 3-6-7）。

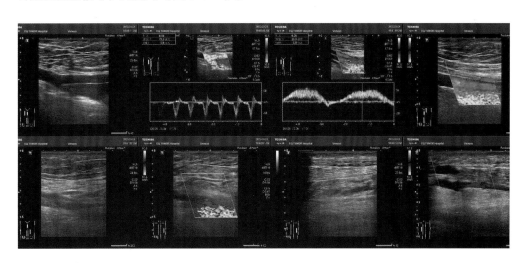

图 3-6-7 2020 年 9 月 4 日双下肢动脉及深静脉 + 双侧浅静脉彩超

（八）胸 + 全腹 + 盆腔部 CT

胸 + 全腹 + 盆腔部 CT 示肝左叶体积减小，切缘条片状稍低密度影，术后改变？残余肝脏多发结节，考虑转移，请随诊；双侧腹盆壁水肿；双肺多发结节，考虑转移；双肺多发渗出性改变；纵隔内及双肺门多发淋巴结，部分肿大，考虑转移；第 8—10 胸椎椎体及附件，双侧第 9、第 10 后肋骨质破坏，周围软组织肿块形成，并突入椎管内，考虑转移，伴第 9 胸椎椎体压缩性骨折（图 3-6-8）。

四、诊断

（1）原发性肝细胞癌术后 ⅣB 期 rT2N0M1（双肺、骨）；

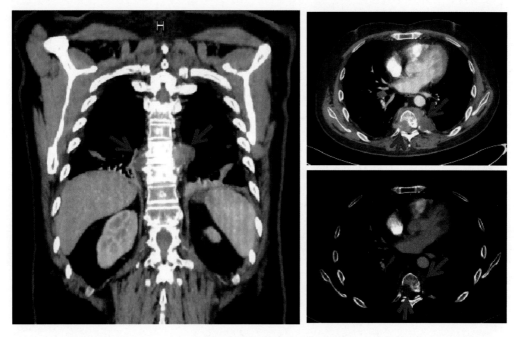

图 3-6-8　2020 年 9 月 3 日胸 + 全腹 + 盆腔部 CT

（2）难治性癌痛（混合性疼痛、骨转移性疼痛）。

五、治疗

患者为原发性肝癌术后病情进展伴肝内、肺、骨多部位转移病人，院外已行多线抗肿瘤治疗，病情持续进展，入院时患者合并癌症疼痛，长期口服盐酸羟考酮缓释片 80 mg q12h 止痛治疗，入院后逐步完善血液学、胸腹部 CT、下肢血管彩超等检查，以便全面评估患者疾病基线水平及寻找疼痛病因。随着患者检查的深入，明确诊断为：①原发性肝细胞癌术后 ⅣB 期 rT2N0M1（双肺、骨）；②难治性癌痛（混合性疼痛、骨转移性疼痛），结合患者影像学表现，提示为骨转移灶所致疼痛（混合性疼痛、骨转移性疼痛），经多学科会诊后，予以局部减症放疗、甘露醇注射液脱水、醋酸地塞米松注射液抗炎以及辅以加巴喷丁胶囊辅助治疗神经痛。入院第 3 天，患者疼痛程度加重呈重度疼痛，且临床进一步出现脊髓损伤并发症——尿潴留、下肢瘫痪，每日等量盐酸吗啡片剂量达 320 mg（>300 mg/d），为了保证减症放疗的顺利实施以及及时处理放疗过程中的爆发痛，经医疗组讨论后果断介入 PCA 镇痛技术。经药物等量换算，初始予以盐酸氢吗啡酮注射液 0.3 mg/h 持续皮下注射，PCA 负荷量 0.7 mg/bolus，锁定时间 30 分钟，同时动态监测患者生命体征、疼痛评分、爆发痛及不良反应情况。随着减症放疗的实施，患者疼痛有所波动，最终调整为盐酸氢吗啡酮注射液 0.5 mg/h 持续皮下注射，PCA 负荷量 1.2 mg/bolus，锁定时间 30 分钟，疼痛再次缓解，同时保证放疗的实施以及及时处理放疗过程中的爆发痛。但因患者脊髓受损时间长，脊髓受损症状无法恢复，患者放弃后续治疗，于 2020 年 9 月 24 日自动出院。

六、治疗结果、随访及转归

该例难治性癌痛病因由骨转移性疼痛演变而来，因患者就诊于我院前未行骨转移灶病灶干预治疗，最终骨转移灶形成的软组织侵及椎管内导致脊髓受压，伴随神经病理性疼痛，治疗难度增加，虽经 PCSA 镇痛治疗后疼痛缓解，但无法恢复脊髓受损所产生的临床症状。患者因自身原因放弃我院后续抗肿瘤治疗，回当地医院治疗（图 3-6-9）。

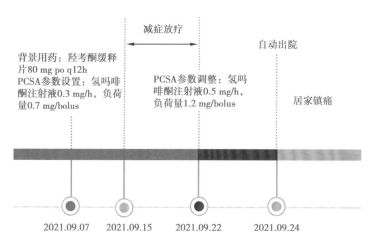

图 3-6-9　治疗时间轴线图

第二节　案例诊疗体会

原发性肝癌是目前我国第 5 位常见恶性肿瘤及第 2 位肿瘤致死病因，且我国肝细胞癌（Hepatocellular Carcinoma，HCC）患者生存率较低，5 年生存率低于 15%。由此可见，原发性肝癌患者整体预后差，严重威胁我国人民的生命和健康。

恶性脊髓压迫（Malignant Spinal Cord Compression，MSCC）被定义为由恶性疾病导致的脊髓（和 / 或马尾神经）的压迫，通常是由于硬膜外肿瘤压迫鞘囊，但在极少数情况下，它可能是由于硬脑膜转移或髓内肿瘤。由脊柱转移引起的 MSCC 是由病理性椎体塌陷或肿瘤直接延伸到椎管，导致鞘囊受到压迫引起的结果。临床上，由 MSCC 所产生的症状包括疼痛、运动和感觉丧失、截瘫和尿 / 大便失禁。恶性脊髓压迫作为癌症中最严重的并发症之一，属于肿瘤急症，临床上一旦发生瘫痪，患者运动功能很难完全恢复，治疗的目的是控制疼痛和改善神经功能。针对 MSCC 的治疗方案包括糖皮质激素、手术干预、放疗、双膦酸盐治疗和化疗。放射治疗是临床上治疗恶性脊髓压迫的最常用方法，且有临床研究表明，采用放射治疗联合糖皮质激素治疗可以获得较高的缓解率。

该患者院外已出现恶性脊髓压迫临床表现，病程长达 6 月余，仅予以糖皮质激素处理，未予以引起疼痛的病因干预治疗，病情逐渐恶化，逐渐演变成难治性癌痛。患者于我院就诊期间逐渐出现尿潴留、截瘫临床症状，虽已按照肿瘤急症予以糖皮质激素、放疗等方法在内的积极治疗，且按照我国《难治性癌痛专家共识（2017 年版）》予以盐酸氢吗啡酮注射液 PCSA 技术成功镇痛治疗，但因脊髓受压病程长，其运动功能无法完全恢复，患者放弃后续抗肿瘤治疗。

系统回顾该例患者的病史特点，患者自肝癌术后获得了 6 个月的 PFS，其后多线治疗（包括使用 ICIs 免疫治疗）后病情整体控制差，与原发性肝癌临床演变及自然病程基本一致。恶性脊髓压迫是晚期癌症的一种表现，诊断后中位生存期仅为 3~6 个月，迅速识别和治疗 MSCC 对于维持活动能力和保持神经功能至关重要。就该患者的疼痛来讲，如早期识别恶性脊髓压迫及其所产生的危害，及时予以病因干预治疗，可避免或推迟神经功能受损及活动能力丧失，最终提高生活质量并在一定程度上延长生存期。

（杨列军）

案例 7
盐酸氢吗啡酮注射液自控镇痛技术治疗在胰腺癌难治性癌症疼痛患者中的应用

📶 摘要

病史摘要　患者男性，56 岁，因"胰腺癌术后 1 年余，腹痛加重伴腰痛 1 月"就诊。院外口服"盐酸吗啡缓释片 120 mg q12h"止痛治疗，同时予以盐酸吗啡片缓解爆发痛，效果欠佳，NRS 评分 6~7 分。入院后完善相关检查明确诊断为：①胰腺腺癌（T4N1M0）Ⅲ期 ②难治性癌痛（癌性内脏痛、癌性神经病理性疼痛）。治疗上予以盐酸氢吗啡酮注射液自控镇痛治疗，保证后续化疗抗肿瘤治疗的顺利实施，最终达到患者生活质量提高及生存期延长的目的。

症状体征　腹部及腰部疼痛；左侧中腹部压痛。

诊断方法　影像学、组织及分子病理学。

治疗方法　盐酸氢吗啡酮自控镇痛、化疗。

临床转归　患者疼痛明显减轻，依从性提高，抗肿瘤方案得以实施，生活质量得以改善。

适合阅读人群　肿瘤科；缓和医疗科；老年科；疼痛科。

关键词　癌症疼痛；PCA；胰腺癌。

第一节　临床资料

一、一般资料

患者，男性，56 岁，因"胰腺癌术后 1 年余，腹痛加重伴腰痛 1 月"为主诉就诊于我院。1 年余前，患者因"腹痛"起病，2019 年 11 月 5 日就诊于重庆市某三甲医院，行 CT 引导下胰腺穿刺活检，考虑胰腺癌，2019 年 11 月 12 日在全麻下行胰十二指肠切除术，术后病理提示胰腺头部低分化腺癌。术后于 2019 年 12 月—2020 年 6 月行注射用吉西他滨＋注射用白蛋白结合型紫杉醇联合方案化疗 6 周期及腹腔阳性淋巴结放疗，并于 2020 年 6—11 月间断口服卡培他滨片化疗，2020 年 7 月评估病情稳定，病程中伴有腹痛，未使用镇痛药物。1 月前，患者感腹痛加重，伴腰部疼痛，呈持续性胀痛，活动后、平卧时疼痛加重，屈膝俯卧位疼痛可稍缓解。院外口服盐酸吗啡缓释片 120 mg q12h 止痛治疗，效果欠佳，影响睡眠，伴有焦虑、情绪低落，口服盐酸吗啡片 10 mg，每日 3~5 次解救爆发痛，NRS 评分 6~7 分，患者为求进一步诊治于 2020 年 12 月 30 日就诊于我院。

二、体格检查

KPS 评分 80 分，NRS 评分 6~7 分。生命体征平稳。腹部可见陈旧性手术瘢痕，愈合可，左侧中腹部压痛，无反跳痛及肌紧张。

三、辅助检查

（一）腹部 CT

腹部 CT 示胰腺头颈部、胆囊及部分小肠术后，术区十二指肠周围、胰头区域不规则软组织影，复发？其他？腹膜后淋巴结肿大（图 3-7-1）。

（二）头颅 MRI

2020 年 12 月 31 日头颅 MRI 未见转移征象。

（三）PET-CT

2020 年 9 月 23 日 PET-CT 示全身骨未见转移征象。

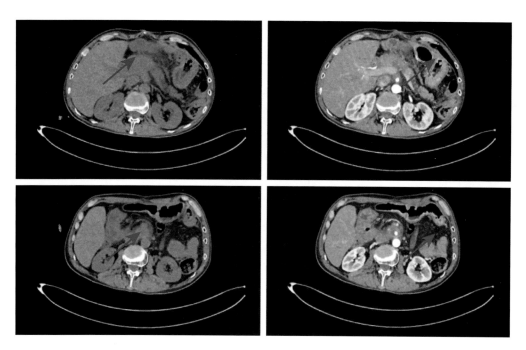

图 3-7-1　2021 年 1 月 1 日腹部 CT

（四）病理及免疫组化

活检病理示（胰腺头部肿瘤）低分化腺癌，侵及神经。（肠管近、远切缘及栓线处切缘）均未见癌组织。（胰腺切缘）未见癌组织。慢性胆囊炎伴胆固醇息肉形成。免疫组化 8 号片：CK（＋），CK19（＋），S-100（神经＋），Ki-67（40%＋），CEA（＋），GS（－），CK8/18（＋），CK20（－）（图 3-7-2）。

（五）基因检测

肿瘤免疫治疗突变负荷分析结论示：①检出变异：共检出 3 个体细胞相关基因突

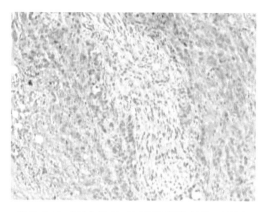

图 3-7-2　2019 年 11 月 13 日病理（HE×100）

变，检出 1 个遗传性肿瘤相关的致病突变；②靶向药物：该样本在本次检测中，检测出
PALB2 基因 4 号外显子 p.K149Sfs*28 胚系突变；③该患者 MSI 结果不符合 MSI 评估条
件（MSI-U）；④TMB 结果：2.88 Muts/Mb（图 3-7-3）。

分子病理实验室
肿瘤突变负荷（TMB）检测报告

结果分析：

检测内容	检测结果	靶向药物（供参考）
肿瘤突变负荷（TMB）	2.88Muts/Mb	
MSI	不符合 MSI 评估条件（MSI-U）	
其他：	该样本在本次检测中，检测出PALB2基因4号外显子p.K149Sfs*28胚系突变，PALB2基因的c.444delG(p.K149Sfs*28)变异为致病突变。	FDA/NMPA/其他机构提示可能对奥拉帕利、尼拉帕利、Rucaparib、Talazoparib等药物敏感。（详细解析请参考纸质报告）
林奇相关基因:MLH1、MSH2、MSH6、PMS2、EPCAM	未检测出相关致病突变	
质控数据		
组织类型	目标区域平均深度	
肿瘤组织	/	
Germline对照	5804X	

备注：
1. 检测结果与采集的标本病变（靶组织）比例过低可能出现假阴性；
2. 本报告仅对所检测标本负责，检测结果的解释及建议基于当前的科学研究水平，仅供临床医师参考，勿作他用；
3. 本检测只检测与上述实体性肿瘤密切相关的508个基因编码区及部分内含子区以及13个区域的MSI，不排除受检者携带检测列表以外的突变位点；
4. 本检测方法可检出突变频率1%以上的特定基因变异；

图 3-7-3 2021 年 1 月 18 日肿瘤免疫治疗突变负荷分析

四、诊断

（1）胰腺腺癌（T4N1M0） Ⅲ期；
（2）难治性癌痛（癌性内脏痛、癌性神经病理性疼痛）。

五、治疗

患者胰腺癌术后、腹腔淋巴结继发恶性肿瘤，合并癌症疼痛，院外口服盐酸吗啡缓
释片 120 mg q12h 止痛治疗，效果欠佳，疼痛影响睡眠，饮食欠佳，伴有焦虑、情绪低
落，给予口服盐酸吗啡片 10 mg，每日 3~5 次解救爆发痛，NRS 评分 6~7 分，患者强烈
要求快速有效镇痛治疗，依据《NCCN 成人癌痛临床实践指南（2021 版）》《难治性癌
痛专家共识（2017 年版）》等，快速镇痛可采用 PCA 技术，该患者采用盐酸氢吗啡酮
注射液自控镇痛泵皮下镇痛治疗。初始"盐酸氢吗啡酮注射液 0.3 mg/h"持续皮下注射，
PCA 负荷量 1.0 mg/bolus，锁定时间 30 分钟，辅以阿普唑仑片改善睡眠、焦虑。经过
3 天的剂量调整，PCSA 剂量为"盐酸氢吗啡酮注射液 0.5 mg/h"持续静脉注射，PCA
负荷量 1.2 mg/bolus，锁定时间 30 分钟，NRS 评分 2~3 分。入院第 6 天，NRS 评分 5 分，

患者按压 PCA 泵 7 次，夜间疼痛明显，疼痛时仍有强迫性俯卧位，调整"盐酸氢吗啡酮注射液 0.8 mg/h"持续皮下注射，PCA 负荷量 2.0 mg/bolus，同时辅以"加巴喷丁胶囊"辅助镇痛治疗。入院第 7 天，NRS 评分 2 分，按压 PCA 泵 2 次，患者疼痛再次明显减轻，同时完善相关检查后明确诊断：①胰腺腺癌（T4N1M0） Ⅲ 期；②难治性癌症疼痛（癌性内脏痛、癌性神经病理性疼痛）。经多学科讨论后，病情进展，予以 FOLFOX 方案化疗、继续目前止痛方案。入院第 15 天，患者疼痛再次波动，多次出现爆发痛，夜间明显，根据《NCCN 成人癌痛临床实践指南（2021 版）》和《难治性癌痛专家共识（2017 年版）》等，针对胰腺癌腹部及腰部疼痛建议患者行"腹腔神经丛阻滞术"，患者拒绝介入治疗。经医疗组讨论后调整为 PCA 静脉泵（PCIA）镇痛治疗，初始予以"盐酸氢吗啡酮注射液 1.0 mg/h"持续静脉注射，PCA 负荷量 2.0 mg/bolus，锁定时间 30 分钟，同时辅以"加巴喷丁胶囊"及"右酮洛芬胶囊"辅助镇痛、"阿普唑仑片"改善睡眠及焦虑、心理疏导及沟通改善患者心理状态。经过 3 天的剂量调整，最终调整为"盐酸氢吗啡酮注射液 1.3 mg/h"持续静脉注射，PCA 负荷量 2.0 mg/bolus，锁定时间 30 分钟，NRS 评分 2 分，全天爆发痛降至 3 次以下，疼痛、睡眠及精神状态明显改善，无明显恶心、呕吐、便秘、头昏、嗜睡等不良反应。最后转换为"盐酸吗啡缓释片 240 mg q12h+ 盐酸吗啡片 10 mg 每日 1~2 次"解救爆发痛居家止痛治疗，NRS 评分 2 分。

六、治疗结果、随访及转归

患者通过盐酸氢吗啡酮注射液皮下自控镇痛（PCSA）、自控静脉镇痛（PCIA）技术使疼痛、睡眠及精神状态明显改善，保证后续化疗抗肿瘤治疗的顺利实施，生活质量明显提高，家属满意，目前 OS 已长达 14 个月以上（图 3-7-4）。

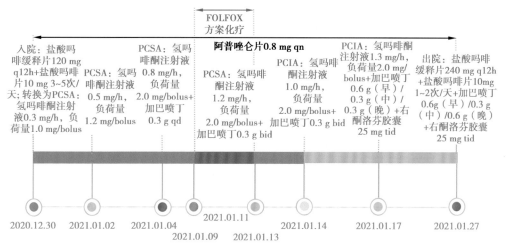

图 3-7-4   治疗时间轴线图

第二节 案例诊疗体会

随着姑息治疗的不断发展，《NCCN 成人癌痛临床实践指南（2021 版）》和"WHO 三阶梯镇痛治疗原则"已经逐步被医师们所掌握。规范有效的治疗可使 80%~90% 的癌痛得以缓解，但仍有 10%~20% 的癌痛仅通过常规的药物治疗疗效不满意和（或）因药物的不良反应明显而不能耐受，临床定义为难治性癌痛。对难治性癌痛的患者，单纯的阿片类药物口服治疗效果较差，对此需要选择安全有效的药物和适当的给药途径进行个体化治疗，而此时将阿片类药物的给药途径更换为皮下或静脉仍然是最常使用的快速镇痛方法，同时应考虑联合使用辅助镇痛药物、非甾体类药物等。

患者自控镇痛（PCA）技术主要用于难治性癌痛、爆发痛频繁、终末期伴癌痛等患者的镇痛治疗以及阿片类药物的剂量滴定和快速调整。PCA 可维持稳定的血药浓度并有效镇痛，及时治疗爆发痛。它能完成快速的剂量滴定，快速缓解疼痛，并能适应个体化的镇痛需求，是微创治疗癌痛的良好选择。患者自控镇痛（PCA）按照使用途径，可以分为患者自控静脉镇痛（PCIA）、患者自控皮下镇痛（PCSA）、患者自控硬膜外间隙镇痛（PCEA）、局部神经阻滞患者自控镇痛（PCRA）、鞘内 PCA，由于 PCEA、PCRA、鞘内 PCA 操作复杂、无菌要求较高，临床适应证选择性高，因此，临床普及性相对较低。盐酸氢吗啡酮是一种吗啡的半合成衍生物，镇痛作用是吗啡的 5~8 倍，且起效时间更快、药代动力学更稳定，可多种途径给药，静脉给药后 5 分钟起效，20 分钟后达到峰值血药浓度。此外，盐酸氢吗啡酮的不良反应少且存在封顶效应，当镇痛需求增加时可以随时追加药量，加药后镇痛效能增加，药物血浆浓度保持恒定，停止给药后血药浓度很快降低，使药物的不良反应不会随药物剂量的增加而加重。

胰腺癌的侵袭、转移能力强，特别是神经浸润显著高于其他肿瘤，剧烈腹痛及腰疼是晚期胰腺癌典型特征之一，使患者备受折磨。难治性癌痛在临床诊疗中，离不开多学科协作，阿片类药物治疗是基石，难治性癌痛患者通常接受多种手段、联合药物的镇痛治疗，联合使用相关辅助药物能增强镇痛效果且减少不良反应。胰腺癌的神经病理性疼痛在药物镇痛疗效欠佳时，必须注意的是包括腹腔神经丛阻滞术、胸腔镜内脏神经切断术、射频热凝术在内的介入治疗，可以有效的控制疼痛、减少镇痛药物的使用和 / 或延长其有效性。本病例属于诊断明确的胰腺恶性肿瘤、腹腔淋巴结继发恶性肿瘤；疼痛诊断为内脏痛、神经病理性疼痛，属于难治性癌痛，伴有频繁爆发痛，镇痛治疗方案选择盐酸氢吗啡酮注射液 PCA 技术，且根据患者的疼痛变化，给药方式从皮下转换为静脉，同时联合非甾体类药物和辅助镇痛药物，实现快速、有效的镇痛治疗，亦能更直观的解救频繁爆发痛，真正实现按需镇痛。同时，随着多模式镇痛的发展，对于难治性癌痛患者予以药物、神经阻滞／毁损（患者拒绝）和心理治疗相结合的方式有助于取得更为满意的镇痛效果，为后续治疗奠定了基础，同时提高了患者的生活质量，延长了患者的生存期。

（金桂花）

案例 8
皮下自控镇痛技术治疗胰腺癌
伴难治性癌痛患者中的实践

摘要

病史摘要 患者女性，68 岁，因"'胰腺癌'术后 2 年余，腹痛加重 1 月余"就诊，完善相关检查明确诊断为：①胰腺癌术后 Ⅳ 期 rTxN1M1（肝）；②难治性癌痛（混合性疼痛、内脏痛）；③重度营养不良。治疗上予以快速镇痛治疗，减轻患者痛苦，辅以营养支持，最终达到提高患者生活质量及延长生存期的治疗目的。

症状体征 上腹部疼痛，呈持续性隐痛不适，向腰背部放射；被动体位；腹凹陷，触软，全腹压痛，上腹部明显。

诊断方法 影像学、组织病理学。

治疗方法 快速镇痛、营养支持。

临床转归 患者疼痛明显减轻，更换合适剂量芬太尼透皮贴剂居家治疗。

适合阅读人群 肿瘤科；老年肿瘤科；缓和医疗科；疼痛科；营养科；肝胆胰肿瘤科。

关键词 癌症疼痛；内脏痛；PCSA；胰腺癌。

第一节　临床资料

一、一般资料

患者，女性，68 岁，因"腰背部疼痛 1 月余"于 2018 年 1 月就诊于重庆市某三甲医院，结合当地影像学结果提示胰头癌，排除绝对手术禁忌，于 2018 年 1 月 26 日在全麻下行腹腔镜下胰、十二指肠切除术（保留幽门），术中情况不详，术后病理示（胰腺）中分化腺癌，（胆总管切缘）慢性炎，周围脂肪组织中找见淋巴结 1 枚显慢性炎，慢性胆囊炎，（十二指肠乳头、手术标本十二指肠近、远切缘及胰腺切缘）均未见癌组织。患者术后恢复尚可，自诉定期复查提示病情稳定。2019 年 6 月 13 日，患者因"腹痛 2 月"就诊于我院肝胆外科，疼痛为上腹部疼痛，呈持续性隐痛不适，向腰背部放射，无畏寒、发热，无恶心、呕吐，无呕血、黑便等不适，行 PET-CT 示胰腺癌术后，肠系膜上动脉周围多发淋巴结，代谢增高，考虑复发转移可能；分别于 2019 年 7 月 24 日、2019 年 8 月 21 日、2019 年 11 月 3 日行化疗方案（注射用吉西他滨 + 注射用白蛋白结合型紫杉醇）3 周期，腹痛不适持续存在、缓解不明显，其后未按期返院治疗。2020 年 1 月 10 日，患者因"腹痛加重 1 天"再次就诊于肝胆外科，未行化放疗治疗，予以"盐酸吗啡缓释片 40 mg q12h"止痛治疗后好转出院，其后未返院治疗。院外期间，患者腹痛不适持续存在，伴背部放射性疼痛，同时伴有进食减少等不适，近 1 月患者疼痛较前逐渐加重，影响睡眠，目前口服"盐酸吗啡缓释片 40 mg q12h 联合氨酚双氢可待因片（500 mg 对乙酰氨基酚，10 mg 可待因）q6h"治疗中，为求进一步治疗于 2020 年 7 月 22 日就诊于我科。

二、体格检查

KPS 评分 60 分，NRS 评分 4 分。生命体征平稳。体形消瘦。被动体位。腹凹陷，触软，全腹压痛，上腹部明显，无反跳痛及肌紧张。肝脾肋下未及。双下肢无浮肿。

三、辅助检查

（一）血常规检查

血常规检查如图 3-8-1 所示。

（二）肝肾糖电心肌酶肌钙蛋白

肝肾糖电心肌酶肌钙蛋白如图 3-8-2 所示。

	项目名称	结果	参考值	单位		项目名称	结果	参考值	单位
1	红细胞形态	未见异常	未见异常		16	中性粒细胞百分比	63.40	40-75	%
					17	嗜酸细胞百分比	0.70	0.4-8.0	%
2	白细胞形态	未见异常	未见异常		18	嗜碱细胞百分比	0.50	0-1	%
					19	淋巴细胞绝对值	1.01 ↓	1.1-3.2	10^9/L
3	红细胞(HR)	2.76 ↓	3.8-5.1	10^12/L	20	单核细胞绝对值	0.43	0.1-0.6	10^9/L
4	血红蛋白(HR)	90.00 ↓	115-150	g/L	21	中性粒细胞绝对值	2.58	1.8-6.3	10^9/L
5	平均红细胞体积(HR)	95.70	82-100	fL	22	嗜酸细胞绝对值	0.03	0.02-0.52	10^9/L
6	平均红细胞血红蛋白量(HR)	32.60	27-34	pg	23	嗜碱细胞绝对值	0.02	0-0.06	10^9/L
7	平均红细胞血红蛋白浓度(HR)	341.00	316-354	g/L	24	血小板(HR)	142.00	125-350	10^9/L
					25	大血小板比率	28.30	19.1-47	%
8	红细胞分布宽度变异系数	12.50	11.9-14.5	%	26	血小板压积	0.15 ↓	0.16-0.38	L/L
					27	血小板平均体积	10.60	9.4-12.6	fL
9	红细胞压积(HR)	0.26 ↓	0.35-0.45	L/L	28	血小板分布宽度	12.20	9.8-16.2	fL
10	红细胞分布宽度标准差	43.50	39-53.9	%	29	labman 自动验证	ACCEPT		10^9/L
11	有核红细胞	0.00	0.00-0.00	*10^9/L					
12	有核红细胞百分比	0.00	0.00-0.00	/100WBC					
13	白细胞(HR)	4.07	3.5-9.5	10^9/L					
14	淋巴细胞百分比	24.80	20-50	%					
15	单核细胞百分比	10.60 ↑	3-10	%					

图 3-8-1　2020 年 7 月 23 日血常规检查

	项目名称	结果	参考值	单位		项目名称	结果	参考值	单位
1	谷丙转氨酶(HR)	53.00 ↑	7.00-40.00	U/L	23	β2-微球蛋白	2.90	1.30-3.00	mg/L
2	谷草转氨酶(HR)	46.00 ↑	13.00-35.00	U/L	24	视黄醇结合蛋白	21.20 ↓	25.00-70.00	mg/L
3	总蛋白(HR)	50.00 ↓	65.00-85.00	g/L	25	单项补体测定(血 C1q)	115.80 ↓	159.00-233.00	mg/L
4	白蛋白(HR)	29.44 ↓	40.00-55.00	g/L	26	葡萄糖(HR)	4.85	3.90-6.10	mmol/L
5	球蛋白	20.56	20.00-40.00	g/L	27	钠	140.20	137.00-147.00	mmol/L
6	前白蛋白	137.00 ↓	180.00-350.00	mg/L	28	钾	4.07	3.50-5.30	mmol/L
7	总胆汁酸	13.60 ↑	0.00-12.00	μmol/L	29	氯	101.10	99.00-110.00	mmol/L
8	胆酸	3.76	0.00-2.70	mg/L	30	钙	2.08 ↓	2.11-2.52	mmol/L
9	总胆红素	3.93	2.00-20.00	μmol/L	31	磷	1.13	0.85-1.51	mmol/L
10	直接胆红素	2.19	0.00-6.84	μmol/L	32	镁	1.03 ↑	0.75-1.02	mmol/L
11	间接胆红素	1.74	0.00-19.00	μmol/L	33	铁	9.04	7.80-32.20	umol/L
12	腺苷脱氨酶	10.00	4.00-18.00	U/L	34	二氧化碳结合力	24.10	22.00-29.00	mmol/L
13	α-L-岩藻糖苷酶	33.00	0.00-40.00	U/L	35	同型半胱氨酸	14.20	0.00-20.00	umol/L
14	γ谷氨酰转肽酶(HR)	111.00 ↑	7.00-45.00	U/L	36	肌酸激酶(HR)	69.50	40.00-200.00	U/L
15	碱性磷酸酶(HR)	211.00 ↑	35.00-135.00	U/L	37	CK 同工酶(发光法质量)(HR)	1.36	<3.61	ug/L
16	5'-核苷酸酶	4.00	0.00-11.00	U/L	38	乳酸脱氢酶(HR)	186.00	120.00-250.00	U/L
17	单胺氧化酶	7.00	0.00-11.00	U/L	39	α羟丁酸脱氢酶	163.00	72.00-182.00	U/L
18	血氨	25.80	18.00-72.00	μmol/L	40	缺血修饰性白蛋白	83.60	0.00-85.00	U/ml
19	尿素(HR)	2.38 ↓	2.85-8.20	mmol/L	41	超敏肌钙蛋白 I	0.02	0.02-0.06	ug/L
20	肌酐(HR)	37.20	35.00-97.00	μmol/L	42	超敏肌钙蛋白 T	6.62	<14.00	ng/L
21	尿酸(HR)	286.10	0.00-416.00	μmol/L	43	肌红蛋白	33.24	25.00-58.00	ug/L
22	胱抑素 C	0.90	0.51-1.09	mg/L					

图 3-8-2　2020 年 7 月 23 日肝肾糖电心肌酶肌钙蛋白

（三）肿瘤标记物检测

肿瘤标记物检测如图 3-8-3 所示。

	项目名称	结果	参考值	单位		项目名称	结果	参考值	单位
1	稀释后癌胚抗原	248.80 ↑	0-5.00	ng/ml	7	人绒毛膜促性腺激素	1.96	0-10	mIU/ml
2	糖类抗原 242	26.73 ↑	0-20.00	IU/ml	8	癌胚抗原	>100.00 ↑	0-5.00	ng/ml
3	糖类抗原 50	75.59 ↑	0-25.00	IU/ml	9	甲胎蛋白	<2.50	0-7.0	ng/ml
4	糖类抗原 724	3.86	0-6.00	IU/ml	10	糖抗原 125	156.40 ↑	0-16.0	U/ml
5	神经元特异性烯醇化酶	3.19	0-6.00	ng/ml	11	糖抗原 153	8.50	0-19.0	U/ml
6	细胞角蛋白十九片段	7.14 ↑	0-3.3	ng/ml	12	糖抗原 199	56.00 ↑	0-34.0	U/ml

图 3-8-3　2020 年 7 月 23 日肿瘤标记物检测

（四）胸腹部 CT

胸腹部 CT 示：①胰腺头部缺如，术区结构紊乱，残余胰腺及小肠吻合口壁未见明显增厚，残余胰腺萎缩、主胰管扩张；胆囊缺如；考虑为术后表现；肝内外胆管积气，较前新增；②腹腔内及腹膜后多发淋巴结显示、部分肿大、融合，考虑转移可能，较前增多、增大，门静脉主干局部明显受压变细，网膜及系膜区域多发增粗迂曲血管影，考虑侧支循环可能，请结合临床；③肝内多发转移瘤，较前增多、增大（图 3-8-4）。

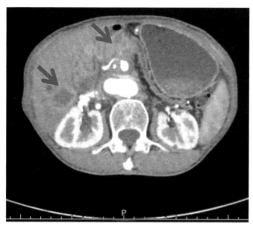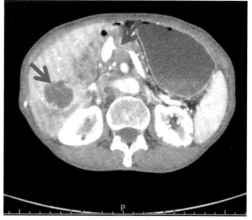

图 3-8-4　2020 年 7 月 22 日胸腹部 CT

四、诊断

（1）胰腺癌术后 Ⅳ期 rTxN1M1（肝）；

（2）难治性癌痛（混合性疼痛、内脏痛）；

（3）重度营养不良。

五、治疗

患者为胰腺癌术后进展出现肝和腹膜后淋巴结转移等晚期癌症病人，合并癌症疼痛，此次就诊前已行多周期姑息性化疗，疗效不佳，且出现体能状况下降表现，已无法耐受强烈抗肿瘤治疗。患者此次因疼痛控制不佳入院，且院外已口服强阿片类药物治疗长达6 月余，疼痛程度长期处于中度癌痛范畴，间断出现爆发痛，入院后完善血液学及影像学等检查，充分评估基线水平，明确疼痛病因，结合影像学表现初步评判患者疼痛来源以腹膜后淋巴结转移灶为主，存在侵袭腹腔神经丛可能，故综合诊断为：①胰腺癌术后Ⅳ期 rTxN1M1（肝）；②难治性癌痛（混合性疼痛、内脏痛）；③重度营养不良。鉴于患者院外有长时间使用强阿片类药物治疗史，考虑为阿片类耐受患者，且属于难治性癌痛诊治范畴，根据《难治性癌痛专家共识（2017 年版）》治疗建议及患者治疗意愿（不考虑有创性诊疗），经医疗组讨论后果断介入皮下自控镇痛（PCSA）技术。按照药物等量换算关系及药物轮替初始治疗原则，初始予以盐酸氢吗啡酮注射液 0.1 mg/h 持续皮下注射，PCA 负荷量 0.3 mg/bolus，锁定时间 30 分钟，同时动态监测患者疼痛评分、爆发痛、生命体征及不良反应情况。最终，根据动态监测结果，PCSA 调整为盐酸氢吗啡酮注射液 0.5 mg/h 持续皮下注射，PCA 负荷量 1.0 mg/bolus，锁定时间 30 分钟，全天爆发痛降至 3 次以下，疼痛得到良好的控制。在患者控制癌痛的同时，考虑到患者入院时合并营养不良风险，进一步行 PG-SGA 评分后诊断重度营养不良，入院后请营养科会诊后予以低脂型特殊医学用途配方食品加强营养支持治疗。随着疼痛的缓解，患者的精神状态及食欲逐渐改善，体能状态趋于稳定，待患者疼痛控制平稳 1 周后，后续更换为芬太尼透皮贴剂 16.8 mg q72h 联合芬太尼透皮贴剂 8.4 mg q72h 交替居家镇痛处理，患者满意出院（图 3-8-5）。

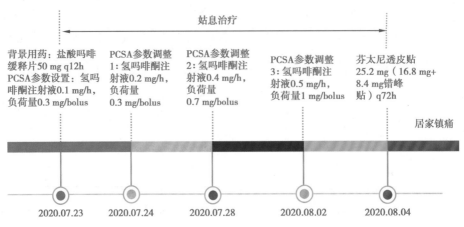

图 3-8-5　镇痛时间轴

六、治疗结果、随访及转归

该例难治性癌痛患者经过 PCSA 的转换治疗得以成功镇痛，后续考虑患者便秘及腹部大手术病史，更换为芬太尼透皮贴剂居家镇痛治疗，提高了患者的生活质量，在无法治愈肿瘤的前提下，更体现了"舒缓医疗"的精髓。

第二节 案例诊疗体会

据世界卫生组织的全球癌症数据显示，2020 年全球新增胰腺癌患者约 49.6 万例，死亡胰腺癌患者约 46.6 万例，其中我国新增胰腺癌患者约 12.5 万例，死亡胰腺癌患者约 12.2 万例，且其死亡率位于我国癌种第 6 位。近年来，由于人们生活习惯和饮食结构的改变，基于胰腺癌发病率逐年趋势，预计到 2025 年，胰腺癌将超过乳腺癌，成为全球癌症死亡的第三大原因。然而，胰腺癌的整体治疗效果并不乐观，预后极差，具有早期病情隐匿不易发现、可手术切除率低、术后易复发转移等临床特点。临床上，对于胰腺癌患者，尤其是中晚期胰腺癌患者，癌痛已严重影响了患者的生活质量。胰腺癌所致的疼痛病因较复杂，基于目前相关的研究，其机制主要有：①胰腺癌对周围神经的直接浸润；②胰腺周围神经炎症或纤维化；③胰腺的肿物或炎症致包膜张力增加，刺激感觉神经纤维；④胰头肿块或炎症致胰管内压力增高。

针对癌痛的药物治疗，目前仍然遵循 WHO 三阶梯镇痛原则，但仍有部分患者无法解决疼痛问题，严重影响生活质量。PCA 技术是一种由患者根据自身疼痛的剧烈程度自己控制给予预设剂量镇痛药物的镇痛方法。通过胃肠外途径例如静脉和皮下，PCA 给药及时、起效迅速。盐酸氢吗啡酮是一种半合成的强阿片类药，其药效是吗啡的 5~8 倍，且引起的低血压、呼吸抑制、恶心、呕吐及瘙痒等不良反应比吗啡少。目前，基于盐酸氢吗啡酮注射液的高效、良好的安全性，已被推荐为 PCA 常用的强阿片类药物。

系统回顾该例患者的病史特点可以发现，患者自 2019 年 4 月出现病情进展之后，虽然予以积极抗肿瘤治疗，但直到来我科就诊之前，患者的疼痛一直没有得到有效控制，也没有得到包括专业医务人员在内的重视，使得患者长期在痛苦中生活，导致并出现食欲减退、性格情绪变化、日常生活及睡眠受到影响等，进而加重了家庭的负担。经我科治疗后，该患者疼痛得以缓解，进食、情绪、精神、睡眠情况也随之得到改善，最终提高了患者的生活质量。由此可见，镇痛治疗是癌症治疗的重要组成部分，镇痛与抗癌治疗具有同等重要的作用，绝不可只重视抗癌，不重视镇痛，而且早期姑息治疗联合标准抗肿瘤治疗，有助于延长患者生存期、提高生活质量。

（杨列军）

案例 9
"早期快速镇痛"理念在晚期宫颈癌伴癌痛患者中的实践

摘要

病史摘要　患者女性，62 岁，因"诊断'宫颈癌'11 月余，咳嗽 1 月余，右下肢胀痛 2 天"就诊，完善相关检查明确诊断为：①宫颈鳞癌 cTxNxM1 Ⅳ B 期；②癌症疼痛（骨转移性疼痛）。治疗上早期快速镇痛治疗，保证后续放疗抗肿瘤治疗的临床实施，最终使患者达到生活质量提高及生存期延长的治疗目的。

症状体征　右下肢胀痛。左侧腋窝触及 1 cm × 1 cm 淋巴结。左上腹触及 2 cm × 2 cm 结节。

诊断方法　影像学、组织及分子病理学。

治疗方法　快速镇痛、局部姑息减症放疗。

临床转归　患者疼痛明显减轻，依从性提高，抗肿瘤方案得以实施。

适合阅读人群　肿瘤科；缓和医疗科；老年科；疼痛科；营养科。

关键词　癌症疼痛；骨转移性疼痛；PCA；宫颈癌。

第一节 临床资料

一、一般资料

患者，女性，62 岁，因"诊断'宫颈癌'11 月余，咳嗽 1 月余，右下肢胀痛 2 天"为主诉就诊于我院。11 月余前，患者因"不规则阴道流血 3 月余"就诊于外院，诊断为"宫颈鳞状细胞癌Ⅲ B 期"，于 2020 年 11 月 24 日—2021 年 1 月 7 日行宫颈癌盆腔放疗，PTV（盆腔）DT 50 Gy/25 F，PGTnd DT 60 Gy/25 F，5 F/W，同时给予小剂量注射用顺铂化疗，50 mg/W，共 260 mg，后装治疗 DT36 Gy/6 F。1 月余前，患者无明显诱因出现咳嗽，伴双侧腰部牵拉痛，NRS 评分 3 分，未服用止痛药。2 天前，患者无明显诱因出现右下肢胀痛，NRS 评分 4 分，疼痛使患者无法站立。为求进一步检查治疗于 2021 年 11 月 30 日就诊于我科。

二、体格检查

KPS 评分 50 分，NRS 评分 3~4 分，神志清楚，慢性病容。左侧腋窝可触及一个大小约 1 cm×1 cm 淋巴结，质硬，边界清楚，活动度欠佳。左上腹可触及一个大小约 2 cm×2 cm 结节，质硬，边界清楚，活动度尚可。

三、辅助检查

（一）胸腹部 CT

胸腹部 CT 示：①左侧肺门及纵隔淋巴结增大、融合，考虑转移可能；②左侧颈部、左侧腋窝、左侧胸壁、右侧背部、双侧腹壁、腹腔及腹膜后区域结节，转移可能；③左侧第 6、第 10 肋骨、双侧肩胛骨骨转移（图 3-9-1）。

（二）椎体、盆腔 MRI

椎体、盆腔 MRI 示：①T11 椎体右侧椎板区结节，不除外转移，请结合相关检查；②C3/4、C4/5、C5/6、C6/7 椎间盘膨出，L4/5、L5/S1 椎间盘膨出；③宫颈黏膜稍增厚、局部斑片影，考虑宫颈癌治疗后改变；④扫及左侧髂骨、右侧股骨头、左股骨上段及左侧坐骨支骨质异常信号伴强化，考虑骨转移（图 3-9-2）。

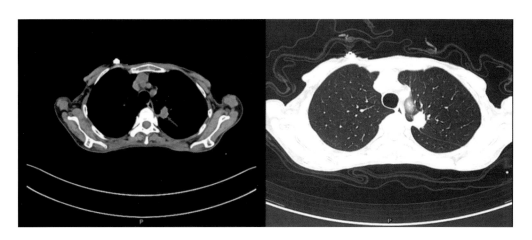

图 3-9-1　2021 年 10 月 31 日胸部 CT

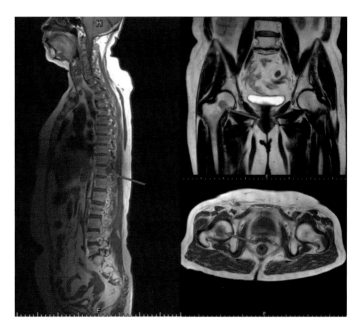

图 3-9-2　2021 年 11 月 2 日椎体、盆腔 MRI

（三）头颅 MRI

头颅 MRI 示颅内多发结节，有转移可能（图 3-9-3）。

（四）病理及免疫组化

活检病理示（左腋窝淋巴结）：转移性癌，免疫组化提示鳞状细胞癌转移。免疫组化结果：p16（++），P40（+），CK5/6（+），Ki-67（+75%），CAM5.2（灶+）（图 3-9-4）。

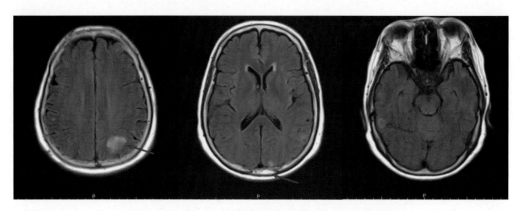

图 3-9-3　2021 年 11 月 2 日头颅 MRI

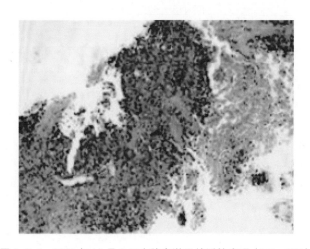

图 3-9-4　2021 年 11 月 8 日左腋窝淋巴结活检病理（HE×100）

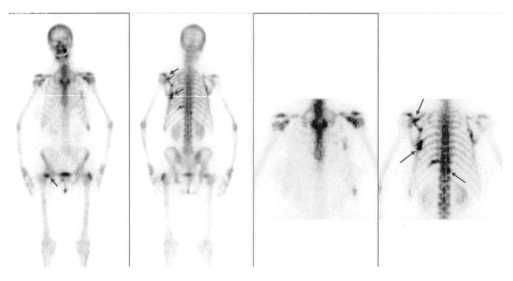

图 3-9-5　2021 年 11 月 3 日全身骨显像

（五）全身骨显像

全身骨显像示：①全身骨多处异常显像剂浓聚伴融合区骨质破坏，考虑多发骨转移，请结合临床；②双侧肱骨上段、其余椎体显像剂分布不均，请随诊（图3-9-5）。

（六）基因检测

肿瘤突变负荷检测（TMB）示：U2AF1基因2号外显子p.S34F c.101C>T突变33.17%；PIK3CA基因拷贝数增加3.70等14个体细胞变异。针对以上突变，FDA/NMPA等机构暂无用药提示！检测出肿瘤突变负荷（TMB）为1.79 Muts/Mb，宫颈癌中排序前72%。MSI检测为MSS（微卫星稳定）。

四、诊断

（1）宫颈鳞癌cTxNxM1 ⅣB期；
（2）癌症疼痛（骨转移性疼痛）。

五、治疗

入院时患者合并癌症疼痛，疼痛严重影响患者日常生活，使患者出现抑郁且对治疗产生抵触情绪，对未来生活产生绝望。入院第3天NRS评分达6分，考虑为非阿片类耐受患者，首先予以盐酸吗啡片滴定5 mg q4h处理。经吗啡滴定处理后第2天，患者NRS评分降至3分以下，疼痛得到缓解，随后予以更换为长效阿片类药物盐酸吗啡缓释片20 mg q12h止痛治疗。随着患者疼痛的缓解，其治疗依从性提高，逐步完善后续穿刺活检等检查，明确诊断为：①宫颈鳞癌cTxNxM1 ⅣB期；②癌症疼痛（骨转移性疼痛）。结合患者影像学表现，考虑骨转移引起骨痛。经多学科会诊后，予以椎体制动、局部减症放疗、醋酸地塞米松片抗炎以及针灸理疗治疗癌症疼痛。入院第10天，患者在全脑及脑转移、左侧肋骨骨转移、双侧股骨骨转移放射治疗准备过程中多次出现右侧大腿根部爆发痛，NRS评分达6分，为了保证减症放疗治疗方案的顺利实施以及及时处理放疗过程中的爆发痛，经医疗组讨论后果断介入患者自控镇痛技术。经药物等量换算，初始予以盐酸氢吗啡酮注射液0.1 mg/h持续皮下注射，PCA负荷量0.2 mg/bolus，锁定时间30分钟。经过3天的剂量调整，且入院第11天（PCSA介入第2天）椎体减症放疗已实施，患者疼痛得到明显缓解后治疗配合性提高，顺利完成了全程放疗。放疗后期患者右侧大腿根部疼痛缓解，自行换扶拐杖行走，NRS评分0~1分，最后调整为盐酸吗啡缓释片20 mg q12h 镇痛方案出院。

六、治疗结果、随访及转归

患者出院后，疼痛控制可，拟择期返院行帕博利珠单抗注射液 + 贝伐单抗注射液 +TC 方案化疗（图 3-9-6）。

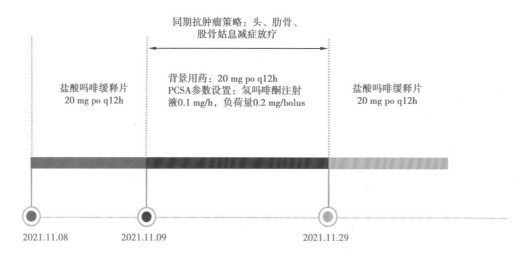

图 3-9-6　治疗时间轴线图

第二节　案例诊疗体会

癌症疼痛的病因、病理机制复杂，同一种疾病及病理类型的肿瘤会因分期不同、肿瘤原发及转移的部位不同、患者身体状态及耐受性不同等使同一种药物的镇痛效果不同，甚至差异很大，因此个体化给药、按需给药在癌症疼痛的治疗中显得尤为重要。PCA 技术最早出现于 20 世纪 70 年代，这项镇痛技术遵循按需镇痛的原则，患者自主性明显提高，患者根据自己的疼痛程度自行使用镇痛药物，不但明显降低了患者的疼痛感，而且缓解了患者的恐惧和焦虑情绪，使其生活质量大幅提高。同时，相对于口服、经皮镇痛方案而言，PCA 有着起效快速、血药浓度相对稳定、及时控制爆发痛、用药个体化满意度高、疗效与副作用比值大等特点。

系统回顾该例患者的病史特点可以发现，癌症患者后期生活质量差的主要原因是癌组织侵犯神经、骨骼引起的剧烈疼痛，诊断为难治性癌痛。癌症疼痛不但影响患者的生存质量，而且影响患者的情绪、心理状态，增加了抑郁症发生风险。镇痛治疗联合抗肿瘤治疗，不仅可以减轻患者疼痛，更重要的是改善了疼痛带来的焦虑、抑郁等负面情绪，提高了患者抗癌治疗的依从性以及坚定了患者的抗癌决心。依据缓和医疗理念，充分与患者沟通了解其疼痛部位、程度及变化情况，先后予以盐酸吗啡片滴定、盐酸吗啡缓释片镇痛、盐酸氢吗啡酮注射液 PCSA 镇痛治疗，充分体现了疼痛治疗的个体化，最终使患者疼痛得到满意控制，保证了放疗过程顺利完成。综上所述，有效控制癌痛需要不同种类的药物和多种镇痛方法协同治疗，在治疗过程中，应根据每个患者的疼痛类型，从药物选择、给药途径等方面着手，为患者制定个体化的镇痛方案及相应的心理护理干预，使治疗更加合理、安全、有效。

（代朦）

案例 10
盐酸氢吗啡酮注射液自控镇痛
技术治疗宫颈癌伴难治性癌痛

摘要

病史摘要　患者女性，64岁，因"诊断'宫颈癌'6年余，右下肢疼痛加重2天"就诊，诊断为：①宫颈鳞癌 ⅣB 期 cT0NxM1（骨）；②癌症疼痛（混合性疼痛、骨转移性疼痛）。口服盐酸吗啡缓释片及氨酚羟考酮片效果不佳，给予盐酸氢吗啡酮注射液皮下自控镇痛治疗后疼痛缓解，患者生活质量明显提高。

症状体征　右髋部及右大腿局部压痛；右下肢肌力 2 级。

诊断方法　影像学、病理学。

治疗方法　盐酸氢吗啡酮注射液皮下自控镇痛。

临床转归　患者疼痛明显减轻，生活质量明显改善。

适合阅读人群　肿瘤科；缓和医疗科；老年科；疼痛科；营养科。

关键词　癌症疼痛；骨转移性疼痛；PCA；宫颈癌。

第一节　临床资料

一、一般资料

患者李某，女性，64岁，因"诊断'宫颈癌'6年余，右下肢疼痛加重2天"为主诉于2019年10月11日入院。患者因"绝经后阴道大流血"于2013年9月23日诊断为宫颈鳞癌ⅢB期，2013年9月26日—11月25日完成盆腔适形外放疗、TP方案化疗3程，2015年10月开始出现腰骶部及右下肢疼痛，诊断为右股骨转移癌，左肾重度积水；于2016年1月7—20日行右侧股骨颈、股骨头病灶区域减症放疗，疼痛较前缓解，其后定期行注射用唑来膦酸抗骨转移治疗。2016年10月25日患者出现右髋部疼痛，MRI示右侧髋关节、双侧髂骨、骶骨异常改变，考虑转移性肿瘤；右侧股骨头缺血性坏死，并右髋关节半脱位，于2016年11月4日行锶-89骨转移瘤内照射治疗1次，其后未再返院住院治疗，定期行注射用唑来膦酸抗骨转移治疗，末次治疗时间为2018年12月19日。2019年1月患者因右大腿刺痛复诊，复查CT提示病情进展，患方拒绝化放疗等抗肿瘤治疗，予以氨酚羟考酮片330 mg q6h联合盐酸吗啡缓释片30 mg q12h镇痛治疗后疼痛缓解出院，出院后患者一般情况尚可，右大腿疼痛持续存在。2天前，患者再次出现右大腿疼痛不适较前加重，胀痛为主，以夜间平卧时明显，口服盐酸吗啡缓释片120 mg q12h镇痛治疗后控制欠佳，为进一步诊治于2019年10月11日返院就诊。

二、体格检查

KPS评分60分，NRS评分3分。被动体位。慢性病容，贫血貌。浅表淋巴结未扪及肿大。右下肢肌肉萎缩。右髋部及右大腿局部压痛。右下肢肌力2级，病理征未引出。

三、辅助检查

右大腿增强CT示右侧股骨头及髋臼骨质破坏，伴软组织团块影，结合病史，考虑转移（图3-10-1）。

四、诊断

（1）宫颈鳞癌ⅣB期 cT0NxM1（骨）；

（2）癌症疼痛（混合性疼痛、骨转移性疼痛）。

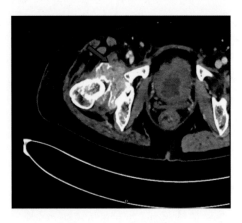

图 3-10-1　右大腿增强 CT

五、治疗

入院时患者合并癌症疼痛伴活动受限，结合病史明确诊断为：①宫颈鳞癌 Ⅳ B 期 cT0NxM1（骨）；②癌症疼痛（混合性疼痛、骨转移性疼痛）。结合患者影像学表现，提示为肿瘤股骨转移所致疼痛（混合性疼痛、骨转移性疼痛），因既往该部位已经行局部放射治疗，目前无再次放疗指征，考虑到患者爆发痛频繁，24 小时盐酸吗啡缓释片 240 mg 仍无法满意控制疼痛，立即予以 PCA 镇痛技术。经药物等量换算，于 2019 年 10 月 12 日开始予以盐酸氢吗啡酮注射液 0.5 mg/h 持续皮下注射，PCA 负荷量 1 mg/bolus，锁定时间 30 分钟，同时基于全天爆发痛降至 3 次以下，疼痛明显缓解，患者疼痛缓解后生活质量明显提高，考虑到患者贫血，一般情况欠佳，且患者明确表示不接受化疗等抗肿瘤治疗，最后调整为盐酸吗啡缓释片 130 mg q12h 居家镇痛处理，于 2019 年 10 月 28 日出院（图 3-10-2）。

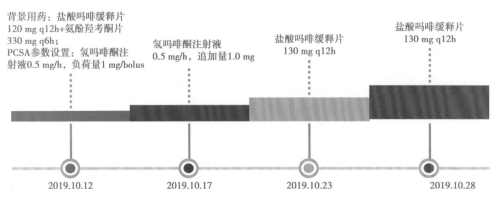

图 3-10-2　治疗时间轴线图

六、治疗结果、随访及转归

截至 2022 年 2 月 23 日患者仍存活，目前口服盐酸吗啡缓释片 140 mg q12h 联合氨酚羟考酮片 330 mg q6h 止痛治疗中，疼痛控制可，至 2022 年 2 月患者 OS 长达 8 年以上。

第二节　案例诊疗体会

癌痛是癌症患者的常见症状，可能来源于肿瘤原发灶及其转移灶，也可能来源于手术、化放疗、靶向治疗等抗肿瘤治疗，但肿瘤本身因素导致癌痛较常见，尤其晚期癌症患者发生癌痛的比例较高，可达 80%。WHO 三阶梯镇痛原则是针对癌痛治疗的基本原则，但经过规范化的癌痛治疗，仍有少部分患者疼痛无法控制或副反应不能耐受而成为难治性癌症疼痛，严重影响患者生活质量，并导致患者抗拒抗癌治疗。目前针对难治性癌痛，相关指南及专家共识推荐使用微创介入的手段，其中包括鞘内药物输注（Intrathecal Drug Delivery System，IDDS）、PCA 泵等。PCA 技术是患者根据自身疼痛程度，自行控制给予预设镇痛药物剂量动态控制癌痛的一种控制手段，对难治性癌痛的效果较好，其使用皮下或静脉途径，起效快，能迅速缓解患者疼痛。相对于 IDDS，PCA 镇痛费用低、发生感染的风险较小，并可随时调整背景剂量及负荷剂量，在提高癌痛控制水平及患者生活质量的同时，可减轻医护人员的工作量。盐酸氢吗啡酮属于强阿片类药物，其作用强度是吗啡的 5~8 倍，呼吸抑制、恶心呕吐等副作用少于吗啡，目前国内外相关指南及专家共识均推荐盐酸氢吗啡酮作为难治性癌痛的首选阿片类药物之一。

该患者为宫颈癌伴骨转移，经过放疗、化疗治疗，疼痛逐渐加重，每日服用盐酸吗啡缓释片剂量达到了 240 mg 仍然控制不佳，更换为盐酸氢吗啡酮注射液 PCSA 镇痛治疗后疼痛明显缓解。肿瘤骨转移引起的疼痛的主要机制包括肿瘤细胞分泌肿瘤坏死因子、前列腺素等细胞因子诱发疼痛，也可以由肿瘤细胞直接浸润骨髓、骨膜中的感觉神经和交感神经，引起神经病理性疼痛。针对骨转移导致的癌痛，可以采用的手段包括放射治疗、双膦酸盐以及放射性核素治疗等。该患者病程中已经采用了上述治疗手段，疼痛仍然控制不佳，考虑疼痛机制可能为肿瘤侵犯骨髓或骨膜相关的神经引起的神经病理性疼痛，口服较大剂量盐酸吗啡缓释片效果不佳，考虑阿片耐受，即患者对口服阿片药物的敏感性下降，但改变给药途径和更换阿片类药物后，患者再次恢复了对盐酸吗啡缓释片的敏感性，且维持时间 2 年余，因此，PCA 镇痛技术可用于口服阿片类药物效果不佳的难治性癌痛患者。

（王思维）

案例 11
盐酸氢吗啡酮注射液自控镇痛技术
在晚期卵巢癌姑息治疗中的应用

摘要

病史摘要 患者女性，48岁，因"'卵巢高级别浆液性腺癌'术后2年余，腰背痛1周"就诊。完善相关检查明确诊断为：①卵巢高级别浆液性腺癌 rTxNxM1b Ⅳ B 期（左锁骨上淋巴结）；②癌症疼痛（神经病理性疼痛）；③2型糖尿病；④轻度贫血；⑤低蛋白血症。患者主要症状为腰背部疼痛不适，伴乏力、纳差，情绪焦虑，口服盐酸吗啡缓释片 10 mg q12h 镇痛效果欠佳，NRS 评分 4~5 分，来我科后更换为盐酸氢吗啡酮注射液 PCSA 快速镇痛治疗，通过剂量调整获得满意镇痛效果，患者生活质量显著提高，为后续抗肿瘤治疗创造了机会。

症状体征 KPS 评分 80 分，NRS 评分 4 分，左锁骨上淋巴结肿大明显，大小约 3.0 cm × 3.0 cm；外阴阴性；阴道通畅；残端未见新生物；盆腔未扪及明显包块。

诊断方法 影像学、组织及分子病理学。

治疗方法 PCA 镇痛、姑息对症处理。

临床转归 患者疼痛症状明显减轻，经营养支持等对症处理后生活质量得以提高，使后续抗肿瘤方案的实施成为可能。

适合阅读人群 肿瘤科；缓和医疗科；疼痛科；营养科。

关键词 癌症疼痛；卵巢癌；氢吗啡酮；PCSA。

<h1 style="text-align:center">第一节　临床资料</h1>

一、一般资料

　　患者女性，48 岁，因"'卵巢高级别浆液性腺癌'术后 2 年余，腰背痛 1 周"就诊。2 年余前，患者发现盆腔包块于外院行腹腔镜下卵巢恶性肿瘤减灭术（全子宫 + 双侧附件 + 大网膜部分切除术 + 右盆腔淋巴结清扫 + 左侧盆腔淋巴结活检术 + 腹主动脉区域淋巴切除 + 盆腔、肠、输尿管粘连松解术），术后病检示右卵巢高级别浆液性腺癌；术后分期为右卵巢高级别浆液性腺癌 II 期，给予 TP 方案静脉化疗 6 程。2018 年 10 月复查 PET–CT 示平腰第 2、3 椎体水平腹主动脉旁少许肿大淋巴结影，代谢活性增高，考虑转移。于 2018 年 10 月 25 日行腹腔镜下腹主动脉区域病灶切除术 + 左卵巢骨盆漏斗韧带切除 + 腹膜病灶切除 + 肿瘤细胞减灭术，术后病检示左右腹主动脉旁淋巴结见癌转移（1/1，4/6），余组织未见。术后血 CA125 转阴。术后给予 TC（多西他赛注射液 + 注射用卡铂）静脉化疗 4 程，2019 年 4 月发现 CA125 升高，遂行注射用白蛋白结合型紫杉醇静脉化疗 4 程，治疗结束后，自行口服奥拉帕利片 400 mg bid，口服至 2020 年 3 月。2020 年 3 月再次出现 CA125 升高，2020 年 5 月 8 日 CA125 88.60 U/mL；全身 PET–CT 示：①卵巢癌术后改变；②腹主动脉旁多发肿大淋巴结（腹主动脉旁见多发肿大淋巴结，较大者约 2.4 cm × 3.9 cm），代谢增高，考虑为转移。行注射用白蛋白结合型紫杉醇 + 贝伐珠单抗注射液静脉化疗 2 程，注射用白蛋白结合型紫杉醇静脉化疗 1 程。CA125 先下降后上升，2020 年 7 月复查 CA125 110.80 U/mL，于 I 期临床试验输注盐酸多柔比星脂质体注射液 2 程化疗，于 2020 年 9 月行注射用托泊替康静脉化疗 5 天，拒绝颈部淋巴结放疗。于 2020 年 10 月 26 日行左锁骨下动脉灌注化疗，用药为注射用白蛋白结合型紫杉醇 300 mg+ 注射用环磷酰胺 300 mg。治疗后 CA125 较前明显升高，2020 年 11 月 20—24 日再次返院行注射用托泊替康静脉化疗 5 天。2020 年 12 月 14 日再次返院，拟再行化疗，患者拒绝化疗自动出院。2020 年 12 月 20 日签署知情同意参加"PD–1 抗体 F520 对晚期肿瘤患者的安全性及耐受性的 I 期临床研究"。1 周以来，患者出现右侧腰背部胀痛，口服盐酸吗啡缓释片 10 mg q12h 后疼痛控制欠佳，伴恶心、纳差、情绪焦虑。现以"卵巢恶性肿瘤"于 2020 年 12 月 28 日收住入院。

二、体格检查

KPS 评分 80 分，NRS 评分 4 分，左锁骨上淋巴结肿大明显，大小约 3.0 cm×3.0 cm；外阴阴性；阴道通畅；残端未见新生物；盆腔未扪及明显包块。

三、辅助检查

（一）胸腹部 CT

胸腹部 CT（与本院 2020 年 11 月 17 日片比较）示子宫术后改变。右肺尖少许慢性炎性病变；较前变化不明显。左肺下叶磨玻璃影，炎性？右肺中叶结节；较前无明显变化。双侧胸膜略增厚，较前相仿。左侧腋窝、左侧锁骨上肿大淋巴结，较前稍增大。右肾低密度结节，错构瘤可能。右肾上腺增粗。腹腔内、腹膜后及双侧髂总血管旁多枚淋巴结，部分融合，较前变化不大（前片未行增强，对比欠佳）（图 3-11-1）。

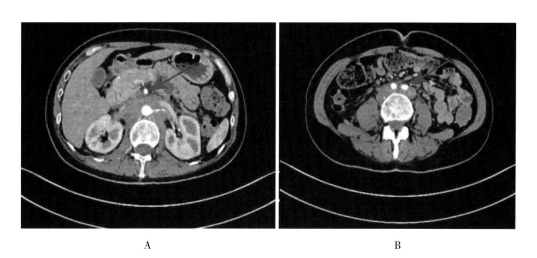

A　　　　　　　　　　　　　　　　　　B

图 3-11-1　2020 年 12 月 21 日胸腹部 CT

（二）病理及免疫组化

病理会诊示：（右卵巢切片）高级别浆液性癌；左右宫旁、骶韧带、大网膜、子宫内膜、宫颈、右输卵管及左附件未见肿瘤累及；淋巴结未见癌转移（0/31）。原单位免疫组化切片示 WT-1（＋），AFP（－），α-inhibin（－），ER（灶＋），PR（－），CD99（－），CK（＋），CD56（散在＋），CK7（＋），CA125（＋），CK20（－），Ki-67（75%＋）。

左、右腹主动脉旁淋巴结（1/1，4/6）；腹膜病灶纤维增生及淋巴结（0/3）未见癌累及；左侧骨盆漏斗韧带残端未见癌组织。原单位免疫组化切片示：CA125（＋），WT-1（＋），

CK（+），CK7（+），CK20（-），P53（-），Ki-67（55%+），P16（+），CR（-），α-inhibin（-），P504S（-），NapsinA（-），ER（15%+），GATA3（+），P63（+），UP-3（-），PR（-），Pax8（+），EMA（+）（图 3-11-2）。

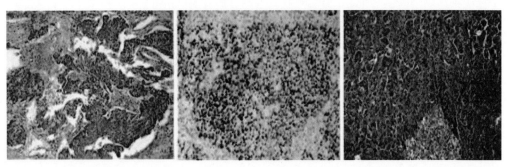

图 3-11-2　2019 年 4 月 30 日免疫组化（HE×200）

（三）基因检测

妇科肿瘤 1021 基因检测诊断结果示：①检出变异：检出 0 个体细胞相关基因突变，检出 1 个遗传性肿瘤相关的疑似致病突变，建议加做家系检测；②靶向药物：检测出 BRCA1 基因变异，针对该变异的患者存在可能敏感的靶向药有 Niraparib、奥拉帕利、Rucaparib；③该患者 MSI 结果为不符合 MSI 评估条件（MSI-U）；④ TMB 结果为不符合 TMB 评估条件（TMB-U）（图 3-11-3）。

分 子 病 理 实 验 室
妇科肿瘤1021基因检测报告

结果分析：

检测内容	检测结果	靶向药物（供参考）
肿瘤突变负荷（TMB）	不符合TMB评估条件（TMB-U）	--
MSI	不符合MSI评估条件（MSI-U）	--
其他：	BRCA1基因 杂合 疑似致病变异	针对该变异的患者存在可能敏感的靶向药：Niraparib、奥拉帕利、Rucaparib
林奇相关基因：MLH1，MSH2，MSH6，PMS2，EPCAM，APC.MUTYH，	未检测出相关致病突变	--
质控数据		
组织类型	目标区域平均深度	
肿瘤组织	/	
Germline对照	1150X	

备注：
1. 检测结果与采集的标本病变（靶组织）比例有关，靶组织含量过低可能出现假阴性。
2. 本报告仅对所检测标本负责，检测结果的解释及建议基于当前的科学研究水平，仅供临床医师参考，勿作他用。
3. 本检测只检测上述与实体性肿瘤密切相关的508个基因编码区及部分内含子区以及13个区域的MSI，不排除受检者携带检测列表以外的突变位点。
4. 本检测方法可检出突变频率1%以上的特定基因变异。

检测结论以及建议：
1. 检出变异：共检出0个体细胞相关基因突变，检出1个遗传性肿瘤相关的疑似致病突变，建议加做家系检测。
2. 靶向药物：本检测检测出BRCA1基因变异，针对该变异的患者存在可能敏感的靶向药：Niraparib、奥拉帕利、Rucaparib。
3. 该患者MSI结果为：不符合MSI评估条件（MSI-U）
4. TMB结果为：不符合TMB评估条件（TMB-U）

图 3-11-3　2020 年 6 月 2 日妇科肿瘤 1021 基因检测诊断结果

四、诊断

（1）卵巢高级别浆液性腺癌 rTxNxM1b Ⅳ B 期（左锁骨上淋巴结）；

（2）癌症疼痛（神经病理性疼痛）。

五、治疗

患者卵巢恶性肿瘤诊断明确，有明确的病理学、影像学诊断依据，病程中接受肿瘤减灭术，多周期多方案化疗，并参加临床研究。目前患者病情进展，主要表现为腰背部疼痛，NRS 评分 5~6 分，予口服盐酸吗啡缓释片 10 mg q12h，疼痛控制欠佳，且恶心症状明显，遂予以盐酸氢吗啡酮注射液 PCA 镇痛 0.1 mg/h 持续皮下注射，PCA 负荷量 0.4 mg/bolus，锁定时间 30 分钟。第 1 天患者疼痛较前有好转，NRS 评分降至 4~5 分，爆发痛 5 次 / 天，第 2 天调整为 0.2 mg/h 持续皮下注射，PCA 负荷量 1.0 mg/bolus，锁定时间 30 分钟。无恶心、呕吐，情绪平稳，睡眠较前明显改善，未出现呼吸抑制、意识障碍等情况，生命体征正常。后续患者接受肠内营养制剂口服治疗，一般情况明显好转，生活质量得以提高。患者出院前更换为芬太尼透皮贴剂 4.2 mg q72h，疼痛控制平稳，NRS 评分 3 分以下（图 3-11-4）。

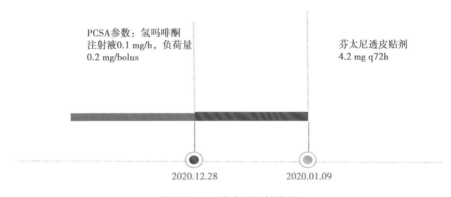

图 3-11-4　治疗时间轴线图

六、治疗结果、随访及转归

患者于我院接受规范镇痛、营养支持治疗后，返回我院妇瘤科接受"PD-1"相关临床研究。患者目前总生存时间 4 年余，随访中。

第二节　案例诊疗体会

　　2017 年中国抗癌协会癌症康复与姑息治疗专业委员会难治性癌痛学组发布了国内外首部《难治性癌痛专家共识（2017 年版）》（以下简称"共识"），以学科交叉的方式整合了阿片类镇痛药物、辅助镇痛药物、微创介入治疗技术。该共识推荐的患者自控镇痛泵技术作为一种重要的微创介入治疗技术，其适应证包括癌痛患者阿片类药物的剂量滴定、爆发痛频繁的癌痛患者、存在吞咽困难或胃肠道功能障碍的癌痛患者等。本例患者为晚期卵巢恶性肿瘤，伴癌症疼痛，院外口服盐酸吗啡缓释片效果欠佳，爆发痛频繁，出现恶心、纳差等消化道反应，且因对病情担忧，患者焦虑情绪明显。患者入院后接受盐酸氢吗啡酮注射液 PCSA 镇痛，符合适应证范围。我科医疗团队通过密切观察、评估后调整到合适的镇痛剂量，疼痛控制良好，情绪平稳，睡眠质量提高，遂在患者出院前更换为芬太尼透皮贴剂 4.2 mg q72h，NRS 评分 3 分以下。患者后续返回我院妇瘤科接受"PD-1"相关临床研究。

　　晚期恶性肿瘤合并癌症疼痛的患者，常伴随焦虑抑郁及睡眠障碍。μ 和 κ 受体与阿片类药物的减轻压力作用有关，盐酸氢吗啡酮可减弱皮质醇对压力的反应，在镇痛的同时缓解焦虑、发挥安眠作用。此外还有研究发现，与吗啡、舒芬太尼相比，盐酸氢吗啡酮可以显著改善患者的情绪，认为可能与其兴奋 δ 受体引起的抗焦虑和抗抑郁作用有关，但在急性自杀干预领域尚缺乏阿片类药物相关的临床试验。

　　盐酸氢吗啡酮注射液 PCSA 可在晚期恶性肿瘤患者癌痛控制欠佳且合并明显的情绪、睡眠问题时给予快速镇痛、安眠、缓解焦虑的作用，为无创镇痛方案的实施发挥桥接作用，也为患者赢得后续抗肿瘤治疗及入组临床研究的机会。

（刘师宏）

案例 12
皮下自控镇痛技术与静脉自控镇痛技术之间转换治疗前列腺癌伴难治性癌痛患者中的实践

📶 摘要

病史摘要　患者男性，62 岁，因"'前列腺癌' 1 年余，全身胀痛 1 月余"就诊，完善相关检查明确诊断为：①前列腺癌 Ⅳ 期 cT4N1M1（骨、锁骨上淋巴结，纵隔淋巴结）；②难治性癌痛（混合性疼痛、骨转移性疼痛）；③重度营养不良。治疗上予以快速镇痛治疗，抗感染，减轻患者痛苦，辅以营养支持，择期行骨转移灶减症放疗，最终达到提高患者生活质量及延长生存期的治疗目的。

症状体征　全身胀痛，腰骶部、左侧胸壁明显；疼痛面容；生命体征平稳；双肺呼吸音粗。

诊断方法　影像学、组织病理学。

治疗方法　快速镇痛、双膦酸盐治疗、营养支持、抗感染治疗。

临床转归　患者疼痛明显减轻，更换合适剂量盐酸吗啡缓释片治疗。

适合阅读人群　老年肿瘤科；缓和医疗科；疼痛科；营养科；泌尿肿瘤科。

关键词　癌症疼痛；骨转移性疼痛；PCSA；前列腺癌。

第一节　临床资料

一、一般资料

患者，男性，62 岁，因"发现 PSA 升高 1 周"于 2020 年 1 月就诊重庆市某三甲医院，完善前列腺活检病理示前列腺癌，Gleason 评分 5+5=10 分，其后予以醋酸戈舍瑞林缓释植入剂内分泌治疗。2020 年 7 月，患者于我院泌尿外科治疗，完善相关检查诊断为前列腺癌 cT4N1M1，予以前列腺病灶姑息放疗（IMRT DT 50 Gy/25 F），继续予以醋酸戈舍瑞林缓释植入剂内分泌治疗 + 口服氟他胺片治疗，门诊随访 PSA 进行性升高。2021 年 2 月，患者无明显诱因出现全身骨痛再次就诊于我院泌尿外科，完善胸腹盆腔 CT 等检查提示病情进展，全身多处骨转移，继续给予醋酸戈舍瑞林缓释植入剂治疗，同期分别于 2021 年 2 月 25 日、2021 年 3 月 19 日、2021 年 4 月 8 日给予单药多西他赛注射液（130 mg）化疗 3 周期。1 月余前，患者感全身胀痛逐渐加重，尤以腰骶部、左侧胸壁明显，目前口服盐酸吗啡缓释片 120 mg q12h 止痛控制不佳，NRS 评分 4~5 分，为求疼痛治疗于 2021 年 4 月 16 日就诊我科收住入院。

二、体格检查

KPS 评分 70 分，NRS 评分 4~5 分。生命体征平稳。疼痛面容。双肺呼吸音粗，未闻及干湿啰音。

三、辅助检查

（一）血常规检查

血常规检查如图 3-12-1 所示。

（二）肝肾糖电心肌酶肌钙蛋白

肝肾糖电心肌酶肌钙蛋白如图 3-12-2 所示。

（三）痰培养

痰培养如图 3-12-3 所示。

	项目名称	结果	参考值	单位		项目名称	结果	参考值	单位
1	红细胞形态	未见异常	未见异常		16	中性粒细胞百分比	74.70	40-75	%
					17	嗜酸细胞百分比	0.80	0.4-8.0	%
2	白细胞形态	未见异常	未见异常		18	嗜碱细胞百分比	0.60	0-1	%
					19	淋巴细胞绝对值	0.64 ↓	1.1-3.2	10^9/L
3	红细胞(HR)	2.94 ↓	4.3-5.8	10^12/L	20	单核细胞绝对值	0.62 ↑	0.1-0.6	10^9/L
4	血红蛋白(HR)	94.00 ↓	130-175	g/L	21	中性粒细胞绝对值	3.94	1.8-6.3	10^9/L
5	平均红细胞体积(HR)	96.60	82-100	fL	22	嗜酸细胞绝对值	0.04	0.02-0.52	10^9/L
6	平均红细胞血红蛋白量(HR)	32.00	27-34	pg	23	嗜碱细胞绝对值	0.03	0-0.06	10^9/L
7	平均红细胞血红蛋白浓度(HR)	331.00	316-354	g/L	24	血小板(HR)	305.00	125-350	10^9/L
8	红细胞分布宽度变异系数	13.00	11.9-14.5	%	25	大血小板比率	35.80	19.1-47	%
9	红细胞压积(HR)	0.28 ↓	0.40-0.50	L/L	26	血小板压积	0.34	0.16-0.38	L/L
10	红细胞分布宽度标准差	45.70	39-53.9	%	27	血小板平均体积	11.30	9.4-12.6	fL
11	有核红细胞	0.00	0.00-0.00	*10^9/L	28	血小板分布宽度	13.40	9.8-16.2	fL
12	有核红细胞百分比	0.00	0.00-0.00	/100WBC	29	labman 自动验证	UNACCEPT		10^9/L
13	白细胞(HR)	5.27	3.5-9.5	10^9/L					
14	淋巴细胞百分比	12.10 ↓	20-50	%					
15	单核细胞百分比	11.80 ↑	3-10	%					

图 3-12-1　2021 年 4 月 17 日血常规检查

	项目名称	结果	参考值	单位		项目名称	结果	参考值	单位
1	谷丙转氨酶(HR)	13.00	9.00-50.00	U/L	23	β2-微球蛋白	6.90 ↑	1.30-3.00	mg/L
2	谷草转氨酶(HR)	68.00 ↑	15.00-40.00	U/L	24	视黄醇结合蛋白	48.40	25.00-70.00	mg/L
3	总蛋白(HR)	71.70	65.00-85.00	g/L	25	单项补体测定(血 C1q)	236.10 ↑	159.00-233.00	mg/L
4	白蛋白(HR)	37.00 ↓	40.00-55.00	g/L	26	葡萄糖(HR)	4.25	3.90-6.10	mmol/L
5	球蛋白	34.70	20.00-40.00	g/L	27	钠	134.30 ↓	137.00-147.00	mmol/L
6	前白蛋白	174.00 ↓	200.00-430.00	mg/L	28	钾	4.30	3.50-5.30	mmol/L
7	总胆汁酸	9.70	0.00-12.00	μmol/L	29	氯	97.90 ↓	99.00-110.00	mmol/L
8	胆酸	2.02	0.00-2.70	mg/L	30	钙	2.47	2.11-2.52	mmol/L
9	总胆红素	7.96	2.00-20.00	μmol/L	31	磷	1.29	0.85-1.51	mmol/L
10	直接胆红素	2.98	0.00-6.84	μmol/L	32	镁	0.93	0.75-1.02	mmol/L
11	间接胆红素	4.98	0.00-19.00	μmol/L	33	铁	7.73 ↓	10.60-36.70	umol/L
12	腺苷脱氨酶	19.00 ↑	4.00-18.00	U/L	34	二氧化碳结合力	22.20	22.00-29.00	mmol/L
13	α-L-岩藻糖苷酶	37.20	0.00-40.00	U/L	35	同型半胱氨酸	23.50 ↑	0.00-20.00	umol/L
14	γ氨酰转肽酶(HR)	26.00	10.00-60.00	U/L	36	肌酸激酶(HR)	130.00	50.00-310.00	U/L
15	碱性磷酸酶(HR)	118.00	45.00-125.00	U/L	37	CK 同工酶(发光法质量)(HR)	0.84	<4.87	ug/L
16	5'-核苷酸酶	2.00	0.00-11.00	U/L					
17	单胺氧化酶	4.80	0.00-11.00	U/L	38	乳酸脱氢酶(HR)	1308.00 ↑	120.00-250.00	U/L
18	血氨	30.80	18.00-72.00	μmol/L	39	α羟丁酸脱氢酶	984.00 ↑	72.00-182.00	U/L
19	尿素(HR)	6.80	2.85-8.20	mmol/L	40	缺血修饰性白蛋白	74.00	0.00-85.00	U/ml
20	肌酐(HR)	68.10	35.00-97.00	μmol/L	41	超敏肌钙蛋白 I	<0.01 ↓	0.02-0.06	ug/L
21	尿酸(HR)	292.70	0.00-416.00	μmol/L	42	超敏肌钙蛋白 T	11.13	<14.00	ng/L
22	胱抑素 C	2.10 ↑	0.51-1.09	mg/L	43	肌红蛋白	75.06 ↑	28.00-72.00	ug/L

图 3-12-2　2021 年 4 月 17 日肝肾糖电心肌酶肌钙蛋白

（四）肿瘤标记物

肿瘤标记物如图 3-12-4 所示。

（五）盆腔弥散加权 MRI

盆腔弥散加权 MRI 示：前列腺及双侧精囊腺正常结构未见显示，该区域不规则肿块影（约 9.2 cm×7.7 cm×10.4 cm），符合"前列腺癌"影像改变，伴尿道侵犯；盆腔内多发结节、肿块（较大者位于左侧髂血管旁，大小约 5.3 cm×3.9 cm），考虑转移；左侧腹股沟区淋巴结显示；所示骨盆多发骨质信号异常，考虑转移（图 3-12-5）。

微生物鉴定结果：

流感嗜血杆菌

抗菌药物鉴定结果： 法药敏试验

	抗生素		结果	敏感度		抗生素		结果	敏感度
1	氨苄西林		20	I	4	左旋氧氟沙星		34	S
2	氨苄西林/舒巴坦		20	S	5	复方新诺明		30	S
3	头孢曲松		30	S	6	阿奇霉素		20	S

图 3-12-3　2021 年 4 月 24 日痰培养

	项目名称	结果	参考值	单位		项目名称	结果	参考值	单位
1	糖类抗原 242	3.56	0-20.00	IU/ml	7	甲胎蛋白	4.10	0-7.0	ng/ml
2	糖类抗原 50	7.12	0-25.00	IU/ml	8	糖抗原 125	4.70	0-15.0	U/ml
3	糖类抗原 724	4.07	0-6.00	IU/ml	9	糖抗原 199	11.23	0-34.0	U/ml
4	神经元特异性烯醇化酶	136.80 ↑	0-6.00	ng/ml	10	总前列腺特异性抗原	17.757 ↑	0-4.00	ng/ml
5	细胞角蛋白十九片段	3.61 ↑	0-3.3	ng/ml	11	游离前列腺特异性抗原	4.912 ↑	0-0.50	ng/ml
6	癌胚抗原	1.42	0-5.00	ng/ml					

图 3-12-4　2020 年 7 月 4 日肿瘤标记物

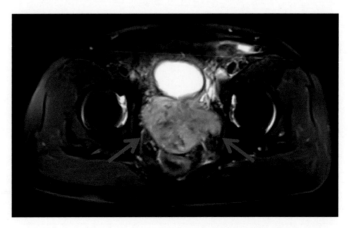

图 3-12-5　2020 年 7 月 3 日盆腔弥散加权 MRI

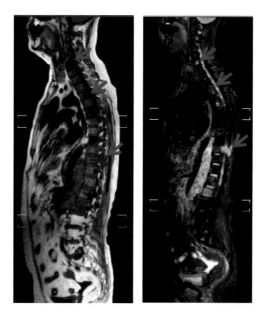

图 3-12-6　2021 年 4 月 20 日全脊柱 MRI

（六）全脊柱 MRI

全脊柱 MRI 示：①颈胸腰椎及骶骨骨质信号异常，伴部分软组织肿块形成，考虑为骨转移可能，伴邻近结构受侵可能；② C2-6、L2-5 各椎间盘突出可能；③扫及双侧部分肋骨、肩胛骨、双侧髋骨及左侧股骨上段骨质信号异常，考虑为骨转移可能（图3-12-6）。

四、诊断

（1）前列腺癌 Ⅳ 期 cT4N1M1（骨、锁骨上淋巴结，纵隔淋巴结）；

（2）难治性癌痛（混合性疼痛、骨转移性疼痛）；

（3）重度营养不良。

五、治疗

患者为前列腺癌内分泌治疗后病情进展出现广泛骨转移的晚期癌症病人，且为转移性去势抵抗性前列腺癌，合并癌症疼痛，此次就诊前已行去势 + 内分泌治疗、前列腺癌放疗、多周期姑息性化疗，骨转移病情控制不佳，骨转移灶进展明显，全身骨痛进行性加重。患者此次因疼痛控制不佳入院，且院外口服盐酸吗啡缓释片 240 mg q24h，疼痛仍进行性加重，入院时疼痛处于中度癌痛范畴，入院后完善血液学及影像学等检查，充分评估基线水平，明确疼痛病因，结合影像学表现明确为因椎体转移灶所引起的癌痛病，故综合诊断为：①前列腺癌 Ⅳ期 cT4N1M1（骨、锁骨上淋巴结、纵隔淋巴结）；②难治性癌痛（混合性疼痛、骨转移性疼痛）；③重度营养不良。鉴于患者院外已长时间使用强阿片类药物治疗史，为阿片类耐受患者，单纯阿片类药物增量疼痛缓解不明显，故属于难治性癌痛诊治范畴，根据《难治性癌痛专家共识（2017 年版）》治疗建议及患者治疗意愿（不考虑有创性诊疗），经医疗组讨论后果断介入皮下自控镇痛（PCSA）技术。按照药物等量换算关系及药物轮替初始治疗原则，初始予以盐酸氢吗啡酮注射液 0.6 mg/h 持续皮下注射，PCA 负荷量 1.4 mg/bolus，锁定时间 30 分钟，同时动态监测患者生命体征、疼痛评分、爆发痛及不良反应情况。最终，根据动态监测结果，给予盐酸氢吗啡酮注射液 1.0 mg/h 持续皮下注射，PCA 负荷量 2.0 mg/bolus，锁定时间 30 分钟，但经上述调整后，患者疼痛仍控制不佳，爆发痛频繁，结合患者治疗意愿，最终调整为静脉自控镇痛（PCIA）为盐酸氢吗啡酮注射液 1.5 mg/h 持续静脉注射，PCA 负荷量 2.0 mg/bolus，锁定时间 30 分钟，疼痛得到良好控制。在患者药物控制癌痛期间，医疗组结合患者影像学表现及癌痛病因，经多学科会诊后，拟行胸第 10 椎体转移灶减症放疗，同时予以双膦酸盐抑制骨破坏、加巴喷丁胶囊治疗神经痛及肠内营养治疗，但鉴于患者住院期间合并流感嗜血杆菌性肺炎，待感染控制后实施减症放疗，患者选择出院休养，择日返院放疗，于 2021 年 4 月 29 日更换为盐酸吗啡缓释片 180 mg q12h 居家镇痛处理，患者满意出院。

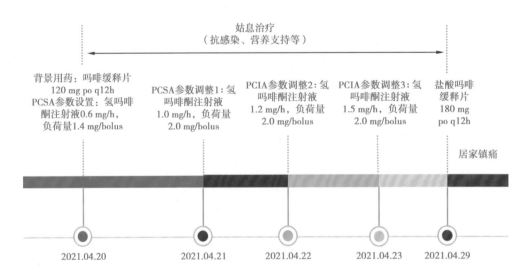

图 3-12-7 治疗时间轴线图

六、治疗结果、随访及转归

该例难治性癌痛患者初期经过 PCSA 的转换治疗后未获得满意镇痛，继续增加剂量可能导致皮下硬结形成而影响药物吸收及镇痛效果，遂调整为 PCIA 治疗后得以成功镇痛，后续拟行转移灶减症放疗。因患者感染初愈，自觉即刻放疗耐受性差，要求暂缓放疗，更换为盐酸吗啡缓释片居家镇痛治疗，提高了患者的生活质量，患者满意出院（图 3-12-7）。

第二节　案例诊疗体会

前列腺癌是老年男性泌尿生殖系统常见的恶性肿瘤之一，在我国男性中其发病率和死亡率分别位列第 6 和第 7 位。既往流行病学调查显示，我国前列腺癌初诊时疾病以中晚期患者居多，临床局限性病例仅为 30%，导致我国前列腺癌患者的总体预后较差。前列腺癌起病隐匿，早期多无明显临床症状，确诊时往往已发生转移，最常见的转移部位是骨，确诊前列腺癌骨转移后的中位生存期为 3~5 年。超过 70% 的晚期前列腺癌患者会发生骨相关事件，主要包括病理性骨折、骨痛、活动受限、脊髓受压和高钙血症等，进而导致骨转移患者的行动能力丧失以及生活质量的严重下降。放疗是前列腺癌骨转移的主要治疗方法之一，能够迅速缓解大部分骨转移灶引起的疼痛。目前认为前列腺癌骨转移放疗指征有：①躯干承重骨发生骨转移的无症状者可预防照射，降低承重骨骨折的风险；②非承重骨骨转移有疼痛或其他症状者可尽早开始放射治疗。

针对前列腺癌疼痛的药物治疗，目前仍然遵循世界卫生组织癌症疼痛治疗的基本原则，但仍有部分患者存在难以控制的疼痛，演变成难治性癌痛。根据 NCCN 指南、ESMO 指南及我国《难治性癌痛专家共识（2017 年版）》，针对难治性癌痛可予以自控镇痛技术。PCA 技术是一种由患者根据自身疼痛的剧烈程度自己控制给予预设剂量镇痛药物的镇痛方法。通过胃肠外途径，例如静脉和皮下，PCA 给药及时、起效迅速。目前，基于其高效、良好的安全性，盐酸氢吗啡酮注射液已被推荐为 PCA 常用的强阿片类药物。

系统回顾该病例资料可以判定其为去势抵抗型前列腺癌患者，且既往研究表明前列腺癌骨转移患者一旦发展成去势抵抗型前列腺癌，其中位生存时间只有 2 年，是该类患者的主要死因。因此，去势抵抗型前列腺癌骨转移患者控制骨转移、预防骨相关事件成为临床诊疗的重点。此前，一项系统评价阿片类药物替代途径治疗中重度癌痛的结果显示，皮下和静脉途径二者之间没有差异，并证实二者都是可行、有效和安全的。该例患者 PCSA 与 PCIA 之间的切换是基于患者当时疼痛状态下继续增加皮下泵入剂量及频繁自控镇痛可导致皮下硬结，进而出现皮下药物吸收能力下降、影响疼痛效果，而静脉自控镇痛技术（PCIA）明显优于皮下自控镇痛技术（PCSA）。该案例在 PCSA 与 PCIA 之间的转换，最终成功镇痛，也为一些无法实施鞘内自控镇痛技术、经济条件有限或自身条件受限等因素影响的患者提供了比较成功的治疗模式。

（杨列军）

案例 13
皮下自控镇痛技术在治疗软腭恶性肿瘤伴难治性癌痛患者中的实践

📶 摘要

　　病史摘要　患者男性，56 岁，因"'右软腭癌' 1 年余，咽痛 3 月余"就诊，完善相关检查明确诊断为：①右软腭低分化鳞癌 Ⅳ A 期 rT4N1M0；②难治性癌痛（躯体痛）；③口腔感染；④放射性口腔黏膜炎；⑤重度营养不良。治疗上予以快速镇痛治疗，减轻患者痛苦，辅以抗感染、口腔护理、营养支持，最终达到提高患者生活质量及延长生存期的治疗目的。

　　症状体征　咽喉部疼痛不适，咬合时疼痛明显，伴吞咽梗阻、吞咽疼痛不适。张口受限，开口度 3 指；右侧软腭呈放疗后改变，局部可见 1 cm × 1 cm 空洞状改变，悬雍垂居中，咽反射存在，口咽部可见新生肿物，表面附着坏死性分泌物。

　　诊断方法　影像学、组织病理学。

　　治疗方法　快速镇痛、抗感染、口腔护理、营养支持。

　　临床转归　患者疼痛明显减轻，更换合适剂量盐酸吗啡缓释片居家治疗。

　　适合阅读人群　肿瘤科；缓和医疗科；疼痛科；营养科；头颈肿瘤科。

　　关键词　癌症疼痛；躯体痛；PCSA；软腭恶性肿瘤。

第一节　临床资料

一、一般资料

患者，男性，56 岁，因"发现口腔肿物 1 月余"于 2020 年 3 月 17 日就诊我院，入院完善口咽部 MRI 示：①口咽右侧壁、扁桃体及软腭区不规则增厚、局部软组织肿块，考虑为恶性肿瘤性病变可能；②双侧颈部 Ⅰ—Ⅳ区淋巴结显示、部分肿大，请随诊。PET-CT 示：①口咽右侧壁占位，代谢增高，考虑恶性肿瘤性病变；②双侧颈部多发淋巴结显示，代谢增高，考虑反应性增生可能，请结合临床除外其他。活检病理示（口腔肿物活检）低分化癌，考虑低分化鳞状细胞癌，但黏液表皮样癌及皮脂腺癌尚不能完全除外。最后结果待完整切除肿瘤后确定。免疫组化结果：CK-L（35β H11）（灶状 +），CK-pan（+），CK5/6（++），P63（+），P40（+），P16（－），Calponin（－），CEA（灶状 +），S-100（－），SMA（血管 +），DOG1（－），CD117（－），Ki-67（60%+）。结合患者影像学表现及病理学依据，诊断为右软腭低分化鳞癌 ⅣA 期 rT4N1M0，鉴于患者腭部恶性肿瘤侵犯范围广，手术完整切除困难，且化疗耐受差，故于 2020 年 4 月 2 日开始予以软腭肿瘤病灶 + 亚临床病灶及颈部淋巴引流区 IMRT 放疗（6MV-X，IMRT，总剂量拟照：DT 70 Gy），放疗中予以尼妥珠单抗注射液靶向治疗 7 周期，整体放疗顺利完成。2020 年 6 月 29 日，患者再次返院复查鼻咽部及颈部 MRI 后疗效评价为 PR，排除化疗禁忌，分别于 2020 年 7 月 7 日、2020 年 8 月 1 日行 TP（注射用紫杉醇脂质体 + 注射用奈达铂）方案化疗 2 周期，化疗后复查疗效评价为持续 PR。因患者化疗后期耐受性差，未按期返院治疗。2020 年 11 月，患者出现口咽部疼痛不适，自服止痛药物（具体不详）治疗后无明显缓解，2020 年 12 月再次入我院放疗科，完善鼻咽部及颈部 MRI 示（对比 2020 年 8 月 25 日 MRI）：软腭偏右侧及口咽右侧壁增多软组织影，较前范围明显扩大；再次行口腔病灶细针穿刺活检病理示（右侧腭部肿物）查见鳞癌细胞，提示病情复发，患者及家属拒绝行进一步治疗，出院后院外口服中药治疗。院外期间，患者咽喉部疼痛不适持续存在并进行性加重，咬合时疼痛明显，伴吞咽梗阻、吞咽疼痛不适，张口受限，进食流质食物为主，口服盐酸羟考酮缓释片 10 mg q12h+ 氨酚羟考酮片 330 mg q12h 止痛治疗，疼痛控制差，为进一步诊治于 2021 年 2 月 17 日就诊于我科。

二、体格检查

KPS 评分 60 分，NRS 评分 4 分。生命体征平稳。体形消瘦。张口受限，开口度 3 指。右侧软腭区呈放疗后改变，局部可见 1 cm × 1 cm 空洞状改变，悬雍垂居中，咽反射存在，口咽部可见新生肿物，表面附着坏死性分泌物。

三、辅助检查

（一）血常规检查

血常规检查如图 3-13-1、图 3-13-2 所示。

（二）肝肾糖电心肌酶肌钙蛋白

肝肾糖电心肌酶肌钙蛋白如图 3-13-3 所示。

（三）病理及免疫组化

活检病理示（口腔肿物活检）低分化癌，考虑低分化鳞状细胞癌，但黏液表皮样癌及皮脂腺癌尚不能完全除外。最后结果待完整切除肿瘤后确定。免疫组化结果：CK-L

	项目名称	结果		参考值	单位		项目名称	结果		参考值	
1	红细胞形态	未见异常		未见异常		16	中性粒细胞百分比	87.80	↑	40-75	%
						17	嗜酸细胞百分比	1.10		0.4-8.0	%
2	白细胞形态	未见异常		未见异常		18	嗜碱细胞百分比	0.20		0-1	%
						19	淋巴细胞绝对值	0.42	↓	1.1-3.2	10^9/L
3	红细胞(HR)	4.91		4.3-5.8	10^12/L	20	单核细胞绝对值	0.89	↑	0.1-0.6	10^9/L
4	血红蛋白(HR)	121.00	↓	130-175	g/L	21	中性粒细胞绝对值	10.50	↑	1.8-6.3	10^9/L
5	平均红细胞体积(HR)	74.30	↓	82-100	fL	22	嗜酸细胞绝对值	0.13		0.02-0.52	10^9/L
6	平均红细胞血红蛋白量(HR)	24.60	↓	27-34	pg	23	嗜碱细胞绝对值	0.02		0-0.06	10^9/L
						24	血小板(HR)	241.00		125-350	10^9/L
7	平均红细胞血红蛋白浓度(HR)	332.00		316-354	g/L	25	大血小板比率	19.80		19.1-47	%
						26	血小板压积	0.22		0.16-0.38	L/L
8	红细胞分布宽度变异系数	14.10		11.9-14.5	%	27	血小板平均体积	9.30	↓	9.4-12.6	fL
						28	血小板分布宽度	9.10	↓	9.8-16.2	fL
9	红细胞压积(HR)	0.37	↓	0.40-0.50	L/L	29	labman 自动验证	ACCEPT			10^9/L
10	红细胞分布宽度标准差	37.10	↓	39-53.9	%						
11	有核红细胞	0.00		0.00-0.00	*10^9/L						
12	有核红细胞百分比	0.00		0.00-0.00	/100WBC						
13	白细胞(HR)	11.96	↑	3.5-9.5	10^9/L						
14	淋巴细胞百分比	3.50	↓	20-50	%						
15	单核细胞百分比	7.40		3-10	%						

图 3-13-1　2021 年 2 月 17 日血常规检查

	项目名称	结果	参考值	单位		项目名称	结果		参考值	
1	C 反应蛋白	46.18 ↑	0-10	mg/L	16	单核细胞百分比	9.70		3-10	%
2	红细胞形态	未见异常	未见异常		17	中性粒细胞百分比	75.00		40-75	%
					18	嗜酸细胞百分比	2.30		0.4-8.0	%
3	白细胞形态	未见异常	未见异常		19	嗜碱细胞百分比	0.60		0-1	%
					20	淋巴细胞绝对值	0.64	↓	1.1-3.2	10^9/L
4	红细胞(HR)	3.58 ↓	4.3-5.8	10^12/L	21	单核细胞绝对值	0.50		0.1-0.6	10^9/L
5	血红蛋白(HR)	90.00 ↓	130-175	g/L	22	中性粒细胞绝对值	3.88		1.8-6.3	10^9/L
6	平均红细胞体积(HR)	75.70 ↓	82-100	fL	23	嗜酸细胞绝对值	0.12		0.02-0.52	10^9/L
7	平均红细胞血红蛋白量(HR)	25.10 ↓	27-34	pg	24	嗜碱细胞绝对值	0.03		0-0.06	10^9/L
8	平均红细胞血红蛋白浓度(HR)	332.00	316-354	g/L	25	血小板(HR)	213.00		125-350	10^9/L
					26	大血小板比率	23.40		19.1-47	%
9	红细胞分布宽度变异系数	15.00 ↑	11.9-14.5	%	27	血小板压积	0.21		0.16-0.38	L/L
					28	血小板平均体积	10.00		9.4-12.6	fL
10	红细胞压积(HR)	0.27 ↓	0.40-0.50	L/L	29	血小板分布宽度	9.70	↓	9.8-16.2	fL
11	红细胞分布宽度标准差	40.40	39-53.9	%	30	labman 自动验证	ACCEPT			10^9/L
12	有核红细胞	0.00	0.00-0.00	*10^9/L						
13	有核红细胞百分比	0.00	0.00-0.00	/100WBC						
14	白细胞(HR)	5.18	3.5-9.5	10^9/L						
15	淋巴细胞百分比	12.40 ↓	20-50	%						

图 3-13-2　2021 年 2 月 23 日血常规检查

	项目名称	结果		参考值	单位		项目名称	结果		参考值	单位
1	谷丙转氨酶(HR)	17.00		9.00-50.00	U/L	23	β2-微球蛋白	2.90	↑	1.00-2.30	mg/L
2	谷草转氨酶(HR)	20.00		15.00-40.00	U/L	24	视黄醇结合蛋白	11.00	↓	25.00-70.00	mg/L
3	总蛋白(HR)	62.50	↓	65.00-85.00	g/L	25	单项补体测定(血 C1q)	253.90	↑	159.00-233.00	mg/L
4	白蛋白(HR)	31.60	↓	40.00-55.00	g/L	26	葡萄糖(HR)	5.78		3.90-6.10	mmol/L
5	球蛋白	30.90		20.00-40.00	g/L	27	钠	134.10	↓	137.00-147.00	mmol/L
6	前白蛋白	67.00	↓	200.00-430.00	mg/L	28	钾	3.48	↓	3.50-5.30	mmol/L
7	总胆汁酸	1.30		0.00-12.00	μmol/L	29	氯	97.50	↓	99.00-110.00	mmol/L
8	胆酸	0.39		0.00-2.70	mg/L	30	钙	2.45		2.11-2.52	mmol/L
9	总胆红素	10.76		2.00-20.00	μmol/L	31	磷	1.07		0.85-1.51	mmol/L
10	直接胆红素	4.36		0.00-6.84	μmol/L	32	镁	0.76		0.75-1.02	mmol/L
11	间接胆红素	6.40		0.00-19.00	μmol/L	33	铁	5.38	↓	10.60-36.70	umol/L
12	腺苷脱氨酶	10.00		4.00-18.00	U/L	34	二氧化碳结合力	26.30		22.00-29.00	mmol/L
13	α-L-岩藻糖苷酶	17.88		0.00-40.00	U/L	35	同型半胱氨酸	15.00		0.00-20.00	umol/L
14	γ谷氨酰转肽酶(HR)	27.09		10.00-60.00	U/L	36	肌酸激酶(HR)	100.00		50.00-310.00	U/L
15	碱性磷酸酶(HR)	85.00		45.00-125.00	U/L	37	CK 同工酶(发光法质量)	0.34		<4.87	ug/L
16	5`-核苷酸酶	2.00		0.00-11.00	U/L	38	乳酸脱氢酶(HR)	139.00		120.00-250.00	U/L
17	单胺氧化酶	5.81		0.00-11.00	U/L	39	α羟丁酸脱氢酶	102.00		72.00-182.00	U/L
18	血氨	16.30	↓	18.00-72.00	μmol/L	40	缺血修饰性白蛋白	81.20		0.00-85.00	U/ml
19	尿素(HR)	5.50		2.85-8.20	mmol/L	41	超敏肌钙蛋白 I	0.05		0.02-0.06	ug/L
20	肌酐(HR)	53.60		35.00-97.00	μmol/L	42	超敏肌钙蛋白 T	9.02		<14.00	ng/L
21	尿酸(HR)	277.50		0.00-416.00	μmol/L	43	肌红蛋白	49.24		28.00-72.00	ug/L
22	胱抑素 C	1.54	↑	0.51-1.09	mg/L						

图 3-13-3　2021 年 2 月 17 日肝肾糖电心肌酶肌钙蛋白

（35βH11）（灶状＋），CK-pan（＋），CK5/6（＋＋），P63（＋），P40（＋），P16（－），Calponin（－），CEA（灶状＋），S-100（－），SMA（血管＋），DOG1（－），CD117（－），Ki-67（60%＋）。特殊染色：PAS（＋），AB（－）（图 3-13-4）。

（四）鼻咽 + 颈部 MRI

鼻咽 + 颈部 MRI 示：腭偏右侧及口咽右侧壁见增多软组织影，范围约 2.6 cm×2.7 cm，增强明显不均匀强化，周围见压脂高信号；口咽右侧壁、扁桃体区见斑片状异常信号影，边界不清，T1W 呈等信号、T2W 呈稍高信号，T2W 压脂呈高信号，其内信号欠均匀，增强扫描明显强化，周围脂肪间隙稍肿胀，病灶与右侧颈部血管分界清晰，未见明显受累征象。鼻咽壁未见明显增厚，双侧咽隐窝对称。双侧声带未见明显增厚；甲状腺不大，其实质信号未见确切异常。双侧颈部未见明显肿大淋巴结影。扫及区骨质未见明显吸收破坏（图 3-13-5）。

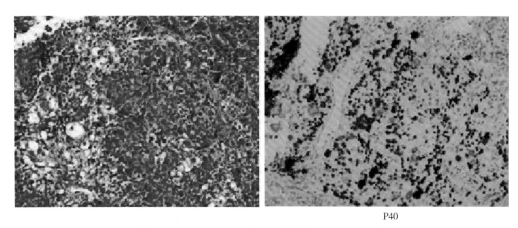

P40

图 3-13-4　2020 年 4 月 1 日活检病理（HE ×100）

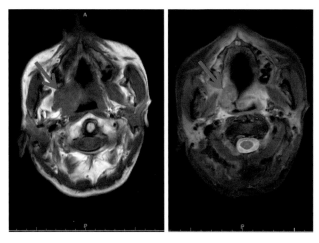

图 3-13-5　2020 年 12 月 8 日鼻咽 + 颈部 MRI

四、诊断

（1）右软腭低分化鳞癌 Ⅳ A 期 rT4N1M0；

（2）难治性癌痛（躯体痛）；

（3）口腔感染；

（4）放射性口腔黏膜炎；

（5）重度营养不良。

五、治疗

　　患者为软腭恶性肿瘤化放疗后局部复发的晚期癌症病人，合并癌症疼痛，已于诊断后予以放化疗治疗，治疗初期控制良好，最佳疗效达 PR，但缓解期短，PFS 仅 8 月，肿瘤复发后放弃后续积极抗肿瘤治疗。此次，患者因咽喉疼痛控制不佳入院，且伴有吞咽梗阻，院外已口服强阿片类药物治疗 2 月余，疼痛程度控制差，入院后完善血液学等检查，充分评估基线水平，明确疼痛病因，结合影像学表现初步评判患者的疼痛来源于口腔肿瘤复发灶，同时合并局部炎症及炎性介质的释放、食物刺激、放射性口腔黏膜炎等多因素加重疼痛程度，最终导致疼痛持续且控制差，故综合诊断为：①右软腭低分化鳞癌 Ⅳ a 期 rT4N1M0；②难治性癌痛（躯体痛）；③口腔感染；④放射性口腔黏膜炎；⑤重度营养不良。鉴于患者院外已有长时间使用强阿片类药物治疗史，考虑为阿片耐受患者，且存在吞咽梗阻、吞咽疼痛临床症状，属于难治性癌痛诊治范畴，根据《难治性癌痛专家共识（2017 年版）》治疗建议，经医疗组讨论后果断介入皮下自控镇痛技术（PCSA）快速镇痛。按照药物等量换算关系及药物轮替初始治疗原则，初始予以盐酸氢吗啡酮注射液 0.1 mg/h 持续皮下注射，PCA 负荷量 0.2 mg/bolus，锁定时间 30 分钟，同时动态监测患者疼痛评分、爆发痛、生命体征及不良反应情况。最终，根据动态监测结果，PCSA 调整为盐酸氢吗啡酮注射液 0.2 mg/h 持续皮下注射，PCA 负荷量 0.4 mg/bolus，锁定时间 30 分钟，全天爆发痛降至 3 次以下，疼痛得到良好控制。在患者介入 PCSA 快速镇痛同时，我们注意到患者软腭癌放疗后口腔卫生护理不到位，最终滋生细菌出现局部炎症这一加重疼痛程度及影响镇痛疗效因素，入院后即予以口腔卫生健康宣教、加强口腔护理、抗感染治疗，以便缩短控制疼痛疗程时间。此外，患者因吞咽疼痛、开口受限及食欲下降等，机体处于负氮平衡状态，入院时合并营养不良风险，进一步行 PG-SGA 评分后诊断重度营养不良，入院后请营养科会诊后予以高蛋白全营养素 + 分离乳清蛋白营养配方强化营养支持治疗。经上述多角度"组合拳"的综合治疗后，患者的咽喉部疼痛逐渐缓解，NRS 评分控制在 3 分以下，且经抗感染治疗后局部感染得以控制，患者进食梗阻感较前减轻，日进食量较前增加，待患者疼痛控制平稳 1 周后，后续更换为盐酸吗啡缓释片 60 mg q12h 居家镇痛处理，患者满意出院。

六、治疗结果、随访及转归

该例难治性癌痛患者经过 PCSA 的转换治疗得以成功镇痛，更换盐酸吗啡缓释片居家镇痛治疗，提高了患者的生活质量。纵观整个治疗过程，体现了"医—护—患"三者的完美配合：医疗组全面且精准地评判（疼痛病因及加重因素）并付诸合理医嘱；护理组精心细致的口腔护理工作促进感染的快速控制；患者对医疗团队的信任（尤其对口腔护理工作的配合，口腔护理初期可能加重疼痛），最终使患者获益（图 3-13-6）。

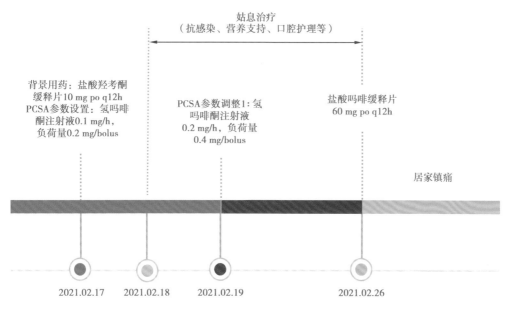

图 3-13-6　治疗时间轴线图

第二节　案例诊疗体会

头颈部肿瘤是常见恶性肿瘤之一，在我国男性中的发生率列第 6 位，死亡率列第 7 位。腭扁桃体、软腭、舌根、后轮廓乳头和咽后壁共同组成口咽。吸烟、酗酒、咀嚼槟榔和人乳头瘤病毒（HPV）感染是罹患口咽癌的主要危险因素。2019 年一项基于中国人群的口咽癌研究表明，近 10 年我国口咽癌的发病率和死亡率在逐年增加，尤其是农村地区的男性。软腭癌是口咽恶性肿瘤中临床常见肿瘤，占口咽恶性肿瘤的第 2~4 位。目前，口咽癌的治疗方案，根据肿瘤分期不同，主要包括单纯放疗、同步放化疗、单纯手术切除、手术切除＋术后放疗、手术切除＋术后放化疗、术前诱导放化疗＋手术＋术后根治性放化疗等治疗方案。放疗作为头颈部肿瘤的重要治疗手段，不可避免地会出现不同程度的放射性口腔黏膜炎，其发生率高达 90%~97%，其中 3 级以上放射毒性占 34%。放射性口腔黏膜炎及其伴随局部疼痛是加重吞咽困难的重要因素，而这种现象可在放射治疗后数月甚至数年仍然存在。在放射治疗的后期，一部分患者会发生放射区域的神经丛及其周围组织的放射性纤维化。然而，形成的纤维化组织会对神经丛产生不同程度的束缚和压迫，当口腔活动时可引起牵拉样疼痛，此案例患者就出现了咬合动作诱发疼痛加重现象。

阿片类药物被广泛用于治疗放射性口腔黏膜炎导致的疼痛，肿瘤支持护理跨国协会 / 国际口腔肿瘤学会（Multinational Association of Supportive Care in Cancer and International Society of Oral Oncology，MASCC/ISOO）也已将阿片类药物作为放射性口腔黏膜炎所致疼痛的推荐或建议用药。针对癌痛的药物治疗，即使遵循 WHO 三阶梯镇痛原则，但仍有部分患者无法解决疼痛问题，严重影响生活质量。国外多个指南及我国《难治性癌痛专家共识（2017 年版）》均指出当口服药物不能有效控制难治性癌痛时，可改变给药途径治疗。PCA 技术是一种由患者根据自身疼痛的剧烈程度自己控制给予预设剂量镇痛药物的镇痛方法。目前，基于盐酸氢吗啡酮注射液的高效、良好的安全性，已被推荐为 PCA 常用的强阿片类药物。

系统性回顾该例患者的病史，患者虽初期经放化疗治疗得到了 8 个月的 PFS，但就患者病情进展后出现咽喉部疼痛症状未控制原因分析，提示临床医师除了必须掌握 WHO 三阶梯镇痛原则外，当患者疼痛控制不佳时，需要进一步思考有无其他干扰因素。课题组既往的研究表明，包含控制癌痛在内的早期姑息治疗有助于提高晚期非小细胞肺癌患者的整体生活质量。我们医疗组在充分分析患者疼痛病因后，在给予皮下自控镇痛技术、抗感染、口腔护理等综合措施快速缓解疼痛的同时，也注重患者的营养状态改善、心理疏导以及健康宣教等，使患者生活质量提高，最终满意出院。

（杨列军）

案例 14
"早期快速镇痛"理念在晚期骨肉瘤伴癌痛患者中的实践

摘要

病史摘要　患者男性，41 岁，因"诊断'左髂骨肉瘤'4 月余，左髂部胀痛 1 周"就诊，完善相关检查明确诊断为：①左髂骨肉瘤 cT3N0M1 Ⅳ期（双肺）；②癌症疼痛（骨转移性癌痛）。治疗上早期快速镇痛治疗，保证后续放疗、化疗等抗肿瘤治疗的临床实施，最终达到提高患者生活质量及延长生存期的治疗目的。

症状体征　左侧髂骨压痛。

诊断方法　影像学、组织及分子病理学。

治疗方法　快速镇痛、局部姑息减症放疗。

临床转归　患者疼痛明显减轻，依从性提高，抗肿瘤方案得以实施。

适合阅读人群　老年肿瘤科；麻醉科；缓和医疗科；疼痛科；营养科。

关键词　癌症疼痛；骨转移性疼痛；PCA；骨肉瘤；软组织肉瘤。

<h1 style="text-align:center">第一节　临床资料</h1>

一、一般资料

患者，男性，41 岁，因"诊断'左髂骨肉瘤'4 月余，左髂部胀痛 1 周"为主诉就诊于我院。2021 年 7 月患者于重庆某三甲医院体检行胸部 CT 检查提示"双肺多发结节，最大者位于右肺下叶外基底段胸膜下，大小约 15 mm×11 mm"，进一步完善全身 PET-CT 示：①右肺下叶外基底段胸膜下占位性病变，考虑周围型肺癌；②左侧髂骨翼骨骨质破坏伴周围软组织密度影，代谢活性明显增高，考虑转移；③双肺散在小结节影，代谢活性未见增高，考虑增殖灶，转移不除外。左髂骨穿刺活检病理示（左侧髂骨）恶性肿瘤，骨肉瘤不能除外。CT 引导下经皮肺穿刺活检病理示（右肺穿刺）纤维组织中见挤压异型细胞，结合免疫组化及复习该病人左髂骨病检切片，考虑骨肉瘤转移可能。患者未进一步抗肿瘤治疗出院。1 周前，患者无明显诱因开始出现左髂骨胀痛，NRS 评分 3~4 分，目前口服盐酸吗啡缓释片 30 mg q12h 止痛控制欠佳，无畏寒、发热、头痛、头晕、恶心、呕吐、胸闷、心悸、呼吸困难等不适。现为进一步检查治疗于 2021 年 12 月 20 日就诊于我院。

二、体格检查

KPS 评分 80 分，NRS 评分 3~4 分，左侧髂骨压痛（+），全身浅表淋巴结未触及肿大；双肺呼吸音清，双肺未闻及干湿啰音。

三、辅助检查

（一）全身 PET-CT

全身 PET-CT 示：①左侧髂骨骨质破坏伴周围软组织肿块影，代谢增高，结合病理符合骨肉瘤表现；②左肺上叶及右肺下叶实性结节，代谢增高，考虑转移；余双肺多发结节，请结合临床；③右侧腮腺内侧软组织肿块影，代谢增高，考虑肿瘤性病变。请结合病理除外转移（图 3-14-1）。

（二）病理及免疫组化

活检病理会诊示：①左侧髂骨穿刺活检：恶性肿瘤，结合影像学及原单位免疫组

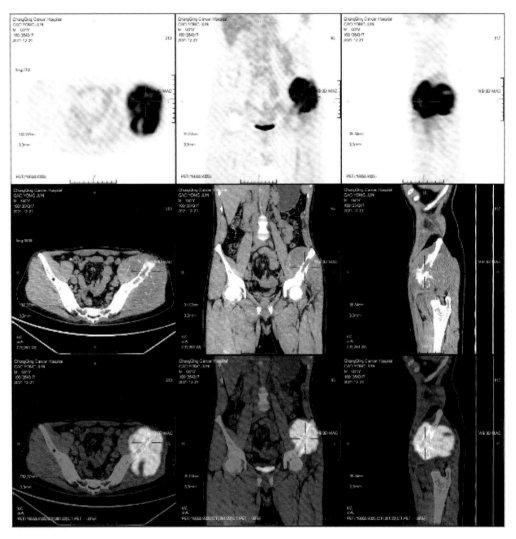

图 3-14-1　2021 年 12 月 21 日全身 PET-CT

化表型，不除外骨肉瘤。组织取材有限，建议结合临床，必要时再取活检；②右肺穿刺
活检：纤维组织中梭形细胞增生伴有异型，局部有挤压，结合原单位免疫组化表型，不
除外左髂骨病变转移，送检组织少，伴有挤压，建议结合临床。原单位免疫组化（左髂
骨）示：Ki-67（25%+），SATB2（+），CD3（−），P63（−），CK7（−），CK（−），
FLI-1（−），Myogenin（−），CgA（−），MyoD1（−），CK5/6（−），Syn（−），CD20（−），
NapsinA（−），CD99（+），CD56（+），TTF1（−），P40（−），TLE1（−）。病理（右肺）
示：SATB2（+），Ki-67（25%+），CD56（+），Vimentin（+），β-catenin（+），CDK4
（灶性 +），MDM2（灶性 +），Desmin，SOX10，SMA，S-100，CKH，CK，MyoD1，
Syn，Bcl-2，CKL，CD34，STAT6，TTF，Calponin，P40，CD99，LCA，P63，CD68，
CK5/6，NapsinA，CK7，CgA，Myogenin（−）（图 3-14-2）。

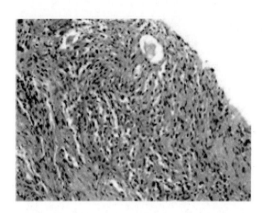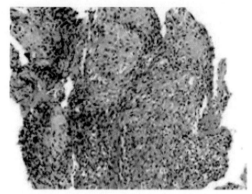

图 3-14-2　2021 年 12 月 26 日病理（HE×100）

（三）基因检测

2021 年 7 月泛肿瘤 520 基因检测（组织标本）提示 EGFR/ALK/BRAF/KRAS/ERBB2/MET/RET/ROS1/BRCA1/BRCA2/KIT/NRAS/NTRK1/NTRK2/NTRK3/PDGFRA 野生型；肿瘤突变负荷：1.99 个突变 /Mb；微卫星不稳定性：MSS。

四、诊断

（1）左髂骨肉瘤 cT3N0M1 Ⅳ期（双肺）；

（2）癌症疼痛（骨转移性疼痛）。

五、治疗

入院时患者合并癌症疼痛，疼痛严重影响患者日常生活，使患者出现抑郁且对治疗产生抵触情绪，对未来生活产生绝望，我院心理科会诊后诊断焦虑抑郁状态，予以心理疏导及草酸艾司西酞普兰片抗抑郁治疗。入院第 3 天 NRS 评分达 6 分，口服盐酸吗啡缓释片 30 mg q12h 止痛欠佳，患者疼痛与体位密切相关，同一体位坚持时间短，24 小时内基础 NRS 评分 2~3 分，但反复出现爆发痛，尤其是体位发生改变时明显，经多学科会诊后，予以支具外固定（患者不考虑手术）、左髂骨病灶减症放疗、醋酸地塞米松片抗炎以及辅以加巴喷丁胶囊治疗神经痛。考虑患者放疗期间需保持同一体位较长时间，为了保证减症放疗的顺利实施以及处理放疗过程中的爆发痛，经医疗组讨论后果断介入 PCA 镇痛技术。经药物等量换算，初始予以盐酸氢吗啡酮注射液 0.1 mg/h 持续皮下注射，PCA 负荷量 0.3 mg/bolus，锁定时间 30 分钟。经过 3 天的剂量调整，且入院第 7 天（PCA 介入第 2 天）左髂骨病灶减症放疗已实施，到入院第 10 天最终调整为盐酸氢吗啡酮注射液 0.3 mg/h 持续皮下注射，PCA 负荷量 1.0 mg/bolus，锁定时间 30 分钟，全天爆发痛降至 3 次以下，疼痛明显缓解。患者疼痛缓解后治疗配合性提高，顺利完成了全程放疗，放疗后期疼痛缓解，PCA 量逐渐下调，放疗结束后未再诉疼痛，未再使用镇痛药物，顺利出院。后续拟行全身化疗（图 3-14-3）。

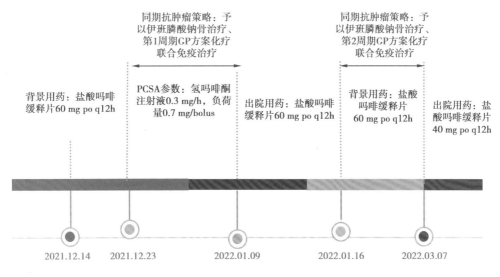

图 3-14-3 治疗时间轴线图

六、治疗结果、随访及转归

患者出院后，疼痛控制佳，无须使用镇痛药物，拟择期返院行 IAP 方案（注射用异环磷酰胺 + 注射用盐酸多柔比星 + 注射用顺铂）化疗。

第二节 案例诊疗体会

癌症疼痛是恶性肿瘤在其发展过程中出现的剧烈、持续性疼痛，疼痛性质均为慢性持续性疼痛，疼痛类型以内脏痛多见，其次为骨痛、神经痛，严重影响患者的心理和生活质量。癌症疼痛的发生可能与晚期肿瘤直接浸润神经干、神经丛，压迫神经根或神经干及瘤体破溃感染并发周围组织坏死，或浸润血管、局部缺氧，肿瘤牵拉脏器包膜和骨转移等密切相关。因此给予患者积极有效的镇痛措施，不仅能缓解患者身体上的痛苦，还有助于疾病的恢复。良好的镇痛治疗能减轻患者的疼痛症状，明显改善患者的生活质量、减轻心理压力、降低交感应激反应，从而延长患者的生存时间。目前，对于晚期癌痛的控制多采取放疗、精神支持等方法，然而仍有 75% 患者经上述治疗后仍表现出全身疼痛不适、焦虑等症状。PCA 是一种简单方便的镇痛方法，患者可根据自己疼痛情况自控给药以达到理想镇痛效果，在临床上得到了广泛认可和应用。系统回顾该例患者的病史特点可以发现，镇痛治疗联合抗肿瘤治疗，不仅可以减轻患者疼痛，更重要的是改善疼痛带来的焦虑、抑郁等负面情绪，提高了患者抗癌治疗的依从性并坚定了患者的抗癌决心。

综上所述，自控镇痛技术可以显著减轻晚期癌症患者的疼痛，提高治疗满意度，具有显著的临床应用价值，为晚期癌症疼痛患者临床镇痛治疗提供了新选择。

（黄少毅）

案例 15
"快速持续镇痛"在下肢滑膜肉瘤肺转移伴癌痛患者中的实践

摘要

病史摘要　患者女性，46岁，因"左下肢滑膜肉瘤术后11年，肺转移1年2月"就诊，完善相关检查明确诊断为：①左下肢滑膜肉瘤 rT1N0M1 Ⅳ期（肺）；②癌症疼痛（内脏痛、神经病理性疼痛）。采取快速持续镇痛治疗，提高了患者的生活质量，为化放疗等抗肿瘤治疗提供了良好的环境。

症状体征　右肺呼吸音明显减低，左侧小腿缺如。

诊断方法　影像学、组织及分子病理学。

治疗方法　快速持续镇痛、化疗。

临床转归　患者疼痛快速好转，止痛持续时间长，依从性提高，抗肿瘤方案得以实施。

适合阅读人群　肿瘤科；缓和医疗科；老年科；疼痛科；营养科。

关键词　癌症疼痛；内脏痛；神经病理性疼痛；PCA；滑膜肉瘤。

第一节　临床资料

一、一般资料

患者，女性，46 岁，因"'左下肢滑膜肉瘤'术后 11 年，肺转移 1 年 2 月"为主诉就诊于我院。患者 11 年前因左下肢滑膜肉瘤行手术治疗，1 年 2 月前出现肺转移，给予中成药抗肿瘤治疗，入院时患者出现右上腹及右侧胸部胀痛不适，程度较重，不能忍受，伴出汗心悸及气喘不适，为求进一步诊治于 2021 年 12 月 21 日就诊于我科。

二、体格检查

KPS 评分 60 分，NRS 评分 7 分。右肺呼吸音明显减低，左侧小腿缺如。

三、辅助检查

（一）胸部 CT

胸部 CT 示：①右肺中下叶及右侧胸膜巨大融合肿块，考虑恶性肿瘤性病变可能，结合病史考虑转移可能；②纵隔及右侧心膈角区淋巴结肿大，考虑转移（图 3-15-1）。

（二）腹部彩超

腹部彩超示肝右叶包膜外异常回声，性质待定，转移灶或新生物待查。

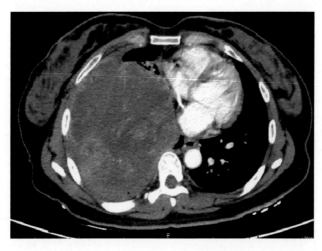

图 3-15-1　2021 年 11 月 11 日胸部 CT

（三）病理及免疫组化

病理示（右肺肿物）间叶源性恶性肿瘤，结合病史、组织学形态及免疫标记，考虑为转移性差分化滑膜肉瘤。免疫组化结果：CK-pan（−），CK7（−），EMA（−），TLE1（++），CD56（++），NKX2.2（−），Syn（−），RB（部分+），LCA（−），ERG（−），INI-1（++），H3K27me3（−），WT-1（−），SDHB（+），SATB2（+），MUC4（−），TFE3（−），TTF-1（−），CD34（血管+），Desmin（−），SMA（血管+），S-100（−），HMB-45（−），MyoD1（−），Myogenin（−），CD99（−），STAT6（−），Bcl-2（+），Ki-67（+60%）（图3-15-2）。

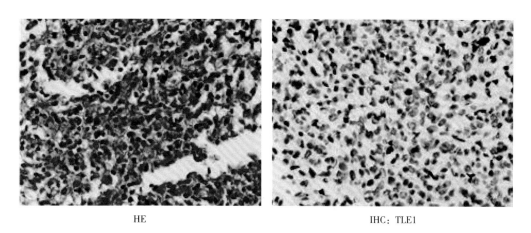

HE　　　　　　　　　　　　　　IHC：TLE1

图3-15-2　2021年11月19日右肺肿物活检病理（HE×200）

四、诊断

（1）左下肢滑膜肉瘤 rT1N0M1 Ⅳ期（肺）；

（2）癌症疼痛（内脏痛、神经病理性疼痛）。

五、治疗

入院时患者疼痛不适明显，NRS评分达7分，同时出现心悸气促及出汗不适，查体：右上腹压痛，无肌紧张及反跳痛。完善感染指标检查、腹部彩超检查及请肝胆外科会诊排除急腹症后，给予盐酸氢吗啡酮注射液1 mg肌肉注射止痛治疗，患者疼痛迅速缓解，半小时后疼痛评分为2分。为迅速及持续控制患者疼痛，决定给予盐酸氢吗啡酮注射液PCA泵镇痛治疗，同时启用阿片类药物滴定流程，为后续调整为口服止痛药物做准备。初始给予盐酸氢吗啡酮注射液0.1 mg/h持续皮下注射，PCSA负荷量0.2 mg/bolus，锁定时间 60 分钟，疼痛明显缓解。患者疼痛缓解后治疗配合性提高，顺利完成了 AI 方案（注射用盐酸表柔比星＋注射用异环磷酰胺）化疗，化疗后患者疼痛缓解，考虑患者化疗所致胃肠道副反应重，暂未施行口服止痛药物治疗，根据剂量换算调整为芬太尼透皮贴剂 4.2 mg q72h 居家镇痛（图 3-15-3）。

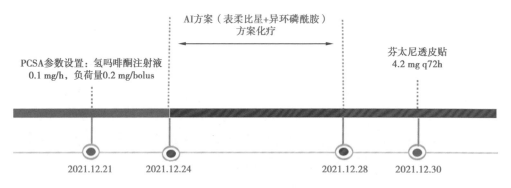

图 3-15-3　治疗时间轴线图

六、治疗结果、随访及转归

其后患者再次行第 2 周期 AI 方案化疗，化疗后患者病灶较前明显缩小，生活质量改善，疼痛明显减轻，2022 年 1 月 19 日停用止痛药物。

第二节　案例诊疗体会

癌痛是一种令人不快的感觉和情绪上的感受，伴有实质上的或潜在的组织损伤。晚期癌症患者常常因肿瘤局部侵犯及远处转移引起组织损伤而导致疼痛，癌痛不仅给患者带来极大的痛苦体验，而且可以引发焦虑、疲劳、抑郁等负面情绪及降低治疗依从性。因此及时有效地控制疼痛，对于改善患者生活质量相当重要。一项基于 E-warm 模型的早期跨学科姑息支持治疗研究显示，包括止痛在内的早期姑息治疗可以提高非小细胞肺癌患者的生活质量，改善心理状态和营养状况。

针对癌痛的药物治疗，目前仍然遵循 WHO 三阶梯镇痛原则。本案例患者为重度癌症疼痛，为及时控制疼痛，减少因疼痛导致并发症，医疗组给予强阿片类药物盐酸氢吗啡酮注射液止痛治疗，治疗后患者疼痛迅速缓解。针对癌症镇痛的给药方式，主要经口服给药，但肌肉、皮下、静脉、鞘内等其他给药方式有各自的优点，田玲等报道使用

PCA 技术对肺癌骨转移胸背痛在滴定、解救爆发痛中具有相当优势。余慧青等报道单纯持续鞘内注射吗啡能有效缓解疼痛，鞘内应用吗啡用量更小。鉴于 PCA 技术优点，我们使用 PCA 泵滴定治疗。给药之后需积极评价药物的疗效及毒副作用，争取达到 5A 目标，即在优化镇痛的同时，尽量减小药物的不良反应，改善患者的日常生活及情绪，避免异常给药。Liu 等报道，相较于吗啡，盐酸氢吗啡酮注射液作用强且副反应相对较小。本案例患者使用 PCSA 治疗后止痛效果明显，疼痛迅速缓解并得到持续有效控制，紧张不安情绪明显减轻，积极配合完成后续化疗，无明显胃肠道等副反应。

总之，对癌痛患者而言，应用 PCA 技术使用盐酸氢吗啡酮注射液能快速有效止痛且副反应相对较小，可显著改善患者的生活质量。

（肖小意）

案例 16
盐酸氢吗啡酮注射液自控镇痛技术在晚期滑膜肉瘤姑息治疗中的应用

摘要

病史摘要 患者男性，45岁，因"右肩胛下滑膜肉瘤术后1年，右侧胸部疼痛1月余"就诊。完善相关检查明确诊断为：①（右肩胛下）滑膜肉瘤 rT4N3M1（胸膜、肺）Ⅳ期；②癌症疼痛（神经病理性疼痛）；③（双侧）恶性胸腔积液；④心包积液；⑤低蛋白血症；⑥营养不良；⑦电解质紊乱（低钠、低氯）。患者主要症状为右侧胸部疼痛，伴喘累、乏力、纳差。来我科后以口服镇痛治疗效果欠佳，遂更换为盐酸氢吗啡酮注射液 PCA 快速镇痛治疗，患者疼痛控制后，予引流胸腔积液、平喘、营养支持等对症治疗，患者生活质量显著提高，生存期有望得到延长。

症状体征 KPS评分70分，NRS评分5~6分，右肩背部可见手术瘢痕，左肺呼吸音低，右肺呼吸音消失。

诊断方法 影像学、组织及分子病理学。

治疗方法 PCA 镇痛、姑息对症处理。

临床转归 患者疼痛症状明显减轻，经引流胸腔积液、平喘、营养支持等对症治疗后生活质量显著提高，使后续抗肿瘤方案的实施成为可能。

适合阅读人群 肿瘤科；缓和医疗科；疼痛科；营养科。

关键词 癌症疼痛；滑膜肉瘤；盐酸氢吗啡酮；PCA。

第一节　临床资料

一、一般资料

患者男性，45岁，因"'右肩胛下滑膜肉瘤'术后1年，右侧胸部疼痛1月余"于2021年1月4日入院。1年余前，患者因"右背部肿物"于当地医院诊断为"滑膜肉瘤"并行手术治疗（具体情况不详），2019年12月患者发现手术部位肿物复发，肿物大小约7 cm×5 cm×3 cm，质地硬，边界不清，与周围组织粘连，就诊于我院骨科，于2019年12月17日全麻下行右侧肩背部肩胛骨下骨骺及软组织肿瘤扩大切除术，术后病理示（右肩胛骨下肿瘤）符合滑膜肉瘤（双相型）。术后于2020年1月8日开始行化疗，予3周期AD方案（注射用达卡巴嗪＋注射用盐酸多柔比星），1周期AI方案（注射用达卡巴嗪＋注射用异环磷酰胺），1周期DI（注射用盐酸多柔比星＋注射用异环磷酰胺方案）化疗。患者于2020年5月19日—7月6日行术后瘤床及高危区调强放疗（具体剂量：PTV 50 Gy/25 F，PGTV 66 Gy/33 F）。4月前，患者院外口服盐酸安罗替尼胶囊至入院前5天。1月前，患者出现右侧胸部钝痛，程度呈进行性加重，NRS评分5~6分，伴活动后喘累、纳差、乏力。现患者为求进一步检查治疗，2021年1月4日以"滑膜肉瘤"收住入院。

二、体格检查

KPS评分70分，NRS评分5~6分，右肩背部可见手术瘢痕，未见皮肤溃破及窦道与瘘管，无压痛，右肩关节活动无异常。左肺呼吸音低，右肺呼吸音消失。

三、辅助检查

（一）胸部CT

胸部CT（对比2020年8月17日前片）示：①双侧胸膜及双侧膈面不均匀增厚并多发软组织密度影，较前新增，考虑转移；双侧胸腔积液，以右侧为重，伴右全肺不张，较前新增；②左肺多发转移，较前增多、部分范围增大；③左肺下叶少许炎症（图3-16-1）。

（二）全身骨显像

全身骨显像示：左侧第 5—9 肋显像剂分布增多，反应性改变？右侧肋骨、胸骨、脊柱显像剂分布不均（图 3-16-2）。

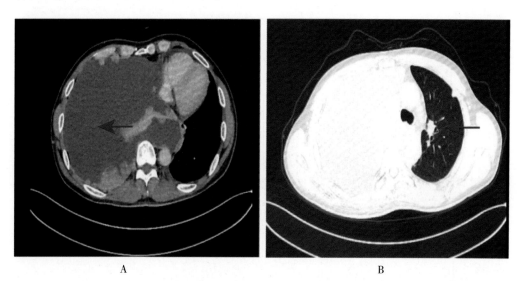

A   B

图 3-16-1　2021 年 1 月 5 日胸部 CT

注：A.右侧胸腔液；B.左肺多发转移。

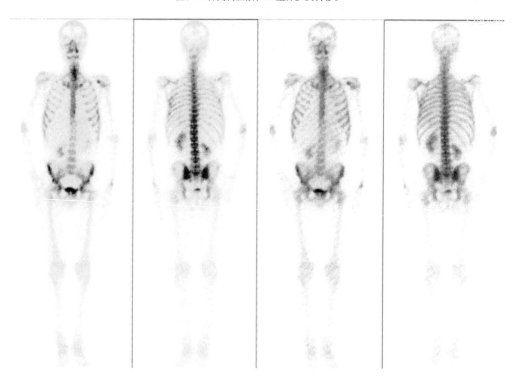

图 3-16-2　2021 年 1 月 6 日全身骨显像

（三）病理及免疫组化

活检病理示（右肩胛骨下肿瘤）符合滑膜肉瘤（双相型），肿瘤侵至横纹肌，神经侵犯及脉管瘤栓（－）。免疫组化结果：Vimentin（＋），EMA（灶状＋），CK（＋），CK7（灶状＋），CK19（＋），CAM5.2（部分＋），SMA（＋），Desmin（－），MyoD1（－），Calponin（＋），S-100（－），NSE（－），CD56（＋），Syn（－），CgA（－），CD34（血管＋），Bcl-2（＋），CD99（＋），CD31（血管＋），ERG（－），TLE1（++），MDM2（－），CDK4（＋），Ki-67（+35%），CD68（散在＋），CD163（散在＋），SATB2（－），P16（－）（图3-16-3）。

（四）FISH/SS18

FISH/SS18提示该患者肿瘤细胞内存在SS18断裂基因（图3-16-4）。

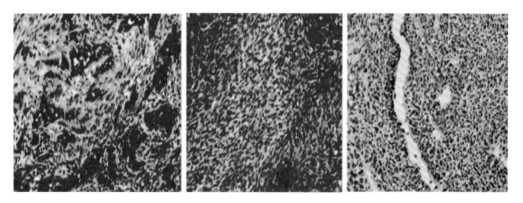

图3-16-3　2019年12月25日右肩胛骨下肿瘤（HE×200）

图3-16-4　2019年12月28日FISH/SS18

四、诊断

（1）（右肩甲下）滑膜肉瘤 rT4N3M1（胸膜、肺）Ⅳ期；

（2）癌症疼痛（神经病理性疼痛）。

五、治疗

患者右肩胛骨下滑膜肉瘤诊断明确，有明确的病理学、影像学诊断依据，合并癌症疼痛、胸腔积液、营养不良。患者以右侧胸部疼痛为主要表现，NRS 评分 5~6 分，予氨酚羟考酮片 330 mg q6h 镇痛治疗，疼痛缓解不明显，故更换为盐酸吗啡缓释片 20 mg q12h 镇痛治疗，NRS 评分 4~5 分，且便秘、恶心症状显著，遂予以盐酸氢吗啡酮注射液 PCA 镇痛 0.3 mg/h 持续皮下注射，PCA 负荷量 1.0 mg/bolus，锁定时间 60 分钟。第 1 天患者疼痛即得到明显缓解，NRS 降至 2~3 分，爆发痛 1~2 次/天，便秘、恶心症状好转，未出现呼吸抑制、意识障碍等情况，生命体征正常。患者后续接受了胸腔穿刺引流、肠内营养支持等规范姑息治疗措施，喘累、纳差、乏力等伴随症状得以控制。通过症状观察及精确计算，患者的口服镇痛方案确定为盐酸吗啡缓释片 60 mg q12h，疼痛控制平稳，NRS 评分 3 分以下。

六、治疗结果、随访及转归

患者于我院结束姑息对症治疗后返回当地医院，继续予盐酸吗啡缓释片 60 mg q12h 镇痛，疼痛控制可，并积极接受症状管理治疗，目前总生存时间达两年多，随访中（图 3-16-5）。

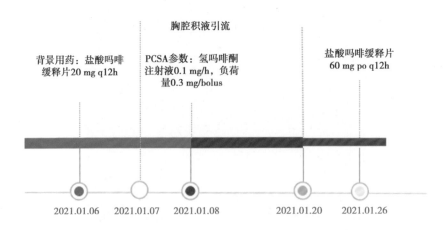

图 3-16-5　治疗时间轴线图

第二节　案例诊疗体会

《难治性癌痛专家共识（2017 年版）》明确推荐吗啡与盐酸氢吗啡酮均可作为自控镇痛技术的选择药物，吗啡作为最早应用于临床的阿片类药物，具有强大的镇痛效果，其对各类疼痛均有效，如锐痛、钝痛及内脏痛等。但吗啡可降低呼吸中枢对血二氧化碳的敏感性，从而产生呼吸抑制，使呼吸频率与潮气量均降低，可对本身已存在恶性肿瘤或器官功能损害的患者造成较为严重的不良反应。盐酸氢吗啡酮作为半合成阿片类药物之一，是吗啡的衍生物，其对受体的亲和力和脂溶性比吗啡高，镇痛效果增强 5~8 倍，且生物利用率较吗啡更高。盐酸氢吗啡酮的血浆药物浓度并非始终随药物剂量的增加而增加，而是存在封顶效应；但其镇痛效果可随剂量增加而增加，因此当患者有镇痛需求时可追加给药，增加镇痛效果，而由于血浆药物浓度恒定，因此不增加不良反应，使得同样镇痛效果的情况下，盐酸氢吗啡酮的不良反应发生率及严重程度较低。且盐酸氢吗啡酮的代谢产物与吗啡存在不同，不生成活性 6– 葡萄糖苷酸，不会引起肾脏内药物蓄积，对肾功能的损伤较小。因此对于部分肾功能受损或应用吗啡时恶心、呕吐等不良反应严重的患者，选择盐酸氢吗啡酮进行镇痛较为合适。

本例患者为晚期滑膜肉瘤伴全身多发转移，合并癌症疼痛、胸腔积液、营养不良，为恶性肿瘤终末期。患者以右侧胸部疼痛为主要表现，入院后予氨酚羟考酮片镇痛效果欠佳遂更换为盐酸吗啡缓释片，但便秘、恶心症状显著，遂予以盐酸氢吗啡酮注射液 PCSA 镇痛，患者疼痛即得到明显缓解，且无明显副反应，患者后续治疗依从性良好，接受胸腔穿刺引流、肠内营养支持等规范姑息治疗，喘累、纳差、乏力等伴随症状得以控制，生活质量显著提高。因此，合理应用盐酸氢吗啡酮注射液 PCA 镇痛技术可优化晚期恶性肿瘤患者的姑息治疗，提高患者生活质量。

（刘师宏）

案例 17
PCA 持续镇痛在晚期鼻咽癌骨转移
伴难治性癌痛患者中的实践

摘要

病史摘要　患者男性，53 岁，因"诊断'鼻咽癌'2 年 6 月，腰骶部疼痛加重半月"就诊，完善相关检查明确诊断为：①鼻咽癌 cT3N1M1 Ⅳ B 期（骨）；②难治性癌痛（骨转移性疼痛）。院外给予盐酸羟考酮缓释片 60 mg q12h 止痛治疗 2 周，疼痛控制差，每日频繁多次出现腰骶部及臀部等多部位爆发性疼痛不适，换用 PCA 持续镇痛治疗，最终达到患者生活质量提高及生存期延长的治疗目的。

症状体征　恶病质，贫血貌。腰骶部压痛。

诊断方法　影像学、组织及分子病理学。

治疗方法　PCA 持续镇痛、营养治疗、支持治疗。

临床转归　患者疼痛明显减轻，生活质量提高。

适合阅读人群　肿瘤科；缓和医疗科；老年科；疼痛科；营养科。

关键词　癌症疼痛；骨转移性疼痛；PCA；鼻咽癌。

第一节　临床资料

一、一般资料

患者，男性，53 岁，因"诊断'鼻咽癌'2 年 6 月，腰骶部疼痛加重半月"为主诉就诊于我院。患者以右颈肿物伴头痛不适起病，完善检查后明确诊断为：鼻咽非角化性癌。既往给予多周期多线化疗，鼻咽局部放疗，尼妥珠单抗注射液靶向治疗。确诊半年后出现腰骶椎、骨盆、双侧股骨等多处转移，多次给予骨转移灶减症放疗、化疗及免疫治疗。入院前半月患者疼痛加重，给予盐酸羟考酮缓释片 60 mg q12h 止痛治疗，效果不佳，为求进一步诊治于 2021 年 10 月 25 日就诊于我科。

二、体格检查

KPS 评分 50 分，NRS 评分 6 分，神清合作，精神差，贫血貌，消瘦呈恶病质，腰骶部压痛。

三、辅助检查

（一）腰骶椎 MRI

腰骶椎 MRI 示：①骨盆及双侧股骨多发异常信号，转移瘤可能，较前增多，骶管内部分病变较前缩小；②腰椎多发信号异常，考虑转移瘤，较前增多（图 3-17-1）。

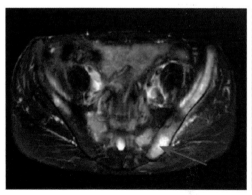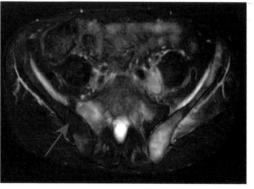

图 3-17-1　2021 年 10 月 25 日腰骶椎增强 MRI

（二）全身骨显像

全身骨显像示：颅骨多处、鼻咽部、双侧肱骨、双侧肩关节、双侧多根肋骨、脊柱多个椎体、盆骨多处、双侧股骨显像剂浓聚。结论：全身多发骨转移瘤（图 3-17-2）。

（三）病理及免疫组化

活检病理示（鼻咽）：非角化性癌（未分化型）。免疫组化结果：CK（+），CK-L（+），CK-H（+），CK5/6（+），Ki-67（20%+），P63（散在 +），P40（+），EGFR（+）。EB 病毒基因检测（+）（图 3-17-3）。

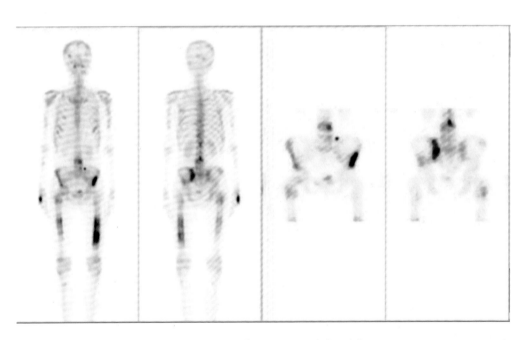

图 3-17-2　2021 年 10 月 26 日全身骨显像

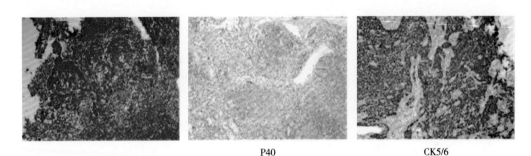

P40　　　　　　　　　CK5/6

图 3-17-3　2019 年 8 月 1 日左锁骨上淋巴结活检病理（HE×100）

四、诊断

（1）鼻咽癌 cT3N1M1 IV B 期（骨）；

（2）难治性癌痛（骨转移性疼痛）。

五、治疗

入院时患者合并癌症疼痛，入院时 NRS 评分达 6 分，同时患者出现情绪低落、焦虑、乏力及纳差不适，给予大剂量盐酸羟考酮缓释片止痛治疗，效果不佳，考虑阿片类药物耐受，暂给予盐酸氢吗啡酮注射液肌注治疗，半小时后 NRS 评分降为 2 分。患者既往院外频繁出现腰骶部爆发性疼痛，稍微活动即加重。考虑患者现已为肿瘤终末期，既往多次行骨转移病灶减症放疗，请放疗科会诊后无再次放疗指征，经科室讨论后决定施行止痛及营养支持等姑息治疗。考虑患者为难治性癌痛患者，经医疗组讨论后决定施行 PCA 镇痛技术。经药物等量换算，初始予以盐酸氢吗啡酮注射液 0.2 mg/h 持续皮下注射，PCA 负荷量 0.5 mg/bolus，锁定时间 60 分钟。给予 PCSA 治疗后患者仍多次出现爆发性疼痛不适，但在自控镇痛治疗后疼痛持续时间明显缩短，生活质量较前明显好转。根据患者按压次数及有效按压次数，及时调整药物剂量，经过 3 天的剂量调整，患者予以盐酸氢吗啡酮注射液 0.3 mg/h 持续皮下注射，PCA 负荷量 0.7 mg/bolus，锁定时间 60 分钟，爆发性疼痛次数较前明显减少，每日爆发性疼痛次数不超过 3 次。患者疼痛缓解后治疗配合度提高，情绪较前好转，食欲提高。疼痛控制后再次调整为盐酸吗啡缓释片 120 mg q12h、右酮洛芬胶囊 1 粒 / 次爆发性疼痛时止痛治疗。患者疼痛好转（图 3-17-4）。

六、治疗结果、随访及转归

经治疗后患者疼痛控制良好，每日爆发性疼痛控制在 3 次以内，生活质量明显改善，食欲提高，情绪稳定。

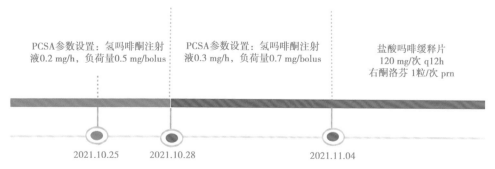

PCSA参数设置：氢吗啡酮注射液0.2 mg/h，负荷量0.5 mg/bolus

PCSA参数设置：氢吗啡酮注射液0.3 mg/h，负荷量0.7 mg/bolus

盐酸吗啡缓释片 120 mg/次 q12h 右酮洛芬 1粒/次 prn

2021.10.25　　2021.10.28　　2021.11.04

图 3-17-4　治疗时间轴线图

第二节 案例诊疗体会

　　疼痛是最常见的肿瘤相关症状之一。一项荟萃分析显示 59% 的患者在癌症治疗期间经历过疼痛，而癌症晚期患者的发生率更高，且疼痛也是令患者最害怕的感觉之一，因此有效地控制疼痛成了医生迫切的需求。研究显示，早期有效的止痛治疗除可以提高非小细胞肺癌患者生活质量外，还可以改善患者的心理状态和营养状况。根据 WHO 三阶梯镇痛原则，口服给药仍为首选的给药途径，盐酸吗啡缓释片仍为标准的治疗方案。但是随着病情的逐渐加重，患者疼痛程度加重，止痛药物剂量逐渐增加，可能出现药物耐受情况且药物导致的便秘、呼吸抑制、精神状态改变等副反应不容忽视。针对这部分患者，传统的治疗方案难以到达 5A 目标，改变药物种类及给药途径成了治疗考虑的方向。盐酸氢吗啡酮作为一种半合成的强阿片类药物，与吗啡一样具有良好的镇痛效果，且副反应较小，可作为难治性癌痛的药物选择。而 PCA 镇痛具有快速、及时、自控的特点，能迅速、平稳、有效镇痛，既往田玲等报道使用 PCA 技术对肺癌骨转移胸背痛在滴定、解救爆发痛中具有相当优势。除 PCA 技术外还可通过鞘内给药，持续鞘内注射吗啡能有效缓解疼痛，鞘内应用吗啡的用量更小。考虑患者为难治性癌痛患者并结合 PCA 技术要点，经医疗组讨论后决定应用盐酸氢吗啡酮注射液 PCA 镇痛技术实施止痛治疗。经治疗后，患者疼痛缓解后治疗配合性提高，情绪较前好转，食欲提高，无明显胃肠道等副反应。

　　综上所述，对于癌痛患者而言，及时有效的止痛可显著改善患者生活质量；应用 PCA 技术使用盐酸氢吗啡酮注射液能快速有效止痛且副反应相对较小；患者的满意度及治疗依从性提高，保证了后续针对病因治疗的顺利实施，最终使患者临床获益。

（肖小意）

第四篇

癌症疼痛营养治疗
经典病例

案例 1
肠内营养治疗在晚期小细胞肺癌伴难治性癌痛患者中的应用

摘要

病史摘要 患者男性，72 岁，因"右肩背痛 11 月，腰痛 1 月，'肺癌'综合治疗后"就诊我院，完善相关检查，明确诊断为：①左肺小细胞癌 cT4N3M1 Ⅳ期（双肺，骨，肝，腹腔）；②难治性疼痛（混合性疼痛、骨转移性疼痛）；③中度蛋白质－能量营养不良；④低蛋白血症；⑤慢性肾功能不全Ⅲ期。治疗上予以精准镇痛，实施个性化肠内营养治疗，保证后续减症放疗及免疫治疗的临床实施，最终达到提高患者生活质量及营养状态的治疗目的。

症状体征 胸背痛，腰痛。左锁骨触及 1 cm×1 cm 淋巴结。

诊断方法 影像学、组织病理学；通过营养风险筛查 2002（Nutrition Risk Screening 2002，NRS 2002）及患者主观整体营养状况评量表（Patient-generated Subjective Nutrition Assessment，PG-SGA）等进行营养筛查、营养评估、综合评价等营养不良三级诊断。

治疗方法 PCSA、椎体放疗、免疫治疗、个性化肠内营养治疗。

临床转归 患者疼痛明显减轻，依从性提高，抗肿瘤方案得以实施，营养状况好转。

适合阅读人群 肿瘤科；缓和医疗科；老年科；疼痛科；营养科。

关键词 肠内营养；难治性癌痛；骨转移性疼痛；PCSA；小细胞肺癌。

第一节　临床资料

一、一般资料

患者，男性，72 岁，因"右肩背痛 11 月，腰痛 1 月，'肺癌'综合治疗后"为主诉就诊于我院。2020 年 3 月患者因"右侧肩背部疼痛"就诊于我院，完善胸腹部 CT 示：左肺门区占位性病变（大小约 6.5 cm×5.1 cm），伴左肺下叶阻塞性不张、左肺下叶支气管黏液栓形成。双肺多发结节及肿块（较大者位于左肺下叶后基底段，为实性结节，大小约 3.6 cm×2.0 cm），其中部分转移待排。左侧锁骨上、右肺门及纵隔多发肿大淋巴结（最大者位于主肺动脉窗，范围约 6.8 cm×3.7 cm）。肝多发占位（较大者位于 S1 段，直径约 3.0 cm），转移。腹腔内及腹膜后多发淋巴结（较大者位于门腔间隙，短径 1.1 cm）。彩超引导下左锁骨上淋巴结穿刺病理提示转移性癌，结合临床及免疫组化，符合肺小细胞癌转移。临床诊断：左肺小细胞癌 cT4N3M1 Ⅳ期（双肺，骨，肝，腹腔）。分别于 2020 年 3 月 31 日、2020 年 4 月 27 日行 EP 方案（依托泊苷注射液 100 mg 第 1~5 天＋注射用顺铂 40 mg 第 1~3 天）静脉化疗 2 周期，化疗过程顺利，中度消化道反应，对症处理好转。请放疗科会诊后，排除放疗禁忌，于 2020 年 3 月 30 日—4 月 13 日行骨转移灶减症放疗，完成剂量 30 Gy/10 F，放疗过程顺利，无明显不适。2020 年 5 月 25 日患者返院复查，肺部病灶明显缩小，但新增多处骨转移灶。结合患者病情、既往治疗效果及《NCCN 肿瘤临床实践指南：小细胞肺癌指南（2020 版）》，建议选择 EP 方案联合阿替利珠单抗注射液治疗。分别于 2020 年 6 月 5 日、2020 年 7 月 7 日、2020 年 8 月 12 日行阿替利珠单抗注射液（1200 mg）免疫治疗联合 EP 方案（依托泊苷注射液 100 mg 第 1~3 天＋奈达铂注射液 90 mg 第 1 天，剂量因血肌酐升高酌情减量）静脉化疗 3 周期，化疗过程顺利，轻度消化道反应，对症处理好转。化疗联合免疫治疗后，院外门诊血常规提示血小板明显下降，最低仅 $37×10^9$/L，当地医院予以重组人血小板生成素注射液（Thrombopoietin，TPO）、注射用重组人白介素 –11 升血小板治疗后好转。分别于 2020 年 9 月 23 日、2020 年 10 月 23 日、2020 年 11 月 16 日、2020 年 12 月 12 日、2021 年 1 月 7 日，予以阿替利珠单抗注射液（1200 mg）静脉免疫维持治疗 5 周期。院外诉间断咳嗽、咳痰，右肩部疼痛较前明显好转，1 周前左腰部无明显诱因开始出现隐痛不适，目前口服氨酚羟考酮片 330 mg q12h 止痛治疗，左腰部疼痛控制欠佳。2021 年 1 月 26 日门诊以"肺恶性肿瘤"收入住院。

二、体格检查

KPS 评分 70 分，NRS 评分 2~3 分。生命体征平稳。左锁骨上触及一大小约 1 cm×1 cm 淋巴结，质硬，边界清楚，活动度可。双肺呼吸音稍低，未闻及确切干湿啰音。

三、辅助检查

（一）胸腹部 CT

胸腹部 CT 示：肺门区占位性病变（大小约 6.5 cm×5.1 cm），中央型肺癌可能性大，伴左肺下叶阻塞性不张。双肺多发结节及肿块（较大者位于左肺下叶后基底段，为实性结节，大小约 3.6 cm×2.0 cm），肝多发占位（较大者位于 S1 段，直径约 3.0 cm），转移。腹腔内及腹膜后多发淋巴结（较大者位于门腔间隙，短径 1.1 cm）（图 4-1-1、图 4-1-2）。

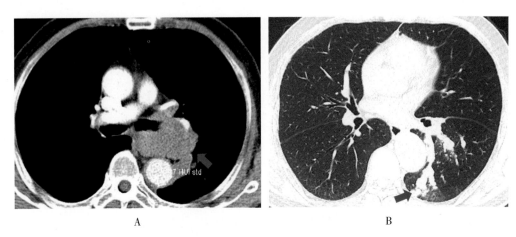

A   B

图 4-1-1   2020 年 5 月 7 日胸腹部 CT

注：A.肺门占位；B.左肺下叶后端结节。

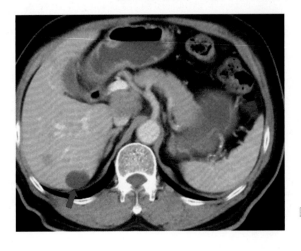

图 4-1-2   腹部 CT
示肝多发占位

（二）全身骨显像

全身骨显像：全身骨多处异常显像剂浓聚伴骨质破坏，提示骨转移（图4-1-3）。

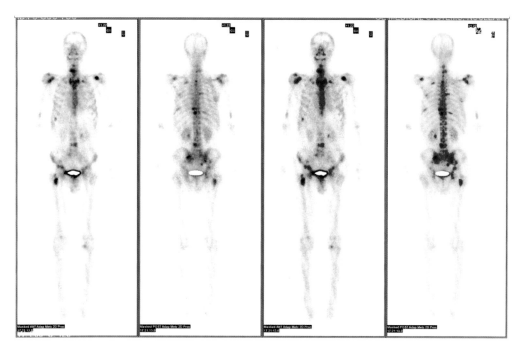

图 4-1-3　2020 年 5 月 29 日全身骨显像

（三）头颅 MRI

2020 年 5 月 25 日头颅 MRI 示未见转移征象。

（四）病理及分子病理学检查

左锁骨上淋巴结活检病理转移性癌，肺小细胞癌转移。

免疫组化结果示：CK7（＋），TTF-1（＋），SYN（＋），CGA（＋），CD56（＋），Napsin A（－），P40（－），CK5/6（－），LCA（－），CK-pan（＋），Ki-67（80%+）（图4-1-4）。

四、营养筛查与评估

患者小细胞肺癌化疗、免疫治疗后，存在难治性癌痛应激反应，合并高血压，慢性肾功能不全，糖脂代谢紊乱、高脂血症，进食欠佳，纳差，营养状况一般。

患者身高 167 cm，体重 60 kg，身体质量指数（Body Mass Index，BMI）21.15 kg/m²，2021 年 1 月 26 日患者入院 24 小时内由营养护士进行营养风险筛查 NRS 2002 评分 3 分

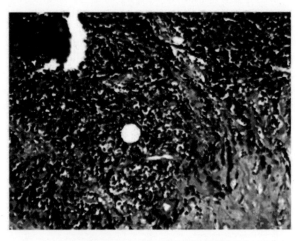

图 4-1-4　2020 年 3 月 27 日左锁骨上淋巴结活检病理（HE×200）

（NRS 2002 评分≥ 3 分即为存在营养风险），存在营养风险。2021 年 3 月 6 日由营养医师通过 PG-SGA 进行营养评估评分 7 分，诊断中度营养不良（PG-SGA 评分 0~1 分，提示无营养不良；2~3 分，提示轻度营养不良；4~8 分，提示中度营养不良；>9 分，提示重度营养不良）。血液学检测：白蛋白 34.63 g/L，前白蛋白 185.00 mg/L，通过膳食调查、相关血液学检测以及营养评估，诊断为中度蛋白质 – 能量营养不良，低蛋白血症（总蛋白低于 60 g/L，或者白蛋白低于 35 g/L 即可诊断低蛋白血症）；尿素 10.83 mmol/L，肌酐 116.60 μmol/L，尿酸 491.50 μmol/L，根据肾功能不全分期标准诊断为慢性肾功能不全Ⅲ期。

五、诊断

（1）左肺小细胞癌 cT4N3M1 Ⅳ期（双肺，骨，肝，腹腔）；

（2）难治性疼痛（混合性疼痛、骨转移性疼痛）；

（3）中度蛋白质 – 能量营养不良；

（4）低蛋白血症；

（5）慢性肾功能不全Ⅲ期。

六、治疗

（一）精准镇痛要点

入院时患者合并癌症疼痛，2021 年 1 月 26 日入院 NRS 评分为 4 分，行口服盐酸吗啡缓释片 30 mg q12h 止痛治疗，右肩部疼痛控制可，左侧腰部隐痛不适控制欠佳，行伊班膦酸钠注射液抑制骨质破坏治疗。其后，逐渐调整口服盐酸吗啡缓释片剂量至 50 mg q12h。随后两日患者精神、饮食、睡眠不佳，口服止痛效果差， 24 小时出现 3 次爆发痛，2021 年 2 月 23 日 NRS 评分 6 分，考虑爆发痛与多发胸腰椎转移相关。此外，患者长期使用阿片类药物，镇痛效果差，考虑出现阿片耐受，果断予以 PCSA 技术精准镇痛，盐酸氢吗啡酮注射液 0.5 mg/h，PCA 负荷量 0.7 mg/bolus，锁定时间 60 分钟，并予以阿替利珠单抗注射液 1200 mg 免疫治疗，2021 年 3 月 1 日 NRS 评分 4 分。后调整 PCSA 剂量为盐酸氢吗啡酮注射液 0.7 mg/h，爆发痛 1.5 mg/bolus，2021 年 3 月 4 日全天 NRS 评分 2~3 分。镇痛同时行胸 10 椎体转移灶并椎旁软组织肿块减症放疗，疼痛控制良好。2021 年 3 月 8 日最终 PCSA 剂量调整为盐酸氢吗啡酮注射液 0.6 mg/h，爆发痛 1.5 mg/bolus。放疗顺利结束，患者出院时停用 PCSA，调整为口服盐酸吗啡缓释片剂量至 50 mg q12h，居家疼痛控制良好。

（二）营养治疗方案

患者入院时纳差，自觉乏力，难治性癌痛控制欠佳，据营养不良三级诊断策略，2021 年 1 月 26 日 NRS 2002 评分为 3 分。白蛋白 34.63 g/L，前白蛋白 185.00 mg/L，2021 年 3 月 6 日行 PG-SGA 评分为 7 分，诊断为中度蛋白质 – 能量营养不良及低蛋白血症。根据《中国肿瘤营养治疗指南 2020》及营养不良五阶梯治疗原则，治疗方案为口服营养补充（Oral Nutritional Supplements，ONS），并对患者进行饮食指导。营养方案建议患者每日能量摄入约 1600 kcal，蛋白质摄入 0.8~1 g/（kg·d），予以口服肠内营养制剂低脂型配方 30 g tid，肠功能修复型配方 30 g qd，患者遵医嘱行个性化肠内营养治疗。

（三）营养治疗小结

治疗后患者自觉精神、食欲较前好转，乏力较前改善，癌痛经 PSCA 镇痛控制良好，体重较前回升，结合相关血液学检测提示营养状况较前逐渐好转（表 4-1-1）。

表 4-1-1　规范化营养治疗前后相关指标变化情况

检查日期	总蛋白（g/L）	白蛋白（g/L）	前白蛋白（mg/L）
2021 年 2 月 22 日	69.90	40.80	240
2021 年 3 月 6 日	65.80	38.63	185
2021 年 3 月 10 日	67.78	39.19	153.43
2021 年 3 月 16 日	71.80	39.8	176

七、治疗结果、随访及转归

患者镇痛、营养治疗时间轴线图如图 4-1-5 所示，患者出院后于当地治疗，疼痛控制良好。因患者为晚期小细胞肺癌，生存期短，在人文关怀基础上减轻癌痛症状，改善营养状态，舒缓患者及家属心理压力，是早期姑息治疗的典型案例。

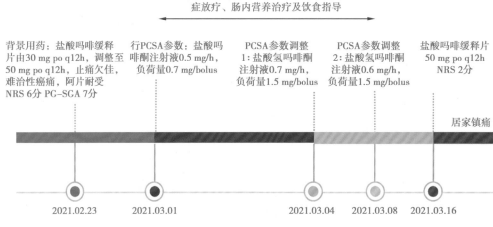

图 4-1-5　治疗时间轴线图

第二节　案例诊疗体会

小细胞肺癌（Small Cell Lung Cancer，SCLC）是一种神经内分泌肿瘤，约占所有肺癌的 15%，恶性程度高，侵袭力强，易发生早期转移。SCLC 患者的预后普遍较差，晚期 SCLC 中位生存时间为 12~16 个月。

癌症疼痛与营养不良是晚期恶性肿瘤患者常见的伴随症状，二者息息相关，有 70%~90% 晚期肿瘤患者存在癌痛，规范化癌痛治疗可使 80% 以上的癌痛得以缓解或控制，仍有 10%~20% 的癌痛无法得到有效缓解，或频繁出现爆发痛，或因药物的不良反应明显而不能耐受，临床定义为难治性癌痛。患者常常因疼痛导致生活质量明显下降、营养状态差而无法耐受标准抗肿瘤治疗。而机体营养代谢状态亦会进一步对癌痛产生影响，有研究表明，营养状况评分与患者的疼痛强度成正相关，营养状况评分差的患者疼痛强度较高。在使用经皮释放阿片类药物的患者中，疼痛控制效果与患者皮下脂肪厚度相关，营养状况好的患者因皮下脂肪含量高而吸收好，疼痛控制明显优于营养状况不佳者。研究证实，"E-warm"肿瘤创新综合诊疗技术，包括疼痛、营养、心理多学科支持，可以提高肺癌患者生活质量，改善心理状态和营养状况。因此，对于癌痛患者，肿瘤营养疗法需贯穿于抗癌治疗的全过程，规范化肿瘤营养治疗可能有助于提高患者抗肿瘤治疗耐受性及镇痛疗效。

癌症疼痛发生发展与机体营养代谢情况密切相关。癌痛可从饮食摄入、神经内分泌系统、社会心理等途径影响机体的营养代谢；反过来，通过正确饮食干预和营养支持不仅可以减少或预防肿瘤患者的营养不良状况，而且有利于改善癌痛症状，从而改善癌痛患者的生活质量和提高生存。本例为晚期小细胞肺癌伴难治性癌痛的个性化营养支持治疗，提示改善营养状况可能有助于癌痛镇痛，尤其是有利于 PCSA 镇痛的有效实施。

（陈梦婷）

案例 2
肿瘤营养多学科支持治疗在晚期肺腺癌伴难治性癌痛患者中的应用

📶 摘要

病史摘要　患者女，70 岁，因"诊断'肺癌'1 年余，靶向治疗中"就诊。完善相关检查明确诊断为：①左肺腺癌 cT4N3M1 Ⅳ 期（骨）（EGFR L858R 突变）；②骨继发恶性肿瘤；③难治性癌痛（神经病理性疼痛）；④重度蛋白质 – 能量营养不良；⑤低蛋白血症。入院后予以精准镇痛，并进行个性化肠内营养支持等多学科综合治疗，最终实现改善营养状况、提高患者生活质量及延长生存期的目标。

症状体征　双下肢疼痛，慢性病容，双肺呼吸音低，未闻及干湿啰音。

诊断方法　影像学、组织病理；通过 NRS 2002 进行营养风险筛查、运用 PG–SGA 进行营养评估、综合评价等营养不良三级诊断。

治疗方法　奥西替尼靶向治疗、PCSA、肠内营养治疗。

临床转归　患者疼痛明显减轻，营养状况好转，生活质量提高，生存期得以延长。

适合阅读人群　肿瘤科；缓和医疗科；老年科；疼痛科；营养科。

关键词　癌症疼痛；难治性癌痛；PCSA；肺癌；营养不良。

第一节　临床资料

一、一般资料

患者，女，70 岁，因"诊断'肺癌'1 年余，靶向治疗中"为主诉就诊于我院。2020 年 8 月 17 日患者因"肩背及右腿疼痛 4 月，发现左肺占位 3 天"就诊于我院，结合院外胸部 CT 示左肺尖近纵隔处肿块，肺癌可能；左肺散在少许微小实性结节；纵隔多发小淋巴结。入我院后行经皮肺肿物穿刺活检病理示左肺腺癌；全身骨显像提示骨转移，头颅 MRI 未见转移，明确诊断为"左肺腺癌 cT4N3M1 Ⅳ期（骨）"，待肺癌驱动基因结果期间于 2020 年 8 月 29 日行 PP 方案化疗（注射用培美曲塞二钠 600 mg + 注射用顺铂 30 mg）1 周期，过程顺利，其后肺癌驱动基因结果回示 EGFR L858R 突变，后续予以口服盐酸埃克替尼片 125 mg tid 靶向治疗至今。2020 年 10 月患者返院复查，疗效评价为疾病稳定（SD）。2021 年 2 月 23 日患者再次返院，于 2021 年 3 月 3 日开始行右肩部转移灶放射治疗，累计 DT 30 Gy/10 F/2 W。院外期间，患者一般情况尚可，疼痛不适较前缓解，未遵嘱返院。

患者因右下肢疼痛进行性加重，再次就诊于我院，于 2021 年 7 月 19 日开始行右侧胫骨上端病灶放疗，计划行调强放射治疗（Intensity Modulated Radiation Therapy，IMRT）6MV–X PTV 30 Gy/10 F，放疗顺利完成后出院。后因双下肢疼痛不适，NRS 评分 4 分，口服盐酸吗啡缓释片 180 mg q12h 疼痛控制不佳，于 2021 年 12 月 7 日以"肺恶性肿瘤"收住入院。

二、体格检查

KPS 评分 60 分，NRS 评分 4 分。生命体征平稳，慢性病容，神志清楚。浅表淋巴结未扪及肿大淋巴结。双肺呼吸音低，未闻及干湿啰音。双下肢无水肿。

三、辅助检查

（一）胸腹部 CT

胸腹部 CT 示：左肺尖占位，考虑肺癌。左肺上叶及右肺下叶肺大泡形成。肝左外叶小囊性病灶；肝右后叶结节，性质待定。双侧肋骨、右侧肩胛骨、胸骨、多个胸腰椎多发骨破坏，考虑骨转移（图 4-2-1）。

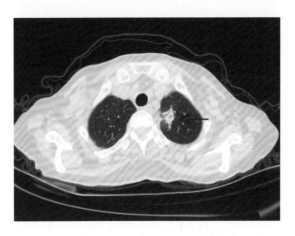

图 4-2-1　2020 年 10 月 15 日胸腹部 CT

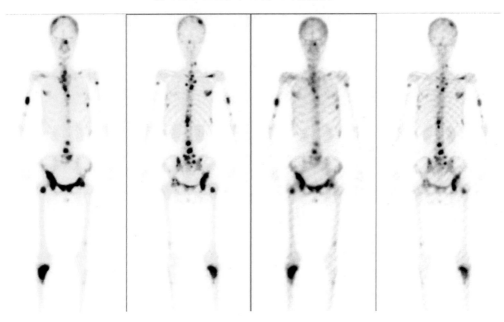

图 4-2-2　2020 年 8 月 27 日全身骨显像

（二）全身骨显像

全身骨显像示：全身骨多处显像剂异常浓聚，伴融合区骨质破坏，考虑骨转移（图 4-2-2）。

（三）病理及基因检查

左肺肿物活检病理示腺癌（图 4-2-3）。

肺癌靶向药物敏感基因联合（EGFR-ALK-ROS1）检测显示 EGFR 基因 21 号外显子 L858R 突变。

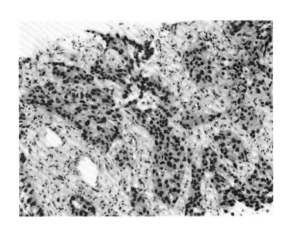

图 4-2-3 2020 年 8 月 25 日左肺肿物病理检查（HE×100）

四、营养筛查与评估

患者身高 150 cm，体重 32 kg，BMI 14.22 kg/m²，入院 24 小时内由营养护士进行营养风险筛查，NRS 2002 评分 4 分。再由营养师进行营养状况评估，PG-SGA 营养评分 14 分，诊断重度营养不良。血液学检测白蛋白 29.1 6g/L，前白蛋白 59.44 mg/L，钠 134.96 mmol/L，铁 2.63 μmol/L，红细胞 3.90×10¹²/L，血红蛋白 83.00 g/L，红细胞压积 0.26 L/L，白细胞 13.32×10⁹/L，中性粒细胞百分比 85.10%，血小板 372.00×10⁹/L，C 反应蛋白 113.06 mg/L。通过膳食调查、相关血液学检测以及营养评估，诊断为重度蛋白质 – 能量营养不良，低蛋白血症。

肿瘤营养支持小组（Nutritional Support Team，NST）成员进行营养不良四维度分析认为，患者存在癌症疼痛、炎症因子升高、消瘦恶液质状态以及糖脂代谢紊乱。

五、诊断

（1）左肺腺癌 cT4N3M1 Ⅳ期（骨）（EGFR L858R 突变）；

（2）骨继发恶性肿瘤；

（3）难治性癌痛（神经病理性疼痛）；

（4）重度蛋白质 – 能量营养不良；

（4）低蛋白血症。

六、治疗

治疗时间轴线图如图 4-2-4 所示，患者肺腺癌晚期诊断明确，长期靶向治疗中，合并有癌症疼痛，入院前双下肢疼痛进行性重，口服盐酸吗啡缓释片 180 mg q12h 疼痛控制差。2021 年 12 月 7 日入院时 NRS 评分 4 分，入院后 24 小时内出现 3 次爆发痛，NRS 评分 6 分。疼痛可能与多发骨转移相关，且该患者阿片类药物镇痛治疗时间长、效果欠佳，考虑出现阿片耐受，入院当天果断予以 PCSA 精准镇痛，盐酸氢吗啡酮注射液 0.6 mg/h，PCA 负荷量 1.2 mg/bolus，锁定时间 30 分钟。2021 年 12 月 10 日逐渐调整 PCSA 镇痛方案为盐酸氢吗啡酮注射液 1.0 mg/h，PCA 负荷量 1.5 mg/bolus，锁定时间 30 分钟，全天 NRS 评分降至 2~3 分，爆发痛次数明显减少。2021 年 12 月 12 日最终调整为盐酸氢吗啡酮注射液 0.6 mg/h 持续皮下注射、PCA 负荷量 1.5 mg/bolus，锁定时间 30 分钟，患者疼痛缓解明显，出院时进行药物轮替停用 PCSA，调整为口服盐酸吗啡缓释片 180 mg q12h，居家疼痛控制良好。

患者入院时呈消瘦恶液质状态，食纳差、自觉乏力。肿瘤营养支持小组（NST）成员按营养五阶梯治疗原则，营养治疗方案推荐为饮食指导及口服营养补充（ONS），必要时联合肠外营养支持治疗，并对患者进行膳食指导。营养方案建议患者每日能量摄入约 900 kcal，蛋白质摄入 1~1.5 g/（kg·d），予以口服肠内营养制剂高蛋白全营养型配方 30 g bid，铁组件 2 g qd，不足部分由自然膳食或肠外营养补充。

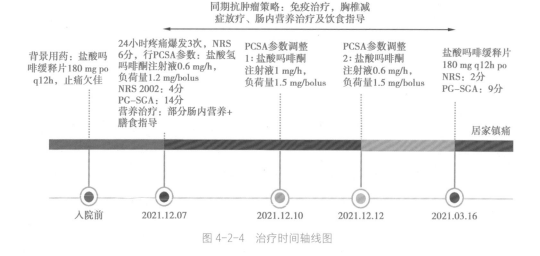

图 4-2-4　治疗时间轴线图

七、治疗结果、随访及转归

定期随访患者相关检验指标，精准镇痛及个性化肠内营养治疗后患者自觉疼痛控制良好，食欲较前好转，乏力较前改善，体重较前回升，结合相关检验指标提示总蛋白、白蛋白、前白蛋白等营养指标较前逐渐好转（图 4-2-5）。

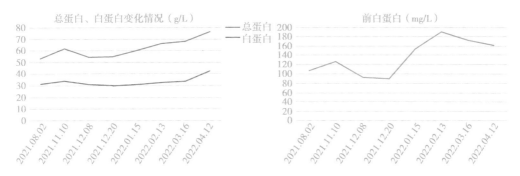

图 4-2-5 规范营养治疗前后营养相关指标变化趋势图

患者为肺腺癌晚期、预计生存期短、早期姑息治疗、多学科共同参与，充分体现了医学人文关怀，不仅减轻了患者疼痛症状、改善了营养状态、延长了生存期，同时也舒缓了患者及其家属的心理压力。

第二节 案例诊疗体会

据统计腺癌占肺癌的 40%~50%，是肺癌最常见的一种类型，甲磺酸奥希替尼片靶向治疗 EGFR 突变阳性非小细胞肺癌（Non-small Cell Lung Cancer, NSCLC）具备较好的疗效，但晚期肺癌普遍生存期短、预后较差。

癌痛是肿瘤患者最常见的伴随症状，本例患者既往口服镇痛药物疗效确切，但随着疾病进展，NRS 疼痛评分 ≥ 6 分，爆发痛频繁，临床考虑为难治性癌痛，参考《难治性癌痛专家共识（2017 年版）》以及本团队既往癌痛镇痛经验，及时选择 PCSA 并取得了良好的镇痛效果。PCA 是一种可由患者根据自身疼痛的剧烈程度预先设定镇痛药物剂量的镇痛系统，盐酸氢吗啡酮注射液对于顽固性癌痛缓解效果好，与 PCA 系统联用可减少阿片类药物总剂量，具有创伤小、操作简单、安全性高、血药浓度稳定、患者生命质量改善效果好等优点，非常适合于癌痛患者住院期间乃至全程疼痛管理，有助于同期抗肿瘤治疗的顺利进行，值得在临床上广泛运用及推广。

肿瘤患者另一大常见伴随症状就是营养不良，其营养风险的发生率为 40%~70%，近 20% 的肿瘤患者的直接死因是营养缺失和恶液质进行性加重。癌症疼痛的患者营养风险和营养不良的发生率都明显增高，因此早期筛查存在营养风险的癌症疼痛肿瘤患者，给予充分合理的营养支持，以纠正其营养不良状态，是亟须解决的问题。近年来随着肿瘤患者营养诊疗体系的建立及健全，肿瘤患者营养疗法的三级诊断和五阶梯治疗逐渐应用于临床中，"无痛、无饿、无呕"病房的建立，为肿瘤患者带来了全方位的关怀。构建多学科协作团队对癌痛患者实行全程管理是目前全球肿瘤患者管理的目标，本团队前期研究结果显示，基于"E-warm"肿瘤创新综合诊疗技术的早期跨学科姑息支持治疗可以有效改善 NSCLC 患者的心理状态及营养状况、缓解疼痛症状、显著提高生活质量。

在临床实践中，我们通过构建主管医师、护士、营养医师、心理医师等多学科团队，采用以患者为中心、多学科共同参与的模式，为患者提供更为优化的医疗服务，可从躯体、心理、社会等多方面有效提高患者生存质量，进一步改善临床结局，本例患者就是采用 PCSA 镇痛联合个性化肠内营养治疗改善患者预后的良好佐证。

（陈梦婷）

案例 3
肿瘤营养多学科支持治疗在晚期胃癌伴难治性癌痛患者中的实践

摘要

病史摘要　患者男性，59 岁，因"'胃癌'术后 2 年，腹痛 3 月余"就诊，完善相关检查明确诊断为：①胃窦腺癌 Ⅳ期 pT4bNb3M1（肝）；②癌症疼痛（内脏痛）；③重度蛋白质–能量营养不良；④低蛋白血症；⑤梗阻性黄疸。治疗上予 PCSA 快速镇痛治疗，肿瘤营养支持治疗多学科会诊下早期姑息治疗的临床实施，最终达到患者生活质量提高及生存期延长的治疗目的。

症状体征　腹痛。

诊断方法　影像学、组织病理学。

治疗方法　PCSA 快速镇痛、肠内营养治疗、姑息性治疗。

临床转归　患者疼痛明显减轻，营养状况得到改善，姑息性抗肿瘤方案得以实施，总生存期（OS）达 6 个月。

适合阅读人群　肿瘤科；缓和医疗科；疼痛科；营养科。

关键词　癌症疼痛；营养不良；PCSA；胃癌。

<h1 style="text-align:center">第一节　临床资料</h1>

一、一般资料

患者，男性，59 岁，因"'胃癌'术后 2 年，腹痛 3 月余"为主诉就诊于我院。2018 年 3 月 6 日全麻下行腹腔镜胃癌根治术，术后诊断为胃窦腺癌 pT4bN3bM0 Ⅲ C 期，行 SP 方案（替吉奥胶囊 + 注射用顺铂）化疗 2 周期，末次化疗过程中出现晕厥（室上速），其后未再返院化疗。2020 年 4 月患者出现皮肤及巩膜黄染，复查提示病情进展，未进一步治疗。3 月余前，患者无明显诱因出现阵发性全腹痛，门诊开具盐酸吗啡缓释片 20 mg q12h 止痛治疗，患者腹痛不适持续存在。半月前，更换为芬太尼透皮贴剂 12.6 mg q72h 止痛治疗后，右上腹疼痛不适较前逐渐加重，伴进食少，全天疼痛评分仍维持在 4~5 分，止痛不佳，患者为求进一步诊治于 2021 年 1 月 12 日就诊于我院。

二、体格检查

KPS 评分 50 分，NRS 评分 5 分。生命体征平稳。步态蹒跚，被动体位，消瘦，恶液质，巩膜黄染，蛙腹，见手术瘢痕，经皮肝穿刺胆道引流术（Percutaneous Transhepatic Cholangial Drainage，PTCD）引流管引流通畅，腹平软，右上腹压痛，无反跳痛、肌紧张。移动性浊音阳性。双下肢轻度水肿。双肺未闻及确切干湿啰音。

三、辅助检查

（一）胸部 + 上腹 + 下腹 + 盆腔增强扫描 CT

胸部 + 上腹 + 下腹 + 盆腔增强扫描 CT 示：残胃吻合口区胃壁增厚，周围间隙模糊，较前增厚，复发可能性大；肝内多发结节，考虑转移；下肢静脉癌栓形成；十二指肠内侧与胰头外侧区域之间增多软组织影，并胆道梗阻，周围血管受侵，考虑转移；腹腔内、腹膜后多个淋巴结；腹盆腔积液（图 4-3-1）。

（二）病理及分子病理学检查

术后病理示：（远端胃）溃疡型管状腺癌 Ⅱ 级，肿瘤侵透胃壁全层，脉管内见癌栓，淋巴结转移性癌（18/27）。免疫组化结果：CK（+），CEA（++），CK7（局灶 +），CK（20%–），ER（–），PR（–），Ki-67（80%+）。TOPO Ⅱ 耐药基因蛋白（<25%+），

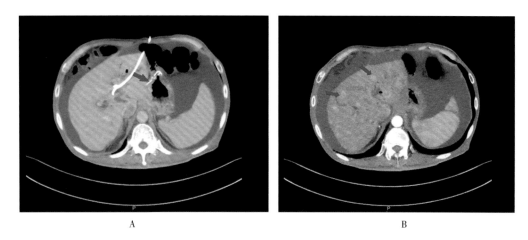

图 4-3-1　2021 年 1 月 13 日患者胸部 + 上腹 + 下腹 + 盆腔增强扫描 CT

注：A. 残胃吻合口增厚；B. 肝内多发结节。

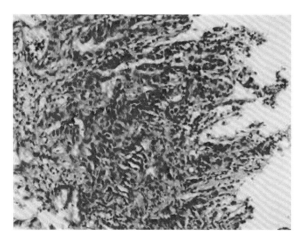

图 4-3-2　2018 年 3 月 12 日远端胃术后病理（HE×100）

MDR-1 耐药基因蛋白（+），LRP 耐药基因蛋白（+），GST-π 耐药基因蛋白（弱 +），Villin（局灶 +），CDX2（+）（图 4-3-2）。

四、营养筛查与评估

患者身高 167 cm，体重 49 kg，BMI 17.60 kg/m^2。患者入院 24 小时内由营养护士进行营养风险筛查 NRS 2002 评分 4 分。48 小时内由营养师进行营养状况评估，PG-SGA 营养评分 15 分。血液学检测示白蛋白 30.7 g/L，前白蛋白 85 mg/L，血红蛋白 92 g/L，红细胞 3.13×10^{12}/L，淋巴细胞绝对值 0.63×10^9，C 反应蛋白 49.55 mg/L，肿瘤坏死因子 α 8.84 pg/mL，白介素 6 为 15.4 pg/mL，胆固醇 5.72 mmol/L，葡萄糖 6.67 mmol/L，钾 3.12 mmol/L。

营养诊断：重度蛋白质 – 能量营养不良，低蛋白血症。肿瘤营养支持小组（NST）进行营养不良四维度分析示患者存在癌症疼痛、应激反应、炎症因子升高、消瘦恶液质状态、能量消耗降低以及糖脂代谢紊乱。

五、诊断

（1）胃窦腺癌 Ⅳ期 pT4bNb3M1（肝）；

（2）癌症疼痛（内脏痛）；

（3）重度蛋白质 – 能量营养不良；

（4）低蛋白血症；

（5）梗阻性黄疸。

六、治疗

入院时患者合并癌症疼痛，重度营养不良，体能状态评分较差，需行姑息性抗肿瘤治疗及提供最佳支持治疗。患者存在腹部症状，而日常饮食难以提供足够的能量及营养素，因此应该给予补充性营养支持。

（一）精准镇痛要点

入院时患者合并癌症疼痛，2021 年 1 月 12 日 NRS 评分 5 分，芬太尼透皮贴剂12.6 mg q72h 止痛效果不佳。于 2021 年 1 月 15 日经专家联合会诊（Multi-disciplinary Team，MDT）后予以 PCSA 快速镇痛，盐酸氢吗啡酮注射液 0.5 mg/h，PCA 负荷量1.2 mg/bolus，锁定时间 30 分钟。24 小时爆发痛控制在 3 次以下，NRS 评分 3~4 分，患者疼痛控制尚可。出院时，疼痛控制较好，更换为芬太尼透皮贴剂 12.6 mg q72h 止痛处理，NRS 评分 2 分，患者病情稳定，治疗时间轴如图 4-3-3 所示，治疗期间 NRS 评分与 PG-SGA 评分的变化趋势如图 4-3-4 所示。

（二）营养治疗方案

2021 年 1 月 15 日经专家联合会诊，患者目前存在不全性肠梗阻的表现，肠道仍有部分功能，营养诊断：重度蛋白质 – 能量营养不良，低蛋白血症。根据《中国肿瘤营养治疗指南 2020》及营养不良五阶梯治疗原则，推荐治疗方案为口服营养补充联合给予补充性肠外营养，口服低脂、低渣或无渣食物，同时补充无纤维素肠内营养制剂和肠道微生态制剂。能量摄入推荐 20~25 kcal/（kg·d），蛋白质推荐摄入 1.0~1.5 g/（kg·d）供给，微量营养素包括维生素和矿物质补充全部需要量。予以口服肠内营养制剂肝病型配

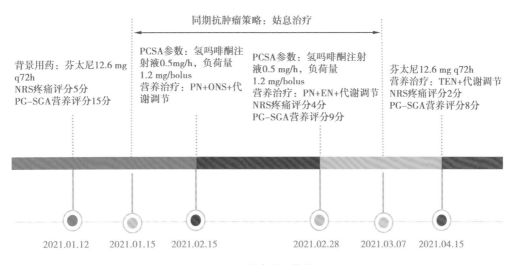

图 4-3-3　治疗时间轴线图

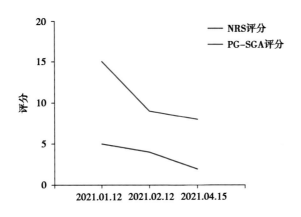

图 4-3-4　治疗期间疼痛评分与营养评分的变化趋势图

方 30 g bid（提供能量 400 kcal，蛋白质 20 g），乳酸菌代谢物质（JK21）2.0 g tid（空腹）进行代谢调节治疗。肠外营养按照如下原则，糖脂比 6：4，热氮比（120~140）：1，糖 / 胰岛素比（4~10）：1，选择中长链脂肪酸，使用支链氨基酸含量丰富的复方氨基酸。经过个性化肠内联合肠外营养支持后，2021 年 2 月 28 日，1 个月内患者体质量无变化，PG-SGA 评分 9 分，患者出现呕吐，肝功能不全，病情评估示患者胃癌晚期伴腹腔广泛转移，肿瘤进展，同时伴有上消化道梗阻，KPS 评分 50 分，预计生存期 3 个月，存在不完全性肠梗阻，营养支持选择行胃镜下鼻空肠管植入，肠内营养供给占 20%~40%，40~60 mL/h 持续性泵入，肠外营养供给占 60%~80%。2 周后患者体重稳定，肠内营养耐受可，增加肠内营养供给占 60%~80%。营养支持 2 个月内体质量无变化，但患者肌肉萎缩明显，皮下脂肪增加，PG-SGA 评分 8 分。出院时，患者疼痛控制较好，病情稳定，家属要求出院回当地医院治疗。

七、治疗结果、随访及转归

终末期患者经精准镇痛和个体化营养治疗后，病情好转出院，出院随访 6 个月仍生存。

第二节　案例诊疗体会

癌痛与营养不良均是肿瘤患者常见的伴随症状。胃癌营养不良及恶液质发病率均居所有肿瘤的第一位，尤其是伴有广泛淋巴结及腹膜转移的患者尤为严重。研究显示，营养状况评分与患者的疼痛强度呈正相关，营养状况评分差的患者疼痛强度更高。癌痛限制机体饮食的摄入，以消化道、头颈部肿瘤对进食的影响最大。肿瘤可侵犯消化道组织，因局部疼痛或压迫而发生吞咽困难、进食困难等症状，导致或加重患者营养不良程度；同时会引起胃肠功能紊乱，使营养物质的吸收减少，癌痛患者营养不良发生率可高达86.3%。此外，癌痛作为一种应激源，疼痛刺激会从多个方面改变机体的营养代谢状态；而机体营养代谢状态亦会进一步对癌痛产生影响。有研究显示，镇痛效果还会影响患者的免疫功能。

对于已经使用了止痛药物的癌痛患者，一旦疼痛控制不佳，患者发生营养不良的风险显著上升，有研究报道使用阿片类药物止痛的中重度癌痛患者存在更高的营养风险和营养不良的发生率。其中，癌痛控制不佳患者的营养不良发生率达 48.78%，癌痛患者癌性肠梗阻合并营养不良发生率高达 61.11%。

近年来，随着对癌痛和肿瘤相关性营养不良认识的逐步提高，以及全国"癌痛规范化治疗示范病房"和"肿瘤营养治疗示范病房"项目的实施，癌痛患者的疼痛控制较前有了显著提高，肿瘤相关性营养不良的患者得到了更多的规范化营养治疗。我团队研究发现基于"E-warm"肿瘤创新综合诊疗技术的早期跨学科姑息支持可以改善非小细胞肺癌患者生活质量、心理状态、疼痛和营养状况。我们通过组建肿瘤营养支持治疗多学科团队，由医生、营养师、心理医师、康复治疗师、药师和护士组成，成立肿瘤营养支持治疗专科小组，开设肿瘤营养多学科会诊，为患者提供多方面支持治疗服务。应用 PCA 技术和肿瘤营养疗法对患者开展营养支持治疗。PCA 技术是一种由患者根据自身疼痛的剧烈程度自己控制给予预设剂量镇痛药物的镇痛方法。同时，盐酸氢吗啡酮起效迅速、镇痛强度中等，非常适合与 PCA 联合使用。肿瘤营养疗法包括营养不良三级诊断、四维度分析和五阶梯治疗。本例患者为胃癌晚期需行鼻饲管营养，口服药物十分困难，患者入院时因贴剂药物镇痛效果不佳，使用 PCA 镇痛，随着患者营养状况改善后镇痛方式也由 PCA 转换为芬太尼透皮贴剂控制疼痛。先前研究结果提示在使用经皮释放阿片类药物的患者中，营养状况好的患者因皮下脂肪含量高而吸收好，疼痛控制明显优于营养状况不佳者，与我们的研究结果类似。

　　综上所述，尽快控制疼痛对改善患者营养水平有利，口服或贴剂药物镇痛不佳时，应使用如 PCA 等方式尽快控制疼痛，同时积极进行营养支持治疗，动态评估调整治疗方案。通过肿瘤营养支持治疗专科团队的多学科协作模式，使患者在躯体、心理、社会、心灵、交流及人文关怀等方面得到全面、整体的支持治疗服务，从而明显改善患者的临床结局，提高生存质量。

（冯长艳）

案例 4
肠道微生态调节在晚期十二指肠癌伴难治性癌痛患者中的实践

📶 摘要

病史摘要 患者男性，54岁，因"确诊十二指肠腺癌3年余，腹痛、呕吐1周"就诊，完善相关检查明确诊断为：①十二指肠腺癌 Ⅳ期 rT4NxM1（肝、膀胱、腹膜）；②肠梗阻；③重度蛋白质-能量营养不良；④难治性癌痛（混合性疼痛）；⑤急性弥漫性腹膜炎；⑥癌性腹膜炎；⑦肺部感染；⑧多浆膜腔积液；⑨低蛋白血症；⑩中度贫血；⑪肝内外胆管扩张；⑫电解质紊乱。治疗方面，在精准镇痛、胃肠减压、抗感染等的基础上，予以肠内微生态制剂调节肠道菌群，及早恢复患者肠道功能并开启肠内营养，最终达到患者生活质量提高及生存期延长的治疗目的。

症状体征 全腹有压痛、反跳痛及肌紧张；叩诊移动性浊音阳性；肠鸣音未闻及。

诊断方法 影像学检查，血液学检验；通过 NRS 2002 进行营养风险筛查、通过 PG-SGA 进行营养评估、营养综合状况评定等营养不良三级诊断。

治疗方法 肠道微生态调节、精准镇痛、规范化肠内肠外营养管理、抗感染、胃肠减压。

临床转归 患者肠道功能逐步恢复，疼痛明显减轻，依从性提高，逐步开启肠内营养，提高患者生活质量，延长患者生存期。

适合阅读人群 营养科；肿瘤科；缓和医疗科；老年科；疼痛科。

关键词 肠道微生态调节；营养治疗；肠道菌群；癌症疼痛；PCA；十二指肠癌。

第一节 临床资料

一、一般资料

患者，男性，54岁，因"确诊十二指肠腺癌3年余，腹痛、呕吐1周"为主诉就诊于我院。3年前，患者因呕血于外院行胃镜检查及活检后明确诊断十二指肠低分化腺癌，外院多次行"剖腹探查术+十二指肠瘘修补术+肠粘连松解术+胆囊空肠吻合术+肠肠吻合术"，并多次行化疗、腹部局部放疗、免疫治疗，但患者病情持续进展；入院前1周，患者腹痛加剧、腹胀、肛门停止排气、排便，伴恶心、反酸、呕吐，呕吐物为胃内容物，于外院予以胃肠减压、灌肠、止痛对症治疗，患者腹痛缓解不明显。现为求进一步诊治于2021年12月15日就诊于我院，以"十二指肠恶性肿瘤"收住入院。

患者既往长期予以盐酸吗啡注射液40 mg q4h皮下注射，疼痛控制欠佳，并存在痛觉敏化现象。

二、体格检查

KPS评分40分，NRS评分6分，NRS 2002评分4分，PG-SGA评分16分；腹部稍膨隆，全腹有压痛、反跳痛及肌紧张。叩诊移动性浊音阳性。未闻及肠鸣音。

三、辅助检查

腹部CT平扫示：肠管积气积液、部分扩张，考虑肠梗阻可能，请结合临床除外空腔脏器穿孔并局限性包裹性积液积气（图4-4-1）。

四、诊断

（1）十二指肠腺癌Ⅳ期rT4NxM1（肝、膀胱、腹膜）；

（2）肠梗阻；

（3）重度蛋白质-能量营养不良；

（4）难治性癌痛（混合性疼痛）；

（5）急性弥漫性腹膜炎；

（6）癌性腹膜炎；

（7）肺部感染；

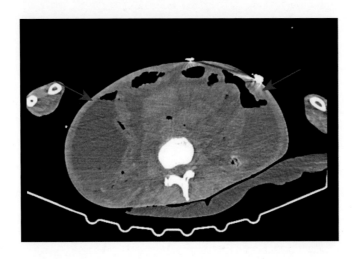

图 4-4-1　2021 年 12 月 15 日腹部 CT 平扫

（8）多浆膜腔积液；

（9）低蛋白血症；

（10）中度贫血；

（11）肝内外胆管扩张；

（12）电解质紊乱。

五、治疗

（一）精准镇痛要点

患者治疗时间轴线图如图 4-4-2 所示，入院时患者腹痛明显，结合患者既往病史及相关辅助检查，考虑患者为十二指肠癌晚期，且存在肠梗阻。依据《难治性癌痛专家共识（2017 年版）》考虑该患者腹部疼痛为难治性癌痛合并感染性腹痛，入院时 NRS 评分达 6 分，同时患者出现焦虑且对相关医疗行为存在抵触情绪。经过院内多学科联合会诊后，遂在禁食禁饮、胃肠减压、抗感染、维持水电解质平衡等基础上，同时于 2021 年 12 月 16 日予以 PCSA 镇痛治疗。因患者既往长期大剂量使用阿片类药物镇痛治疗，且存在痛觉敏化现象，经药物等量换算后，予以盐酸氢吗啡酮注射液 1.5 mg/h 持续皮下泵入，PCA 负荷量 2.0 mg/bolus，锁定时间 30 分钟；患者疼痛得到控制，NRS 评分下降至 2~3 分，患者疼痛缓解后治疗配合性提高。

（二）营养治疗方案

在营养支持治疗方面，据营养不良三级诊断策略，入院后即行 NRS 2002 营养风险

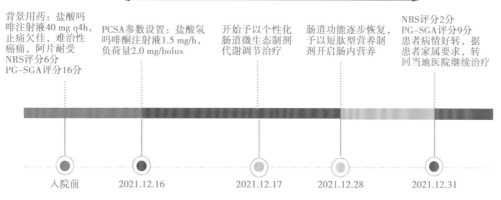

图 4-4-2　治疗时间轴线图

筛查，评分为 4 分。PG-SGA 营养评估为 16 分，营养诊断为重度蛋白质 - 能量营养不良。因患者存在肠梗阻，按五阶梯治疗原则，治疗方案为全肠外营养。根据个体化制定营养方案原则，患者总入量控制为 2200~2400 mL/d，总能量摄入 20~25 kcal/（kg·d）、蛋白质摄入 1.0~1.2 g/（kg·d）。肠外营养支持糖脂比 1 ∶ 1，热氮比 150 ∶ 1，同时予以水溶性维生素、脂溶性维生素、多种微量元素注射液，并积极维持水电解质平衡。

　　因患者近期外院肠梗阻常规保守治疗疗效欠佳，结合其本身已存在肠道微生态紊乱，且广谱抗生素可能加重肠道菌群失调，遂先后分三阶段予以肠道微生态制剂代谢调节治疗。第一阶段，2021 年 12 月 17 日予以乳酸菌代谢物质（JK21）2.0 g tid 开启肠道微生态调节治疗。治疗 2 天后，于 2021 年 12 月 19 日患者肛门开始出现自主排气，可闻及肠鸣音 1~2 次每分钟。2021 年 12 月 21 日开启第二阶段，先将乳酸菌代谢物质（JK21）剂量调整为 2.0 g q4h，待患者肠道功能进一步恢复后，加用高浓缩复合乳酸菌（JK5G），予以乳酸菌代谢物质（JK21）2.0 g pid 联合高浓缩复合乳酸菌（JK5G）1.25 g bid，调整治疗方案后，患者再次出现腹胀加重，结合患者病情考虑为好转反应，暂予以观察，患者腹胀症状于 1 日内逐步好转，并肛门自主排便。结合患者症状、体征，患者肠道功能逐步恢复，遂过渡至第三阶段，2021 年 12 月 28 日予以肠内营养制剂短肽型配方 10 g qid 逐步开启肠内营养治疗。2021 年 12 月 31 日 PG-SGA 评分 9 分。

六、治疗结果、随访及转归

　　经过精准镇痛、规范化肠内肠外营养管理、肠道微生态调节治疗后，患者疼痛得到

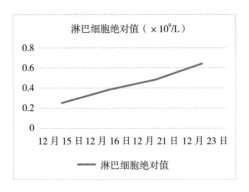

图 4-4-3　淋巴细胞绝对值变化曲线图

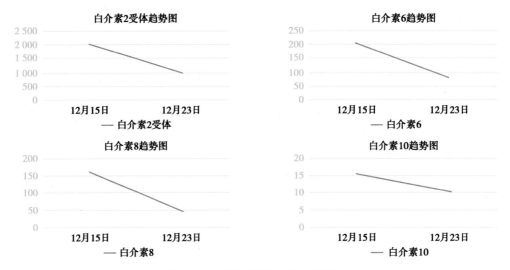

图 4-4-4　各类炎症因子变化曲线图

有效控制、肠道功能逐步恢复；随访血淋巴细胞绝对值较前明显升高（图 4-4-3），免疫功能较前改善；且体内炎症因子逐步恢复至正常水平（图 4-4-4）。

第二节　案例诊疗体会

原发性十二指肠癌（Primary Duodenal Carcinoma，PDC）是临床上罕见的恶性肿瘤，发病率占整个消化道肿瘤的 0.3%~0.5%，占小肠恶性肿瘤的 25%~35%。早期缺乏特异性的临床表现，又易造成延误诊断，临床疗效差。该病早期症状不典型，临床表现与病程长短和肿瘤部位有关，当肿瘤体积较大时会出现各种消化道症状，包括腹痛、消化道出血、肠梗阻、腹部肿块等。腹痛是小肠肿瘤最常见的症状，而癌痛不仅可以引发焦虑、疲劳、抑郁等负面情绪，给患者带来极大的痛苦体验，还影响治疗依从性。该患者长期深受疼痛困扰，每日在大量阿片类药物使用下疼痛控制欠佳，并存在痛觉敏化现象，且在此次合并急性肠梗阻的情况下，患者出现焦虑且对相关医疗行为存在抵触情绪。故在遵循 WHO 三阶梯镇痛原则下，通过 PCSA 镇痛技术实施精准镇痛，患者可以积极参与治疗过程，从而提高依从性和满意度。

肠梗阻是十二指肠癌常见的并发症之一，发生肠梗阻后，肠道以及整个机体会发生一系列的病理生理变化，其中较重要的为肠黏膜屏障破坏，导致肠道菌群失衡，菌群稳态失衡反作用进一步破坏肠黏膜屏障，促使肠梗阻的发生发展。肠道黏膜屏障包括机械屏障、免疫屏障、化学屏障和生物屏障。正常的肠黏膜屏障可有效防止病原菌入侵，维持微生态系统平衡，保持机体健康。肠梗阻时，肠腔内容物不能通过阻塞部位，导致管腔内压力升高，近端肠腔扩张以及血液回流不畅，使得肠上皮细胞缺血缺氧，细胞内结构破坏，肠黏膜通透性增高，细菌及毒素可透过屏障进入体内。肠梗阻患者长期禁食，加之机体代谢消耗，蛋白合成下降，患者淋巴细胞数量及分泌型免疫球蛋白 A 分泌减少，免疫屏障遭受破坏，进一步促进细菌移位。肠梗阻时肠壁组织受到破坏并且消化液大量丢失，化学屏障功能减弱，加速有害菌的定植和侵入。肠梗阻中，正常菌群的繁殖受到抑制，大肠埃希菌等条件致病菌可突破定植抗力，取代原始受体位点上的厌氧菌，从而通过上皮细胞或细胞间的连接产生移位，这是疾病初期细菌经肠黏膜溢出肠腔的重要原因。

而肠道菌群紊乱对肠管局部和机体全身产生重要的影响。就局部而言，菌群种类、数量和构成比例的改变对肠黏膜各屏障均构成不同程度的影响。全身的病理生理变化主要包括由菌群移位导致的肠源性菌血症和毒血症，以及随后出现的多脏器功能损害。细菌移位（Bacterial Translocation， BT）是指肠道菌群及毒素穿过肠黏膜上皮，累及肠系膜淋巴结、周围组织和远隔脏器的过程，可导致肠源性内毒素血症，引起全身炎症反应综合征及组织损伤、多器官功能衰竭甚至机体死亡。研究表明，梗阻 24 小时后肠系膜淋巴结（MLN）的细菌移位率高达 86%，且移位的细菌并未局限于 MLN，而是进一步扩散入血，引起严重的菌血症和毒血症。同时肠黏膜屏障的损伤可加快细菌和内毒素向肠上皮的渗透，加速疾病的进展。在重症肠梗阻患者中，菌群移位并进入血液循环系统被认为是引起败血症和多器官功能障碍（Multiple Organ Dysfunction Syndrome，MODS）的主要发病机制，且患者在使用广谱抗生素抗感染治疗同时亦会加重肠道菌群紊乱，故肠道微生态调节治疗对于肠梗阻患者十分重要，既能修复肠黏膜屏障、提高机体免疫力，还能避免肠道菌群移位致二重感染。但现也有文献表明，在重症患者中使用益生菌可能增加菌血症风险。

后生元是益生菌经加工处理后的益生菌代谢物成分统称，包括菌体与代谢产物，如短链脂肪酸、酶、多肽、内源或外源性聚糖、细胞表面蛋白、有机酸等。既可避免活菌本身生物利用度低、效果不稳定、易传递耐药基因等问题，也可减少肠道菌群失调所致二次感染几率，还能高效纠正肠道微生态紊乱。

综上所述，个性化精准镇痛治疗在难治性癌痛患者中极为重要，肠道微生态调节治疗是晚期十二指肠癌合并肠梗阻治疗的重要组成部分，并且有研究证明，以营养、止痛支持为核心的跨学科姑息治疗可改善患者生存质量及预后。系统回顾该例患者的病史特点可以发现，在精准镇痛、积极治疗原发疾病、规范化肠内肠外营养管理等基础上，根据不同阶段患者肠道功能情况调整肠道微生态制剂用量，体现了个体化、精细化，最终使患者临床获益，跨学科姑息治疗的理念在本例患者身上得到了有效体现。

（曹皓阳）

案例 5
晚期结肠肿瘤合并难治性癌痛、重度营养不良患者营养治疗实践

📶 摘要

病史摘要　患者女性，55 岁，因"脐周隐痛 3 年余，左肩部疼痛加重 1 周"就诊，完善相关检查明确诊断为：①乙状结肠癌 cT4bN2M1（肺、骨）Ⅳ期；②癌症疼痛（混合性疼痛、骨转移性疼痛）；③重度蛋白质 – 能量营养不良。采取 PCSA 早期快速镇痛治疗、肠内营养支持治疗，保证后续化疗及靶向抗肿瘤治疗的临床实施，最终达到患者生活质量提高及生存期延长的治疗目的。

症状体征　左肩部疼痛明显，伴双下肢、腰部疼痛。腹部正中见长约 16 cm 术后瘢痕，愈合可，余无特殊。

诊断方法　影像学、组织及分子病理学。

治疗方法　PCSA 快速镇痛、化疗、靶向治疗。

临床转归　患者疼痛明显减轻，依从性提高，抗肿瘤方案得以实施，总生存期达 5 年以上。

适合阅读人群　肿瘤科；缓和医疗科；疼痛科；营养科。

关键词　癌症疼痛；骨转移性疼痛；PCSA；营养不良；肠内营养。

第一节 临床资料

一、一般资料

患者，女性，55 岁，因"脐周隐痛 3 年余，左肩部疼痛加重 1 周"为主诉入院。3 年余前（2016 年 11 月）患者无明显诱因出现脐周疼痛不适，为隐痛，伴大便次数增多，1 天 2~3 次，呈条索状，偶有少量粘液血便。肠镜示乙状结肠肿瘤伴梗阻。于外院诊断"乙状结肠癌侵及左侧输尿管"。2016 年 12 月 1 日开始予 FOLFOX 方案（注射用氟尿嘧啶 + 亚叶酸钙注射液 + 注射用奥沙利铂）行新辅助化疗 2 周期，2017 年 2 月 18 日行手术治疗。术后诊断"乙状结肠癌侵及输尿管 T4bN2M0 ⅢC 期"，术后予 FOLFOX 方案 5 周期化疗，疗效评价疾病进展（PD），后未规律复查。2 年余前（2018 年 3 月）患者反复出现左下腹阵发性绞痛，持续数分钟，可自行缓解，不影响睡眠。复查 CT 示双肺多发小结节，考虑肺转移，于 2018 年 5 月 10 日、2018 年 6 月 1 日行 FOLFIRI 方案化疗联合贝伐珠单抗注射液靶向治疗 2 周期，患者腹痛好转，疗效评价疾病稳定（SD），后患者未返院进一步治疗。1 年余前（2018 年 10 月）患者出现左下腹痛加重，仍为阵发性绞痛，持续数分钟，可自行缓解，不影响睡眠，复查胸腹部盆腔 CT 提示肺部病灶增多增大，疗效评价 PD，更换为 XELOX 方案（注射用奥沙利铂 + 卡培他滨片）联合贝伐珠单抗注射液治疗 2 周期，患者腹痛较前好转。2019 年 3 月 18 日返院复查疗效评价 SD，予贝伐珠单抗注射液 + 卡培他滨片治疗 4 周期，治疗后疗效评价 SD。半年前（2020 年 2 月）患者出现左肩颈疼痛，伴腰部及左下腹疼痛较前加重，为胀痛，阵发性加重，伴便秘，予盐酸吗啡缓释片 30 mg q12h 止痛效果欠佳，于我院行左肩关节 MRI 考虑骨转移。修正诊断"乙状结肠癌 cT4bN2M1（肺、骨）Ⅳ期，癌症疼痛，营养不良"。2020 年 3 月 5 日开始予注射用西妥昔单抗 + 注射用盐酸伊立替康治疗 2 周期，同时行伊班膦酸钠注射液抑制骨质破坏治疗。于 2020 年 3 月 12 日开始骨转移灶适型调强放射治疗，计划 PTV 30 Gy/10 F，放疗顺利完成后患者左肩部及腰腹部疼痛较前明显好转。2020 年 4 月 27 日患者返院复查，病情稳定。分别于 2020 年 4 月 30 日及 2020 年 5 月 27 日行注射用西妥昔单抗靶向治疗 2 周期。2020 年 6 月 19 日患者感腹痛较前加重，返院复查评价 PD，分别于 2020 年 6 月 24 日、2020 年 7 月 16 日、2020 年 8 月 8 日予注射用雷替曲塞 4 mg 化疗 3 周期，同时予呋喹替尼胶囊靶向治疗。1 周前患者左肩部疼痛加重，伴双下肢、腰部疼痛。目前口服盐酸吗啡缓释片 90 mg q12h 止痛效果不佳，NRS 评分 6 分，患者为求进一步诊治于 2020 年 8 月 19 日返院，门诊以"结肠恶性肿瘤"收治入院。

二、体格检查

KPS 评分 70 分，NRS 评分 6 分。生命体征平稳。腹部正中见长约 16 cm 术后瘢痕，愈合可。

三、辅助检查

（一）左肩关节核磁共振增强

左肩关节核磁共振增强示：①左侧肱骨头、肱骨体及左侧肩胛骨骨质信号异常，考虑转移；②左侧腋窝多发淋巴结肿大；③左肩部软组织稍肿胀，较前新增；④扫及左肺见多发结节（图 4-5-1）。

（二）胸部增强 CT

胸部增强 CT 示：①双肺多发转移瘤；②左侧锁骨上及纵隔、左侧腋窝多发淋巴结显示，部分肿大（图 4-5-2）。

（三）全身骨显像

全身骨显像示：①右侧第 8 前肋显像剂浓聚伴局部密度增高，较前为新增，考虑骨折后改变；②右侧肩关节、双足显像剂浓聚较前新增（图 4-5-3）。

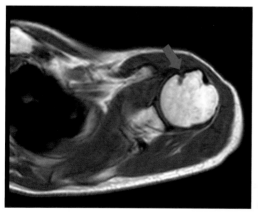 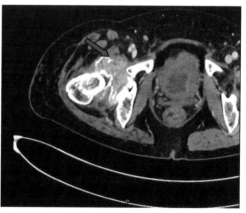

图 4-5-1 2020 年 6 月 21 日左肩关节核磁共振增强　·　图 4-5-2 2020 年 8 月 6 日胸部增强 CT

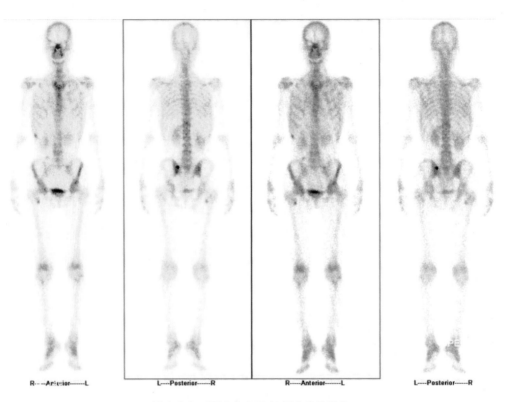

图 4-5-3　2020 年 8 月 19 日全身骨显像

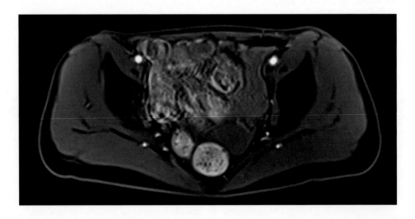

图 4-5-4　2020 年 8 月 21 日盆腔磁共振增强

（四）盆腔磁共振增强

盆腔磁共振增强示：乙状结肠术后，吻合口未见明显增厚。S2 左侧椎间孔囊性灶，倾向于良性病变（图 4-5-4）。

（五）病理及分子病理学检查

2017年2月23日乙状结肠活检病理示：中分化腺癌侵及浆膜层；左输尿管旁包块纤维组织中见腺癌浸润；手术标本近、远切缘及送检吻合口远切端均未见癌组织；肠系膜淋巴结14枚中7枚见癌转移，另见1枚癌结节。免疫组化结果：CK7（-），CK2（+），CDX-2（-），P63（-）。

结直肠癌靶向用药基因（KNBP）检测示：KRAS/NRAS/PIK3CA/BRAF V600E无突变。

四、营养筛查与评估

患者身高157 cm，体重41 kg，BMI 16.63 kg/m^2，NRS2002评分4分，PG-SGA评分9分，白蛋白36.9 g/L，前白蛋白176 mg/L，血红蛋白124 g/L，电解质无异常，营养诊断重度蛋白质-能量营养不良。

五、诊断

（1）乙状结肠癌cT4bN2M1（肺、骨）Ⅳ期；
（2）癌症疼痛（混合性疼痛、骨转移性疼痛）；
（3）重度蛋白质-能量营养不良。

六、治疗

（一）精准镇痛要点

治疗时间轴线图如图4-5-5所示，患者入院合并癌症疼痛，使用盐酸吗啡缓释片90 mg q12h止痛治疗不佳，左大腿疼痛加重，考虑骨转移引起，属于难治性疼痛，经医疗组讨论后果断介入PCSA镇痛。初始予以盐酸氢吗啡酮注射液0.2 mg/h持续皮下注射，PCA负荷量0.5 mg/bolus，锁定时间30分钟。根据患者疼痛情况逐步调整止痛药物剂量，密切观察患者神志、瞳孔情况。经过3天的剂量调整，最终调整为盐酸氢吗啡酮注射液0.6 mg/h，PCA负荷量1.5 mg/bolus，锁定时间30分钟，24小时爆发痛降至3次以下，疼痛明显缓解，NRS评分1~2分。

（二）营养治疗方案

患者纳差、消瘦，经膳食调查，患者每日膳食能量摄入约900 kcal，每日蛋白质30 g，肉蛋类摄入较少，能量及蛋白质摄入不足。入院NRS 2002评分4分，有营养风险，营养状况评估 PG-SGA 评分 9 分，重度营养不良。根据肿瘤营养不良三级诊断标准，患者诊断重度蛋白质 – 能量营养不良，镇痛同时予以个性化肠内营养支持治疗。营养治疗方案推荐患者能量摄入 25~30 kcal/（kg·d），蛋白质摄入 1~1.5 g/（kg·d）。该患者存在胃肠道功能，按肿瘤营养五阶梯治疗原则，予以膳食指导联合口服营养补充（ONS），予以口服肠内营养制剂整蛋白全营养型配方 30 g bid，提供能量约 400 kcal，蛋白质约 40 g。同时予以肠道微生态制剂代谢调节治疗，乳酸菌代谢物质（JK21），2.0 g 口服，qd（空腹）。动态营养评估，肠内营养治疗 1 周后再次评估 PG-SGA 评分 7 分，较前下降。

（三）后续治疗

患者疼痛缓解，营养状况好转后治疗配合性提高，于 2020 年 8 月 30 日顺利完成了呋喹替尼胶囊 4 mg 靶向治疗，以及第 4 周期注射用雷替曲塞 4 mg 全身化疗，伊班膦酸钠注射液抑制破骨细胞生长。治疗后患者精神可、食欲欠佳，恶心、呕吐 I 度，无腹痛、腹泻 0 度，无皮疹及脉管炎。患者疼痛好转，镇痛药物逐渐调整为盐酸吗啡缓释片 90 mg q12h 居家镇痛及家庭肠内营养。

七、治疗效果、随访及转归

患者出院 1 月后复查示白蛋白 38.2 g/L，前白蛋白 194 mg/L，血红蛋白 133 g/L，白蛋白、前白蛋白、血红蛋白均较前上升。此后患者多次于我院复查提示病情缓慢进展，予以后线治疗，OS 长达 5 年以上。

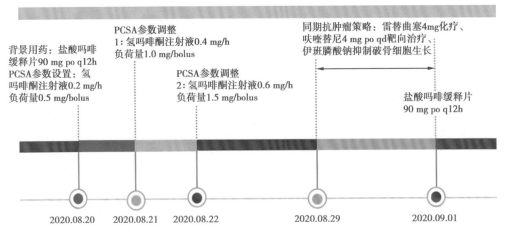

图 4-5-5　治疗时间轴线图

第二节　案例诊疗体会

癌痛是肿瘤患者最常见的伴随性疾病。据报道，晚期癌症患者的疼痛发生率为60%~80%，更有约20%的难治性癌痛患者通过常规的止痛疗效不佳或出现不可耐受的不良反应，成为癌痛治疗中的"痛点"，严重影响患者的生活质量。规范化的癌痛治疗可以使90%以上的癌痛患者得到有效缓解。PCA技术是一种由患者根据自身疼痛的剧烈程度自己控制给予预设剂量镇痛药物的镇痛方法。采用盐酸氢吗啡酮注射液PCA技术可以及时、有效地缓解患者疼痛，提高患者后期治疗配合度，继而予以姑息性减症放疗方式进行局部治疗，控制肿瘤的生长，进一步改善患者生活质量。

据统计，晚期肿瘤患者存在营养风险或发生营养不良的比例与癌痛发生率相似，不容忽视。而癌痛可能通过影响机体的饮食摄入、代谢及心理等因素造成患者营养不良，而营养不良也可造成疼痛的加重。癌痛患者合并营养不良可导致抗癌治疗并发症增加，对抗癌治疗的敏感性下降，死亡率增加。对于肿瘤合并营养不良患者，营养风险筛查、营养评估、营养教育和膳食指导应贯穿于抗癌治疗的全过程，从而更好地为患者服务，提高他们的生活质量。营养治疗应作为抗肿瘤综合治疗的重要组成部分，实施营养干预时，应该遵循五阶梯治疗原则。

余慧青团队的一项研究结果显示，早期跨学科姑息治疗可以显著提高肿瘤患者生活质量、心理状态和营养状况。通过早期姑息治疗，规范精准镇痛以及积极的营养支持治疗，可提高患者抗肿瘤治疗耐受性，提高患者的生活质量。

（陈梦婷）

案例 6
肿瘤代谢调节治疗胰腺恶性肿瘤伴难治性癌痛

📡 摘要

病史摘要 老年女性，71 岁，因"间断腹痛 2 周，加重 1 天"就诊。完善相关检查后诊断"胰腺低分化腺癌 cT4NxMx（脑），癌症疼痛（内脏痛），胆管梗阻，胆道感染，脓毒血症，感染性休克，梗阻性黄疸（重度），重度蛋白质 – 能量营养不良，低蛋白血症，肝功能不全"。院外使用 AG 方案（注射用盐酸吉西他滨 + 注射用白蛋白结合型紫杉醇）化疗后出现反复高热，急性梗阻性化脓性胆管炎，感染性休克。外院行逆行胰胆管造影（ERCP）、十二指肠乳头括约肌切开术（EST）及胰管胆管支架置入。反复发热，感染未控制。入我院后行经皮肝穿刺胆道引流术（PTCD）胆汁引流，止痛、抗感染、对症支持、个性化肠内营养及肠道微生态制剂治疗。

症状体征 腹痛，发热，全身皮肤黏膜重度黄染。

诊断方法 影像学检查、组织病理学、血液学检验。

治疗方法 PTCD 胆汁引流、个性化肠内营养及肠道微生态制剂进行肿瘤代谢调节治疗。

临床转归 无发热、抗生素使用得到控制，疼痛控制良好，患者病情好转。

适合阅读人群 肿瘤科；缓和医疗科；营养科；康复科。

关键词 胰腺恶性肿瘤；胆道梗阻；肿瘤代谢调节治疗；肠道微生态制剂；JK-21；JK-5G。

第一节　临床资料

一、一般资料

老年女性，女，71岁。患者于2021年1月因"间断腹痛2周，加重1天"就诊于重庆某三甲医院。2021年2月1日行胸腹部MRI及CT均提示胰头囊实性占位（3.7 cm×2.7 cm×3.0 cm），考虑肿瘤病变（囊腺癌可能），伴胰十二指肠上动脉受倾可能。上胆道梗阻扩张，胰管轻度扩张，胰腺炎表现。CA199>1000 U/L。行CT引导下穿刺活检提示倾向低分化癌。第一次诊断"胰腺低分化腺癌 cT4NxMx（脑），胆管梗阻"，外院于2021年2月8日及2021年2月15日开始予以AG（注射用盐酸吉西他滨＋注射用白蛋白结合型紫杉醇）方案化疗。2021年2月15日夜间患者出现发热，体温38.6℃，就诊于前述医院行相关检查，行MRI检查提示双侧额颞枕叶散在小斑点异常信号，转移不除外。期间病情急剧加重。2021年2月23日患者出现谵妄，转入ICU治疗。第二次诊断"胰腺低分化腺癌 cT4NxMx（脑），胆管梗阻，急性梗阻性化脓性胆管炎，感染性休克，继发性癫痫"，治疗方案：①ICU予以病危通知；②升压、抗休克、抗感染、气管插管等抢救治疗。经过ICU抢救性治疗后患者病情改善，2021年3月3日转回普通病房继续治疗，于2021年3月8日出院。出院后当日即入当地某医院就诊。第三次诊断"胰腺低分化腺癌 cT4NxMx（脑），胆管梗阻，急性梗阻性化脓性胆管炎，感染性休克"，2021年3月10日行ERCP+EST+胰管塑料支架置入＋胆管金属支架置入，同时抗感染治疗，2021年3月13日出院。出院后患者有反复低热，2021年3月15日再一次前往重庆某三甲医院就诊，2021年3月16日上腹部CT增强示胰头囊实性占位（3.0 cm×2.4 cm×2.1 cm）。给予抗感染治疗，但患者每日仍有发热，体温最高38.5℃。2021年3月17日夜间患者发热伴畏寒、寒战，最高体温40.0℃。2021年3月18日以"诊断'胰腺癌'1月余，发热3天，加重伴寒战5小时"为主诉，急诊入住重庆大学附属肿瘤医院。

二、体格检查

KPS评分50分，NRS评分6分，神志恍惚，平车推入，查体合作，自动体位，发育中等，热病容，营养不良，BMI 22.89 kg/m²，全身皮肤黏膜重度黄染。

三、辅助检查

（一）腹部 CT

2021 年 2 月 1 日腹部 CT 示胰头囊实性占位（3.7 cm×2.7 cm×3.0 cm），考虑肿瘤病变（囊腺癌可能），伴胰十二指肠上动脉受倾可能；上胆道梗阻扩张，胰管轻度扩张，胰腺炎表现。2021 年 3 月 16 日腹部 CT 示肿块大小为 3.0 cm×2.4 cm×2.1 cm。2021 年 4 月 6 日腹部 CT 示肿块大小为 2.4 cm×2.0 cm×1.4 cm（图 4-6-1）。

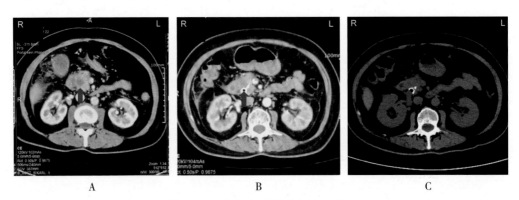

图 4-6-1　腹部 CT 胰腺肿物大小对比

注：A. 2021 年 2 月 1 日腹部 CT；B. 2021 年 3 月 16 日腹部 CT；C. 2021 年 4 月 6 日腹部 CT（红色箭头示肿块）。

（二）病理及分子病理学检查

2021 年 2 月 1 日病理诊断：（胰腺包块组织）导管旁纤维组织内见及少许异性上皮细胞，结合免疫组化考虑低分化腺癌。免疫组化：CDX-2（－），CEA（＋），MUC2（弱＋），MUC4（弱＋），MUC5AC（＋），MUC6（－），CK（＋），CD38（＋），IgG（－），IgG4（－），Ki-67（20%＋），P53（＋）。

四、营养筛查与评估

患者晚期胰腺癌，伴发热腹痛，精神一般，卧床，诉乏力、纳差，体形消瘦。

患者身高 155 cm，体重 55 kg，BMI 22.89 kg/m²，PG-SGA 评分 15 分，诊断重度营养不良。2021 年 3 月 18 日血液学检查示 C 反应蛋白 120.27 mg/L；肝功能示谷丙转氨酶 139.10 U/L，谷草转氨酶 201.80 U/L，总蛋白 56.59 g/L；白蛋白 30.37 g/L，前白蛋白 102.98 mg/L，总胆红素 126.45 μmol/L，直接胆红素 104.39 μmol/L，间接胆红素 22.06 μmol/L；炎症因子检测示肿瘤坏死因子 α 32.60 pg/mL，白介素 2 受体 1238.00 U/mL，

白介素 6 为 43.40 pg/mL，白介素 8 为 457.00 pg/mL；白介素 10 为 18.10 pg/mL；女性肿瘤标志物检测示糖类抗原 50 为 118.66 IU/mL；糖抗原 125 为 37.40 U/mL；糖抗原 199 为 220.40 U/mL。结合血液学检查指标，营养诊断为重度蛋白质 – 能量营养不良，低蛋白血症。

五、诊断

（1）胰腺低分化腺癌 cT4NxMx（脑）；

（2）癌症疼痛（内脏痛）；

（3）胆管梗阻；

（4）胆道感染；

（5）脓毒血症；

（6）感染性休克；

（7）梗阻性黄疸（重度）；

（8）重度蛋白质 – 能量营养不良；

（9）低蛋白血症；

（10）肝功能不全。

六、治疗

（一）临床治疗要点

（1）ICU 治疗：ICU 抢救治疗及行 PTCD 予以胆汁引流。

（2）普通病房治疗：住院后予以退热、抗感染、保肝、补液、营养支持、降心室率、营养心肌、纠正电解质紊乱、纠正低蛋白血症等综合治疗。

（3）止痛治疗：入院时患者合并腹痛，入院 NRS 评分达 6 分，及时予以口服盐酸吗啡缓释片 10 mg q12h 止痛治疗。

（二）营养治疗方案

患者营养诊断为重度蛋白质 – 能量营养不良及低蛋白血症。根据《中国肿瘤营养治疗指南 2020》及营养不良五阶梯治疗原则，治疗方案为口服营养补充（ONS）及饮食指导。营养方案建议患者能量需要 25~30 kcal/（kg·d），蛋白质摄入 1~1.5 g/（kg·d），予以口服肠内营养制剂肝病型配方 30 g bid，分离乳清型配方 30 g qd，以支链氨基酸为主。患者遵医嘱行个性化肠内营养治疗。全程予以肠道微生态制剂进行肿瘤代谢调节治疗，口服乳酸菌代谢物质（JK21）2.0 g tid 联合高浓缩复合乳酸（JK5G）2.5 g tid。

七、治疗结果、随访及转归

该患者在我院镇痛、营养治疗时间轴线图如图 4-6-2 所示。患者出院后定期返院复查，结合患者意愿未行手术治疗，仅维持个性化肠内营养及肠道微生态制剂代谢调节治疗。因患者为晚期胰腺癌，生存期短，出院后生存期为 11 个月。

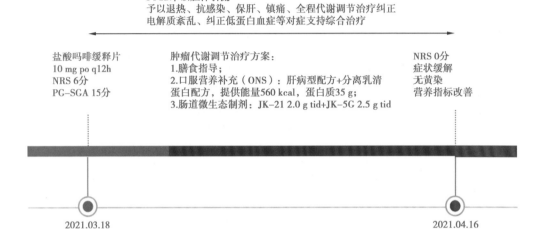

图 4-6-2　治疗时间轴线图

治疗小结：

（1）住院半月时患者皮肤巩膜黄染消退，停用抗生素；

（2）2021 年 4 月 11 日肝功能示谷丙转氨酶 117.00 U/L，谷草转氨酶 84.00 U/L，总蛋白 56.59 g/L，白蛋白 34.2 g/L，前白蛋白 244.00 mg/L，提示肝功逐渐恢复，营养状况逐步好转，胆道感染控制良好，可下床走动，食欲、大小便正常，未出现强效抗生素使用不良反应；

（3）2021 年 4 月 6 日腹部 CT 增强示胰头小斑片状低密度影，大小约 2.4 cm × 2.0 cm × 1.4 cm，胰头占位体积显著缩小（图 4-6-1 C）；

（4）患者 2021 年 4 月 16 日病情好转出院，KPS 评分 70 分。腹痛缓解，NRS 评分 0 分，停用止痛药；

（5）患者服用肠道微生态制剂前后肠道菌群 16s DNA 多样性变化如图 4-6-3 所示，致病菌大肠埃氏菌属 - 志贺氏菌属（Escherichia-Shigella）相对丰度显著降低，短链脂肪酸（丁酸）产生菌 Lachnoclostridium 及 Faecalibacterium 相对丰度显著升高。

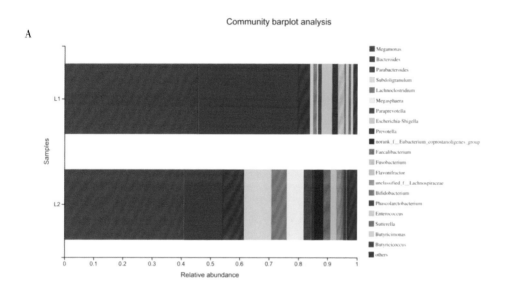

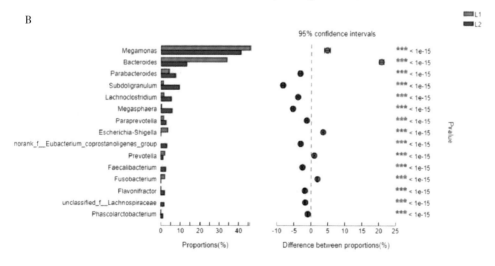

图 4-6-3 服用肠道微生态制剂前后肠道菌群 16s DNA 多样性变化情况

注：A. 肠道菌群丰度构成；B. 显著性差异菌种对比。L1 为肠道微生态制剂使用前；L2 为肠道微生态制剂使用后。

第二节　案例诊疗体会

　　胰腺癌是一种消化系统中恶性程度极高的疾病，到目前为止，手术切除仍然是治疗胰腺癌的主要手段，但就诊时仅约 20% 的胰腺癌患者可行手术治疗。即使采取手术治疗、放化疗、生物治疗及靶向治疗等综合治疗措施，胰腺癌患者总体生存率近十年来并未得到明显改善。对于恶性肿瘤患者，PCA 镇痛及营养支持治疗，可以有效改善患者营养及心理状况，对疼痛控制及抗癌治疗提供支撑作用。

　　越来越多的研究证实，肿瘤的生物学本质是一种代谢性疾病，因此基于肿瘤代谢靶点的代谢调节治疗成为肿瘤治疗的新方向。肿瘤代谢调节治疗的手段很多，如药物、手术、运动及营养素，单纯使用营养素实施代谢调节治疗者为营养代谢调节治疗。肿瘤营养代谢调节治疗不仅仅是提供营养素和能量，更加重要的是发挥营养素的代谢调节作用。本案例提供一例胰腺恶性肿瘤胆道感染、发热至感染性休克伴腹痛患者，经 PTCD 胆汁引流，对症抗感染治疗、止痛治疗结合个性化肠内营养及肠道微生态制剂进行肿瘤代谢调节治疗，从而病情好转，旨在为肿瘤代谢调节治疗的规范化诊疗提供借鉴。

　　由于胰腺恶性肿瘤患者多伴有胆道梗阻，导致黄疸、严重胆道感染。如果胆道感染不能得到及时有效控制将会发生败血症，菌血症，多器官衰竭，甚至患者死亡。PTCD 胆汁引流术可有效缓解胆道梗阻、胆汁淤积状况，而长期大量使用抗生素易造成患者机体肠道菌群失调，造成功能紊乱。

　　肿瘤代谢调节治疗包括个性化肠内营养及肠道微生态制剂的使用。本案例中我们使用的乳酸菌代谢物质也称为"后生元"，是指由活菌代谢活动分泌（代谢产物）或细菌死亡溶解后释放的可溶性因子，能够对宿主产生有益影响。可溶性因子包括短链脂肪酸（SCFA）、酶类、多肽类、磷壁酸、胞壁肽（肽聚糖衍生物）、细菌外膜蛋白、维生素、胆汁酸、缩醛磷脂及长链脂肪酸等。微生物组学研究表明，数量庞大的肠道菌群与宿主肠上皮细胞和肠黏膜免疫系统存在复杂的相互作用，它们之间相互协同、维护和促进肠道菌群平衡和内环境稳态。后生元治疗菌群失调是通过抑制内源性病原微生物群，增强外源性微生物在肠道的定植能力，进而改变肠道的定植抗力，有助于治疗菌群失调或由病原微生物或病原体介导的疾病。后生元的优势在于克服了益生菌、粪菌移植和益生元在肠道定植抗力的阻力。

　　动物实验证实高浓缩复合乳酸菌 JK-5G 能快速激活肠派尔集合淋巴结内免疫细胞，赋活免疫，能够对宿主产生有益影响；但目前尚缺乏乳酸菌代谢物质在人群方面的数据。

在本病例中，使用个性化肠内营养（肝病型及分离乳清配方）中含有支链氨基酸、中链甘油三酯、乳清蛋白等及其他保密配方，可有效针对本病例中重度黄疸伴肝功能异常及营养不良患者，从而及时有效地补充肿瘤患者所需的营养素。肿瘤代谢调节治疗联合肠道微生态制剂可有效帮助患者停用抗生素，缓解疾病危重情况。因此，我们认为胰腺恶性肿瘤患者，在常规手术治疗，放化疗、分子靶向治疗、免疫治疗等综合抗肿瘤治疗措施下，可结合肿瘤代谢调节治疗，对控制肿瘤、恢复肠道功能及提高患者生活质量有所帮助。

（陈梦婷）

案例 7
规范化营养管理改善滑膜肉瘤伴难治性癌痛患者营养不良

摘要

病史摘要　患者女性，54岁，因"左下肢滑膜肉瘤术后11年余，发现肺占位1年余"就诊。考虑诊断：①左下肢滑膜肉瘤 rT1N0M1（肺）Ⅳ期；②癌症疼痛（混合性疼痛）；③重度蛋白质－能量营养不良；④低蛋白血症。患者一般状态差，不能耐受抗肿瘤治疗，治疗上予以营养支持、肠道微生态制剂代谢调节治疗、PCSA 镇痛等，患者一般营养状态较前好转，最终达到患者生活质量提高及生存期延长的治疗目的。

症状体征　右侧胸痛、恶心、呕吐，食纳差；右肺呼吸音减低，左侧小腿缺如。

诊断方法　影像学检查、血液学检验，通过 NRS 2002 进行营养风险筛查、通过 PG–SGA 进行营养评估、营养综合状况评定等营养不良三级诊断。

治疗方法　PCSA 快速镇痛、规范化营养管理、肠道微生态制剂代谢调节治疗、化疗。

临床转归　患者营养状况明显改善，疼痛明显缓解，治疗依从性提高，从而抗肿瘤方案得以实施，患者生活质量提高，生存期延长。

适合阅读人群　营养科；老年肿瘤科；缓和医疗科；疼痛科；肿瘤科。

关键词　肠内营养治疗；癌症疼痛；PCSA；滑膜肉瘤；骨软组织肿瘤。

第一节　临床资料

一、一般资料

患者，女性，54 岁，因"左下肢滑膜肉瘤术后 11 年余，发现肺占位 1 年余"为主诉就诊于我院。11 年余前，患者因左侧小腿肿块就诊当地医院，给予左侧小腿下段肿瘤切除术，术后病理示滑膜肉瘤。术后出现局部复发，于 2010 年 11 月就诊于我院，完善检查后于 2010 年 12 月行左侧大腿中上 1/3 处截肢术。术后给予吡阿霉素 + 注射用达卡巴嗪方案化疗 2 周期。其后未定期复查。1 年余前（2020 年 9 月），患者体检时发现右肺占位，进一步行 PET-CT 提示：①左大腿滑膜肉瘤截肢术后改变，断端局部代谢增高灶；②右肺中叶占位（6.2 cm × 5.3 cm），考虑转移，累及邻近胸膜可能；③右侧顶叶、颞叶、额叶结节伴周围水肿，考虑转移；右侧脑室受压变窄，中线结构轻度左移。临床诊断为左肺恶性肿瘤，患方拒绝行穿刺活检等进一步检查及治疗，给予中药抗肿瘤治疗。入院前半月患者出现咳嗽及活动后气喘不适，癌症疼痛控制不佳，2021 年 11 月 10 日就诊于我院。

二、体格检查

KPS 评分 60 分，NRS 评分 6 分。生命体征平稳。神志清楚，步态蹒跚，慢性病容，右肺呼吸音减低，左肺呼吸音清，未闻及干湿性啰音；左侧小腿缺如，右下肢无水肿。

三、辅助检查

（一）胸部 CT

胸部 CT 示：①右肺中下叶及右侧胸膜巨大融合肿块，考虑恶性肿瘤性病变，转移可能；②纵隔及右侧心膈角区淋巴结肿大，考虑转移；③右侧胸腔少量积液（图 4-7-1）。

（二）组织病理学

右肺肿物组织病理学查见梭形肿瘤细胞（图 4-7-2），考虑恶性。结合病史、组织学形态及免疫标记，考虑为转移性差分化滑膜肉瘤。免疫组化结果：CK-pan（-），CK7（-），EMA（-），TLE1（++），CD56（++），NKX2.2（-），Syn（-），RB（部分 +），LCA（-），ERG（-），INI-1（++），H3K27me3（-），WT-1（-），SDHB（+），SATB2（+），

MUC4（–），TFE3（–），TTF–1（–），CD34（血管 +），Desmin（–），SMA（血管 +），S–100（–），HMB–45（–），MyoD1（–），Myogenin（–），CD99（–），STAT6（–），Bcl–2（+），Ki–67（60%+）。

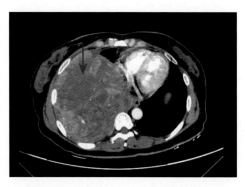

图 4-7-1　2021 年 11 月 11 日胸部 CT

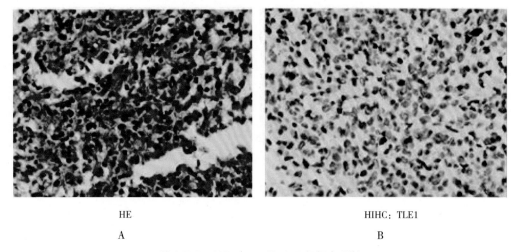

HE　　　　　　　　　　　　　　　　　　HIHC：TLE1

A　　　　　　　　　　　　　　　　　　　B

图 4-7-2　2021 年 11 月 13 日组织病理学

注：A. 右肺肿物活检病理（HE×200）；B. 免疫组化结果（×200）。

（三）FISH/SS18

FISH/SS18 示该患者肿瘤细胞内未见明确 SS18 断裂基因。

四、营养筛查与评估

患者身高 155 cm，体重 53 kg，BMI 22.06 kg/m²。NRS 评分 6 分，PG–SGA 评分 12 分；关键营养指标示白蛋白 31.00 g/L，前白蛋白 85.00 mg/L，血红蛋白 87.00 g/L，营养诊断

重度蛋白质 – 能量营养不良，低蛋白血症。

五、诊断

（1）左下肢滑膜肉瘤 rT1N0M1（肺）Ⅳ期；

（2）难治性癌痛（混合性疼痛）；

（3）重度蛋白质 – 能量营养不良；

（4）低蛋白血症。

六、治疗

（一）精准镇痛要点

患者治疗时间轴线图如图 4-7-3 所示，入院时患者合并癌症疼痛，入院第 2 天 NRS 评分达 6 分，同时患者出现焦虑且对相关医疗行为存在抵触情绪，经医疗组讨论后果断介入 PCSA 镇痛，予以盐酸氢吗啡酮注射液 0.1 mg/h 持续皮下注射，PCA 负荷量 0.2 mg/bolus，锁定时间 60 分钟。随着患者疼痛的缓解，其治疗依从性提高，逐步完善后续穿刺活检等检查，以便明确诊断及全面评估疾病基线水平。随着患者检查的深入，明确诊断，并于 2021 年 11 月 30 日开始行 AI 方案化疗（注射用盐酸表柔比星联合注射用异环磷酰胺）。化疗顺利结束，患者出院时停用 PCSA，调整为芬太尼透皮贴剂 8.4 mg q72h，居家疼痛控制良好。

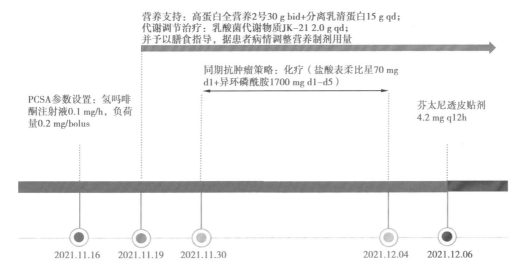

图 4-7-3　治疗时间轴线图

（二）营养治疗方案

患者入院时食纳差、恶心、呕吐，自觉乏力；患者身高 155 cm，体重 53 kg，BMI 22.06 kg/m²；据营养不良三级诊断策略，入院后即行 NRS 2002 营养风险筛查，评分 4 分。2021 年 12 月 6 日血液学检查示白蛋白 31.00 g/L，前白蛋白 85.00 mg/L，血红蛋白 87.00 g/L，红细胞 2.91×10^{12}/L，静脉空腹血糖、电解质正常；PG-SGA 评分 12 分。24 小时回顾法进行膳食调查提示，患者每日能量摄入不足 900 kcal，蛋白质摄入量不足 30 g。营养诊断：①重度蛋白质 – 能量营养不良；②低蛋白血症。按营养五阶梯治疗原则，治疗方案为口服营养补充（ONS）联合膳食指导。营养方案建议患者每日能量摄入 1250~1500 kcal，每日蛋白质摄入 60~100 g。其中推荐自然膳食提供 1200 kcal，蛋白质摄入量不足 50 g，予以口服肠内营养制剂高蛋白全营养 2 号配方 30 g bid，分离乳清蛋白 15 g qd（可提供能量约为 310 kcal/d，蛋白质 38 g/d）。同时予以肠道微生态制剂乳酸菌代谢物质（JK-21）口服 2.0 g qd 进行肿瘤代谢调节治疗。

（三）营养治疗小结

治疗过程中随访患者相关检验指标，经治疗后患者自觉精神、食欲较前好转，乏力较前改善，体重较前回升，结合相关检验指标及 PG-SGA 评分，均提示营养状况较前好转（表 4-7-1）。

表 4-7-1　规范化肠内营养治疗前后相关指标变化情况

日期	体重（kg）	BMI（kg/m²）	白蛋白（g/L）	前白蛋白（mg/L）	血红蛋白（g/L）	PG-SGA
2021.12.05	53	22.06	31	85	87	12
2021.12.21	52	21.64	35	161	98	15
2022.01.23	55	22.89	39	176	111	5

第二节　案例诊疗体会

据世界卫生组织统计，全世界每年有超 1000 万新发肿瘤患者以及超过 1 亿的肿瘤幸存者，其中 60% 左右的患者伴有癌痛。在中国约 61.6% 的肿瘤患者同时合并癌痛，在中晚期患者中这一比例甚至高达 85%。癌痛从心理、生理、精神及社会等多方面降低患者及家属生活质量，影响抗癌治疗效果，缩短患者生存时间。因此，关注并解决癌痛相关问题具有重要应用价值。在恶性肿瘤患者中，营养不良发病率高，营养不良直接影响患者抗癌治疗效果，生活质量以及生存时间。对营养不良患者进行及时规范的肠内营养治疗可改善其临床结局，在癌痛患者中尽早明确是否存在营养不良至关重要。

　　癌痛与肿瘤营养不良关系密切。肿瘤相关性营养不良是多种因素共同作用的结果，包括肿瘤的全身和局部影响、宿主对肿瘤的反应以及抗肿瘤治疗的影响，而摄入减少、吸收障碍、代谢紊乱、静息能量消耗增加是营养不良的主要原因。一项关于营养状况与癌症疼痛的研究结果显示，低营养状况评分组患者的疼痛强度明显高于营养状况正常组。营养状况评分与患者的疼痛强度呈正相关，营养状况评分差的患者疼痛强度较高。另有研究显示，在使用经皮释放阿片类药物的癌痛患者中，营养状况好的患者因皮下脂肪含量高而吸收好，疼痛控制明显优于营养状况不佳者，这提示改善患者营养状况可能有助于减少经皮释放阿片类药物使用剂量。因此，进一步明确营养不良对癌症疼痛的影响至关重要。

　　综上所述，营养不良是癌症疼痛患者最为常见的伴随症状。癌痛患者疼痛控制不佳时，应及时关注患者营养不良状况，积极给予患者规范化营养支持治疗，从而有助于改善患者临床结局。

（曹皓阳）

案例 8
经鼻饲管肠内营养治疗改善晚期上额窦癌伴难治性癌痛恶液质患者免疫功能

📶 摘要

病史摘要 患者男性，57 岁，因"诊断上颌窦癌 3 月余，咳嗽咳痰伴发热 1 月余，体重下降 15 kg"就诊。完善相关检查明确诊断：①上颌窦恶性肿瘤（右侧）；②癌症疼痛（伤害感受性疼痛）；③重度营养不良伴消瘦（蛋白质－能量营养不良）；④恶液质；⑤重症肺炎；⑥低蛋白血症。患者一般状态差，不能耐受抗肿瘤治疗，治疗上予以营养支持、肠道微生态制剂代谢调节治疗、PCA 镇痛等，患者一般营养状态较前好转，免疫功能得到提升，最终达到患者生活质量提高及生存期延长的治疗目的。

症状体征 右侧头颞部、面颊部痛、喘累。慢性面容，消瘦，右侧面部术后疤痕，张口受限。

诊断方法 影像学、组织及分子病理学、血液学检验。

治疗方法 PCA 快速镇痛、经鼻饲管肠内营养、肠道微生态制剂代谢调节、抗感染。

临床转归 患者疼痛明显减轻，治疗依从性提高，生存质量得到提升，生存期超过3 个月。

适合阅读人群 肿瘤科；缓和医疗科；老年科；疼痛科；营养科。

关键词 癌症疼痛；PCA；上颌窦癌；经鼻饲管肠内营养。

第一节　临床资料

一、一般资料

患者，男性，57 岁，因"诊断上颌窦癌 3 月余，咳嗽咳痰伴发热 1 月余，体重下降 15 kg"为主诉就诊于我院。2020 年 9 月患者因"反复牙龈出血、体重下降"就诊于重庆市某医院，自诉完善口咽部 CT 提示右侧上颌窦肿物，行右侧上颌窦穿刺病理提示"鳞癌"。2020 年 9 月 7 日于重庆某三甲医院行右侧上颌窦肿瘤切除术，术后病检示中分化鳞状细胞癌。手术顺利，术后恢复可。2020 年 10 月 13 日患者为求后续治疗就诊于成都某医院，于 2020 年 10 月 16 日行西妥昔单抗注射液联合 GP 方案（注射用盐酸吉西他滨＋注射用顺铂）化疗，化疗期间出现鼻腔出血、失血性休克、肺部细菌、真菌感染等，予以对症支持治疗。现患者仍反复咳嗽咳黄痰，轻微活动后喘累，伴乏力、纳差，伴右侧头颞部、面部疼痛，NRS 评分 2~3 分，自行口服盐酸羟考酮缓释片 20 mg q12h 疼痛控制尚可，余未诉特殊不适。为求进一步诊于 2020 年 12 月 23 日来我院就诊。门诊以"上颌窦恶性肿瘤"收住入院。

患者目前精神差，乏力，食欲差，鼻空肠管进食中，睡眠差，体重近 3 月下降约 15 kg，稀便，排尿基本正常。

二、体格检查

KPS 评分 50 分，NRS 评分 4 分。体温 37.6℃，余生命体征平稳。慢性病容，消瘦体态，平车推入，右侧面部术后疤痕，张口受限。双肺呼吸音粗，双肺大量痰鸣音，可闻及散在干湿啰音，心脏未见异常。

三、辅助检查

（一）胸片

胸部床旁正位 X 片示：气管插管，左侧锁骨内固定术后，双肺多发结局，双肺野多发斑片索条影，考虑炎症，左侧胸前可疑少量积液（图 4-8-1）。

（二）血常规及炎症因子

2020 年 12 月 23 日血常规示：白细胞 9.55×10^9/L，淋巴细胞绝对值 0.59×10^9/L，

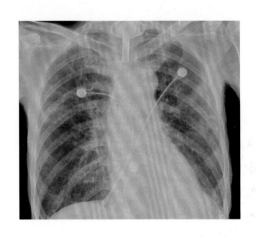

图 4-8-1　2020 年 12 月 23 日胸部床旁正位 X 片

降钙素原 0.3 ng/mL。

2021 年 1 月 22 日血常规示：白细胞 10.55×10^9/L，淋巴细胞绝对值 1.25×10^9/L，降钙素原 0.09 ng/mL。

2020 年 12 月 23 日炎症因子示：肿瘤坏死因子 α 10.3 pg/mL，白介素 2 受体 740 U/mL，白介素 6 为 37.7 pg/mL，白介素 8 为 619 pg/mL。

四、营养筛查与评估

患者入院 24 小时 NRS 2002 风险筛查评分 4 分，PG–SGA 评分 15 分。患者卧床，平车推入，气管插管中，体重未测量，近 3 月内体重丢失 15 kg 左右。

2020 年 12 月 23 日，血红蛋白 88 g/L，总蛋白 55.05 g/L，白蛋白 29.82 g/L，前白蛋白 35.95 mg/L，视黄醇结合蛋白 7 mg/L；氯 96 mmol/L，钠 134 mmol/L，钾 3.28 mmol/L，铁 1.09 mmol/L。

五、诊断

（1）上颌窦恶性肿瘤（右侧）；

（2）癌症疼痛（伤害感受性疼痛）；

（3）重度营养不良伴消瘦（蛋白质 – 能量营养不良）；

（4）恶液质；

（5）重症肺炎；

（6）低蛋白血症。

六、治疗

（一）临床治疗要点

患者治疗时间轴线图如图 4-8-2 所示。入院时患者合并癌症疼痛，NRS 评分达 4 分，盐酸羟考酮缓释片镇痛效果不理想。评估患者一般情况差，重度营养不良伴消瘦（蛋白质 - 能量营养不良），恶液质，重症肺炎，低蛋白血症，暂无法耐受肿瘤相关影像学检查及规范化抗肿瘤治疗，治疗方面以镇痛、营养、抗感染等为主，待一般情况好转后，完善相关影像学检查及酌情考虑抗肿瘤治疗。

（二）治疗方案

（1）精准镇痛。患者鼻饲管肠内营养，无法经口进食及口服阿片类缓释剂镇痛治疗，采用盐酸氢吗啡酮注射液 PCSA 快速镇痛。盐酸氢吗啡酮注射液初背景量 0.1 mg/h，PCA 负荷量 0.4 mg/bolus，锁定时间 30 分钟。

（2）个性化营养治疗。患者恶液质状态，胃肠耐受差，大便 1 天 5 次，2020 年 12 月 24 日开始实施营养治疗方案，以鼻饲管肠内营养联合肠外营养治疗为主，治疗推荐能量 20~25 kcal/（kg·d），蛋白质供给 1~1.5 g/（kg·d）。肠内营养制剂的选择以低脂低渗及预消化短肽为主，具体配方为个性化肠内营养制剂低脂型 30 g bid，短肽型配方 30 g qd，谷氨酰胺 5 g bid，经鼻饲管肠内营养 250 mL tid，肠内营养提供 680 kcal 能量，蛋白质 40 g，肠外营养三升袋 1200 mL。辅以乳酸菌代谢物质（JK-21）及高浓缩复合浓缩乳酸菌（JK-5G）调整肠道微生态，谷氨酰胺修复肠道黏膜屏障。

2021 年 1 月 1 日，营养治疗 1 周后，患者大便次数减少至 1 天 1 次，腹胀等不适缓解，根据患者胃肠道耐受情况逐渐调整经鼻饲管肠内营养剂量及频次至 300 mL，1 天 4 次，可提供能量 1200 kcal，蛋白质 88 g。2021 年 1 月 5 日，停用肠外营养，再次调整经鼻饲管肠内营养剂量及频次至 300 mL/ 次，1 天 5 次，肠内营养制剂配方调整为低脂型配方 30 g bid，短肽型配方 30 g tid，谷氨酰胺 5 g tid，鱼皮肽 5 g bid，肝病型配方 30 g bid，能量增加为 1700 kcal，蛋白质 100 g。鼻饲肠内营养制剂支持过程中，根据患者耐受情况逐渐调整为整蛋白全营养。除镇痛、鼻饲管肠内营养制剂等对症支持治疗外，同时予以乳酸菌代谢物质（JK-21）2.0 g bid 联合高浓缩复合乳酸菌（JK-5G）2.5 g qd 口服进行代谢调节治疗。

尽管患者病情及最终结局差，死亡未能逆转，但在镇痛、个性化经鼻饲管肠内营养联合肠道微生态制剂代谢调节等治疗后，患者一般状况明显好转，营养指标得到明显改善，免疫功能指标明显改善，肠道功能得到改善，胃肠道耐受性增加，腹泻恢复正常，一般状况得到改善，终末期生存质量较前得到提高。

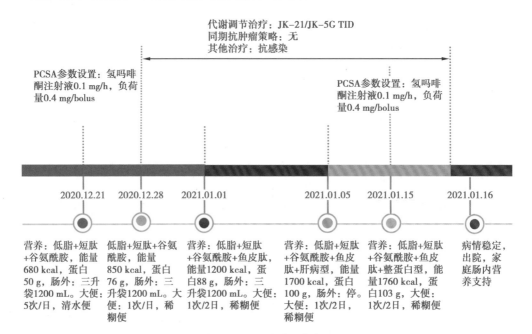

图 4-8-2　治疗时间轴线图

（三）治疗小结

头颈部肿瘤患者因经口进食受限，常常存在重度营养不良问题，体重下降明显，甚至发展为恶液质状态，生存质量降低，生存时间明显缩短。精准镇痛、个性化肠内营养及肠道微生态制剂代谢调节治疗可明显改善终末期肿瘤患者生存质量，减轻家属护理的负担，在临床工作中需要更多的重视及实践。

七、治疗结果、随访及转归

（1）治疗后血常规及炎症因子指标好转（表 4-8-1）。

表 4-8-1　规范化肠内营养治疗前后相关指标变化情况

时间	白细胞计数 （×10⁹/L）	淋巴细胞绝对值 （×10⁹/L）	降钙素原 （ng/mL）
2020.12.23	9.55	0.59	0.3
2021.01.22	10.55	1.25	0.09
2021.01.28	9.35	1.26	0.09

（2）治疗后免疫功能指标改善。

（3）患者为头颈部恶性肿瘤终末期，恶液质状态，一般情况差，入院口服盐酸羟考酮缓释片后 NRS 评分 4 分，镇痛效果欠佳。患者无法经口进食，入院经鼻空肠管鼻饲自制营养制剂，能量及各类营养素不足，胃肠道耐受差，大便不成形，水样便，次数多，极大影响了患者生存质量，增加家属护理难度及经济负担。经精准镇痛、经鼻饲管肠内营养及肠道微生态制剂代谢调节等对症支持治疗后，患者一般状况好转，大便 1 天 1 次；营养搭配合理，基本满足每日需求；胃肠道耐受可，由肠外营养为主在 1 周内调整为肠内营养为主，最终过渡为全肠内营养。由于患者基础疾病处于终末期，恶液质状态，镇痛营养的综合治疗虽然改善了患者终末期生存质量，极大地减轻了家属护理负担，但最终临床结局不可逆转，患者住院 2 月余，出院 1 月后去世。

第二节　案例诊疗体会

癌痛可以出现在肿瘤患者发病的各个阶段，不仅可能是肿瘤患者的首发症状，也是肿瘤患者最常见的肿瘤相关症状之一。癌痛是患者躯体因素及社会因素共同作用的结果。癌症疼痛作为晚期肿瘤患者最常见的临床症状之一，可能通过对机体饮食的摄入、代谢及社会心理等因素的影响造成患者营养不良，而营养不良也可造成疼痛的加重，如此形成恶性循环，加速肿瘤疾病的进程。肿瘤患者疼痛时亦能引起交感神经系统的兴奋，反射性抑制胃肠道功能，使胃肠道平滑肌张力降低，而括约肌张力增高，进而出现饱胀感及营养不良。研究表明，营养状况评分与患者的疼痛强度呈正相关，营养状况评分差的患者疼痛强度高。低体重以及营养状况较差的癌症患者对癌症镇痛药物治疗的疗效差，对于严重恶液质患者，其体内镇痛药物的血药浓度明显低于营养状况正常患者。

口服镇痛药物是目前应用较广的镇痛方法，但药物对胃肠道的影响可能进一步加重终末期患者营养不良的情况。对于晚期癌症重度癌症疼痛患者的疼痛也可通过单纯持续鞘内注射吗啡有效缓解，鞘内应用吗啡用量更小。但鞘内注射操作复杂，不利于广泛推广。而 PCA 镇痛技术是一种由患者根据自身疼痛的剧烈程度自己控制给予预设剂量镇痛药物的镇痛方法。通过胃肠外途径如静脉和皮下，PCA 给药及时、起效迅速，且能够让患者胃肠道得到充分的休息，减轻镇痛药物对胃肠道的影响。当出现爆发痛时无须等待医护人员开具处方、准备药品，患者可以积极参与治疗过程，从而提高其依从性和满意度。

余慧青团队一项基于 E-warm 模型的跨学科姑息支持治疗对非小细胞肺癌患者生活

质量、心理状态、疼痛和营养状况的治疗效果的研究发现，包含营养及镇痛的早期跨学科姑息支持治疗可以提高非小细胞肺癌患者生活质量，改善心理状态和营养状况。

综上所述，镇痛与营养治疗是癌症终末期患者治疗的重要组成部分，其在癌症终末期患者中的重要性甚至优先于抗癌治疗，绝不可只重视抗癌，不重视镇痛及营养。系统回顾该例患者的病史特点可以发现，癌症疼痛的镇痛治疗及营养支持治疗贯穿整个治疗过程，是提高终末期患者生存质量、延长生存期的重要手段。

（黄清卿）

第五篇

癌症疼痛护理经典病例

案例 1
"早期快速镇痛"理念在晚期宫颈癌伴难治性癌痛患者中的护理实践

摘要

病史摘要 患者，女性，62 岁，因"诊断'宫颈癌'11 月余，咳嗽伴双侧腰部牵拉痛 1 月余，双下肢无力 2 天"就诊，完善相关检查明确诊断为：①宫颈鳞癌Ⅳ B 期 rT0NxM1（骨、皮下）；②难治性癌痛（骨转移性疼痛）。治疗上早期快速镇痛治疗，保证后续放疗抗肿瘤治疗的临床实施，最终达到患者生活质量提高及生存期延长的治疗目的。

症状体征 不规则阴道流血、咳嗽伴双侧腰部牵拉痛。

诊断方法 影像学、组织及分子病理学。

治疗方法 快速镇痛、骨转移灶放疗、双膦酸盐治疗骨转移并辅以阿普唑仑片抗焦虑。

临床转归 患者疼痛控制良好，依从性提高，未出现阿片类药物不良反应，心理痛苦温度计（Distress Thermometer，DT）评分 0 分，目前总生存期长达 7 个月。

适合阅读人群 肿瘤科；缓和医疗科；老年科；疼痛科；营养科。

关键词 癌性疼痛；骨转移性疼痛；PCA；宫颈癌。

第一节　临床资料

一、一般资料

患者，女性，62岁，因"诊断'宫颈癌'11月余，咳嗽伴双侧腰部牵拉痛1月余，双下肢无力2天"为主诉就诊于我院。11月前，患者因"不规则阴道流血3月余"就诊于当地医院，行阴道镜检查取活检示（宫颈）鳞状细胞癌，完善相关检查后诊断为"宫颈鳞状细胞癌ⅢB期"，遂行宫颈癌盆腔放疗，同时给予小剂量顺铂化疗，出院后患者于当地医院定期复查，具体不详。2天前，患者无明显诱因出现双下肢无力，症状逐渐加重，需家属搀扶跛行，遂就诊于当地医院，行胸片示左肺门增浓、结构欠清晰，左侧第6肋侧后支溶骨性骨质破坏并软组织肿块，考虑肺癌并肋骨转移可能大，建议进一步检查。患者为求进一步诊治于2021年10月30日就诊于我科。

二、体格检查

KPS评分60分，NRS评分3分，神志清楚，慢性病容。双肺呼吸音低，未闻及干湿性啰音。双侧腰部牵拉痛。

三、辅助检查

（一）胸部＋上腹＋下腹CT

胸部及腹部CT提示左侧肺门及纵隔淋巴结增大、融合，考虑转移。左侧颈部、左侧腋窝、左侧胸壁、右侧背部、双侧腹壁、腹腔及腹膜后区域结节，考虑转移。左侧第6、第10肋骨，双侧肩胛骨骨转移（图5-1-1）。

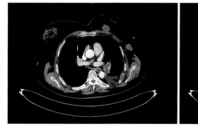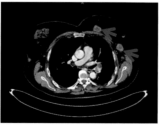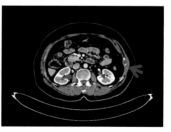

图5-1-1　2021年10月30日胸部＋上腹＋下腹CT

（二）盆腔磁共振

盆腔磁共振示宫颈黏膜稍增厚、局部斑片影，考虑宫颈癌治疗后改变。右侧髂外血管旁、双侧腹股沟区多发肿大淋巴结。左侧髂窝、双侧臀部皮下、左侧臀部肌间隙强化结节，部分不除外转移可能。左侧髂骨、右侧股骨头、左股骨上段及左侧坐骨支骨质异常信号伴强化，考虑骨转移（图 5-1-2）。

（三）病理结果

左腋窝淋巴结活检病理提示转移性鳞状细胞癌。免疫组化结果：P16（++），P40（+），CK5/6（+），Ki-67（+75%），CAM5.2（灶+）（图 5-1-3）。

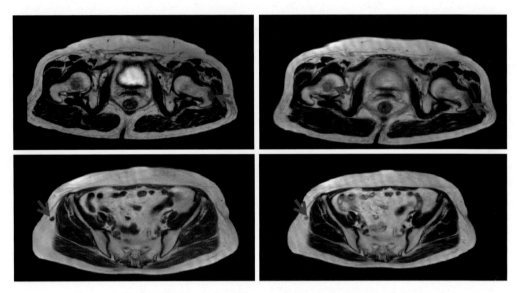

图 5-1-2　2021 年 10 月 30 日盆腔磁共振

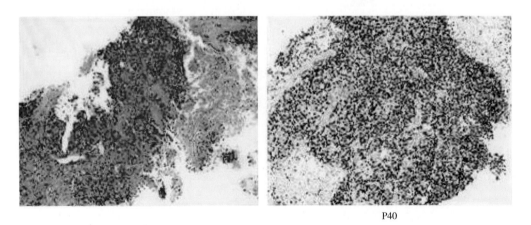

P40

图 5-1-3　2021 年 11 月 2 日左腋窝淋巴结活检病理结果（HE×200）

（四）全身骨显像

全身骨显像示：全身骨多处异常显像剂浓聚伴融合区骨质破坏，考虑多发骨转移。双侧肱骨上段、其余椎体显像剂分布不均（图5-1-4）。

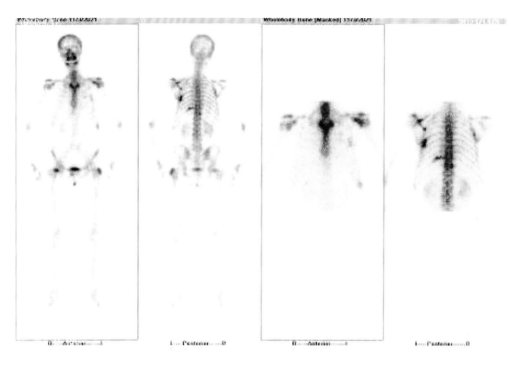

图 5-1-4　2021 年 11 月 1 日全身骨显像

四、诊断

（1）宫颈鳞癌Ⅳ B 期　rT0NxM1（骨、皮下）；

（2）难治性癌痛（骨转移性疼痛）。

五、治疗

入院时患者合并癌性疼痛，入院时 NRS 评分 2 分，主诉腰部胀痛，巴塞尔指数（Barthel Index，BI）评分 50 分，NRS 2002 评分 1 分，DT 评分 2 分；第 2 天 NRS 评分 6 分，同时患者担心疾病愈后、睡眠障碍，出现轻度焦虑，考虑为非阿片耐受患者，首先遵医嘱予以盐酸吗啡片口服滴定（5 mg q4h）处理，经吗啡滴定处理后 24 小时，患者 NRS 评分降至 3 分，随后予以更换为长效阿片类药物盐酸吗啡缓释片 20 mg q12h 止痛治疗。患者疼痛症状得到缓解后，治疗依从性逐步提高，进一步完善后续穿刺病理活检等检查，以便明确诊断及全面评估疾病基线水平。随着患者检查的深入，明确诊断为：①宫颈鳞癌Ⅳ B 期 rT0NxM1（骨、皮下）；②难治性癌痛（骨转移性疼痛）。结合患者影像学表现，提示为骨转移灶所致疼痛（骨转移性疼痛），经多学科 MDT 会诊后，予以左侧肋骨和双侧股骨调强放疗、双膦酸盐治疗骨转移并辅以阿普唑仑片抗焦虑。

入院第 7 天，患者出现便秘并发症，遵医嘱予以口服肠道微生态制剂、口服乳果糖、开塞露灌肠、手部经络操等对症处理后好转；此外，患者在行放疗过程中多次出现爆发痛，为保证调强放疗的顺利实施以及避免放疗途中出现爆发性疼痛，经癌痛 MDT 小组讨论后果断介入 PCSA 镇痛技术。经药物等量换算，初始予以盐酸氢吗啡酮注射液 0.2 mg/h 持续皮下注射，PCSA 负荷量 0.6 mg/bolus，锁定时间 30 分钟。经过 2 天的剂量调整，且入院第 9 天（PCSA 介入第 2 天）调强放疗已实施，到入院第 10 天最终调整为盐酸氢吗啡酮注射液 0.4 mg/h 持续皮下注射，PCSA 负荷量 1.0 mg/bolus，锁定时间 30 分钟，24 小时爆发痛降至 3 次以下，NRS 评分 1~2 分，疼痛明显缓解。患者治疗配合性提高，顺利完成了全程放疗，放疗后期疼痛缓解，且 PCSA 使用期间未出现不良反应，PCSA 量逐渐下调，于 2021 年 12 月 1 日最后调整为盐酸吗啡缓释片 20 mg q12h 居家镇痛处理，患者镇痛护理流程如图 5-1-5 所示。

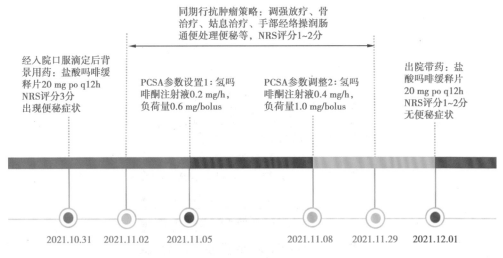

图 5-1-5　护理流程轴线图

六、基于智能化的全程优质护理

患者使用 PCSA 期间由科室组成疼痛护理小组对其实施基于信息化的优质护理，难治性癌痛规范化护理管理流程图如图 5-1-6 所示。组建优质护理小组，护士长和疼痛专科护士对小组内护理人员开展集中化的护理培训，结合患者PCSA治疗期间的护理需求，制定全程优质护理方案，措施如下：

（1）护士通过信息化电子白板系统筛选出患者，分配到个人的患者，开展临床护理工作。

（2）患者流转核对。运用移动护理PDA智慧终端扫描患者腕带，核对信息，全面评估疼痛病因、性质、部位、程度、时间、加重或减轻因素、止痛治疗情况及效果、重要器官功能，心理精神情况、家庭及社会支持以及既往史等，并记录患者流转信息。

（3）医嘱闭环。患者出现疼痛症状，医生开具医嘱，医护一体化系统医生端发出医嘱，护理端接到医嘱后执行，书写护理记录，后台进行医嘱执行记录的智能汇总统计，统计特定时段里给药时间符合率、护士在特定时段内完成医嘱执行情况等，并同时反馈到医生端，真正做到护理计划闭环化。

（4）体征功能。查询疼痛第五体征的漏测信息，判别录入数据是否正确，当患者的疼痛护理记录单、体温单满页时，提供满页提醒标志。针对疼痛的评分分值进行曲线

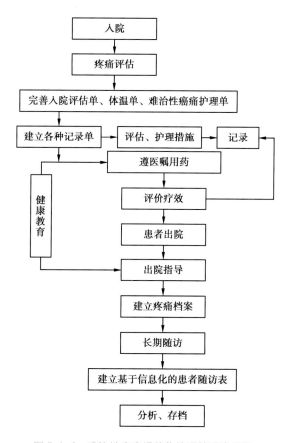

图5-1-6　难治性癌痛规范化护理管理流程图

图形展示，自动汇总患者的所有评分记录。

（5）病室交班报告。支持默认按班次时间段统计患者使用 PCA 期间爆发性疼痛的发生频次。支持移动护理 PDA 端按天查看科室内疼痛的交班信息。

（6）疼痛护理文书统计质控。统计特定时段内患者的护理电子病历完成数量，根据医院定义的关于不同患者的电子病历评估规则，针对患者住院过程的护理记录文书耗时进行统计管理，护士针对患者住院过程的护理记录文书评分，由护士长审核，未审核的护理文书按颜色区分，真正做到疼痛护理文书智能化。

（7）健康宣教。护士通过健康宣教平台向患者推送宣教温馨提示内容，患者可结合图片、视频随时随地了解疼痛相关知识，护士重点加强镇痛治疗和抗肿瘤治疗同等重要的观念教育，并与患者共同分析自身存在的错误认知，帮助患者纠正错误认知，重建正确认知。患者有疑问也可在平台询问，护士及时答疑，真正做到护理随访一体化。

（8）心理护理。与患者及其家属保持良好沟通交流，建立正确的心理防御机制，对患者的倾诉予以耐心聆听，分析患者心理状况、潜在的心理问题、可能诱发焦虑抑郁情绪的原因，针对原因安抚、开导患者，让患者倾听舒缓音乐等，并为患者列举既往经镇痛治疗后病情控制良好的恶性肿瘤病例，分享患者的自身主观感受，给予患者正向暗示，提高患者对 PCSA 治疗的信心。组织患者进行集体心理疏导，采取讨论会或讲座的形式，为患者讲解镇痛药物和给药方式的相关知识，鼓励患者之间互相关心，彼此分享治疗心得，彼此慰藉。同时，加强与患者家属之间的沟通，向其说明和强调亲情陪伴、家庭关怀的重要性，在镇痛治疗期间多陪伴患者，多关心患者，尽心照顾患者。

（9）疼痛随访系统置入电子白板系统，护士定时向患者发送随访信息，患者可自主填写，填写完毕后会回执给对应服务的护士。系统也会及时推送信息告知护士，患者未填写，并告知护士对患者进行提醒。

七、治疗结果、随访及转归

2022 年 1 月 20 日，患者于当地医院复查提示病情缓慢进展，予以居家镇痛治疗，NRS 评分 1~2 分，未出现阿片类药物不良反应，DT 评分 0 分，目前总生存期长达 7 个月。

第二节　案例诊疗体会

近年来恶性肿瘤的发病率和死亡率呈上升趋势，据《2018 年全球癌症统计数据》报告全球将有约 1810 万癌症新发病例和 960 万癌症死亡病例，报告也显示中国癌症新增病例数 380.4 万例、死亡病例数 229.6 万例，均列全球首位，已成为严重威胁中国人群健康的主要公共卫生问题之一。《NCCN 成人癌痛临床实践指南》赋予疼痛新定义，指出"疼痛是一种与组织损伤或潜在组织损伤相关的感觉、情感、认知和社会维度的痛苦体验"。国际疼痛研究会已于 2002 年将疼痛列为继体温、脉搏、呼吸和血压之后的第五生命体征，并建议运用 NRS 评分法对患者进行评估、记录。据文献报道，新发恶性肿瘤患者中 30% ~60% 伴有不同程度癌痛，其中，50% 为中度到重度疼痛，30% 为难以忍受的重度疼痛；此外，70% 以上的进展期癌症患者存在中度或重度疼痛。癌症疼痛不但使患者的活动受限、食欲降低、睡眠影响，更会使患者的负性情绪明显和生活质量降低。

针对癌痛的药物治疗，目前仍然遵循 WHO 三阶梯镇痛原则，但仍有部分患者无法解决疼痛问题，严重影响生活质量。PCSA 技术是一种由患者根据自身疼痛的剧烈程度自己控制给予预设剂量镇痛药物的镇痛方法。通过胃肠外途径如静脉和皮下，PCSA 给药及时、起效迅速。当患者出现爆发痛时无须等待医护人员开具处方、准备药品，患者可以积极参与治疗过程，从而提高其依从性和满意度。

伴随现代医学护理模式的转变，癌症疼痛专科护理的实践内涵也随之不断拓展及延伸，特别是肿瘤专科护士和疼痛专科护士在难治性癌痛患者的评估、治疗方案实施、用药护理（正确给药和观察药物不良反应）、健康教育与随访、居家自我管理中起着无可替代的重要作用；同时将患者的评估结果、治疗用药反馈、护理措施落实、健康教育、随访、出院后自我管理等信息运用医护工作站和现代化人工智能设备进行高效精准的管理去解决的问题。此外，多元信息平台融合在医院品牌建设、医疗管理效率提升、群众就医体验改善等方面表现出良好的前景。尤其在医疗资源紧张的现状下，将多元海量医疗数据，利用人工智能技术与患者回归社区或家庭相结合也能对其进行全程管理，真正实现人员、内容、体系、渠道、终端等信息层面的多元深度融合，不断催化实现"融为一体、合而为一"的质变融合。

本案例运用信息化的互联网 + 护理将评估平台、诊疗平台、健康教育平台、随访平台、自我管理平台融合为方便、快捷的一体化平台，为临床护理提供精准、高效、连续、可行的综合管理方案，为难治性癌痛患者制定全程信息护理管理标准。

信息化优质护理干预措施以"患者为中心"，系统性护理注重患者的社会关系方面、疾病认知方面、生理方面、心理方面等，并展开针对性干预，因此更具有科学性、针对性以及系统性，有助于提高整体护理质量和患者的生存质量等。

综上所述，在晚期难治性癌痛患者治疗过程中，余慧青教授团队成员对患者早期快速施行 PCA 成功镇痛，早期积极应用基于信息化优质护理干预措施，能够有效改善患者的负性情绪，减轻患者的疼痛程度，保证后续针对病因治疗的顺利实施，增强患者的满意度及治疗依从性，最终使患者临床获益，提高患者的生活质量，值得临床使用和推广。

（杨鸿）

案例 2
卵巢恶性肿瘤伴难治性癌痛
患者全程护理管理实践

摘要

病史摘要　患者女性，48 岁，因"卵巢高级别浆液性腺癌术后 2 年余，腰背痛 1 周"就诊我科，完善相关检查明确诊断为：①卵巢高级别浆液性腺癌 rTxNxM1b Ⅳ B 期（左锁骨上淋巴结）；②难治性癌痛（躯体痛）。患者入院即进行 NRS 评分为 6 分，24 小时内爆发性疼痛 4~5 次，为腰背部胀痛，疼痛影响患者的生活质量和情绪，对患者进行心理状态评估，DT 评分为 3 分，心理痛苦的因素主要来自于疼痛和睡眠。同时主诉胃部胀痛不适，便秘 3 天左右。

症状体征　腰背部持续性胀痛。左锁骨上淋巴结肿大明显，约 3 cm。

诊断方法　影像学、组织及分子病理学。

治疗方法　快速镇痛、化疗。

护理转归　通过精心治疗和全程护理，患者疼痛明显缓解，依从性提高，生活质量提高。

适合阅读人群　肿瘤科；缓和医疗科；老年科；疼痛科；营养科。

关键词　难治性癌痛；镇痛技术；卵巢恶性肿瘤。

第一节 临床资料

一、一般资料

患者，女性，48 岁，因"卵巢高级别浆液性腺癌术后 2 年余，腰背痛 1 周"为主诉就诊于我院。2 年余前于外院行腹腔镜下卵巢恶性肿瘤减灭术（全子宫 + 双侧附件 + 大网膜部分切除术 + 右盆腔淋巴结清扫 + 左侧盆腔淋巴结活检术 + 腹主动脉区域淋巴切除 + 盆腔、肠、输尿管粘连松解术），术后病检示右卵巢高级别浆液性腺癌；术后分期为"右卵巢高级别浆液性腺癌 II 期"，术后给予 TP（注射用紫杉醇联合顺铂注射液）方案静脉化疗 6 周期，术后 3 周期化疗后，血 CA125 转阴，末次化疗时间 2018 年 5 月 11 日。2 年前患者血 CA125 104.4 U/mL，PET-CT 示平腰 2、3 椎体水平腹主动脉旁少许肿大淋巴结影，考虑转移。2018 年 10 月 25 日行腹腔镜下腹主动脉区域病灶切除术 + 左卵巢骨盆漏斗韧带切除 + 腹膜病灶切除 + 肿瘤细胞减灭术，术后病检示左右腹主动脉旁淋巴结见癌转移（1/1，4/6）。术后血 CA125 转阴。术后给予 TC 静脉化疗 4 程，末次化疗时间 2019 年 1 月 23 日。2019 年 4 月前患者检查发现 CA125 增高，行注射用白蛋白结合型紫杉醇静脉化疗 4 周期，1 周期化疗后血 CA125 正常。后自行口服奥拉帕利片 400 mg 每天 2 次，口服至 2020 年 3 月。2020 年 3 月再次出现 CA125 升高，全身 PET-CT 示腹主动脉旁多发肿大淋巴结，考虑为转移。行注射用白蛋白结合型紫杉醇 + 贝伐珠单抗注射液静脉化疗 2 周期，注射用白蛋白结合型紫杉醇静脉化疗 1 周期。CA125 下降后上升，2020 年 7 月复查 CA25 110.80 U/mL，于一期临床试验输注盐酸多柔比星脂质体注射液 2 周期化疗。2020 年 9 月 21 日淋巴结彩超示左锁骨上、左颈外侧区淋巴结肿大。行左锁骨上淋巴结穿刺活检示左锁骨上淋巴结转移性腺癌，结合病史及免疫组化符合高级别浆液性癌。2020 年 9 月 25—29 日行注射用盐酸托泊替康静脉化疗 5 天。后就诊于外院，于 2020 年 10 月 26 日行左锁骨下动脉灌注化疗，用药为注射用白蛋白结合型紫杉醇 300 mg+ 注射用环磷酰胺 300 mg。治疗后 CA125 较前明显升高，2020 年 11 月 20—24 日再次返院行注射用盐酸托泊替康静脉化疗 5 天。2020 年 12 月 14 日再次返院，拟再行化疗，患者拒绝化疗自动出院。1 周以来，患者出现右侧腰背部胀痛，口服盐酸吗啡缓释片 20 mg q12h 后疼痛控制欠佳，且伴有明显胃部不适感和便秘症状，现为求进一步检查治疗于 2020 年 12 月 28 日就诊于我科。

二、体格检查

KPS 评分 80 分，NRS 评分 6 分。生命体征平稳。左锁骨上淋巴结可触及大小约 3 cm×3 cm 肿大淋巴结，质韧，活动欠佳。

三、辅助检查

（一）右卵巢病理结果

右卵巢病理示：高级别浆液性癌；左右宫旁、骶韧带、大网膜、子宫内膜、宫颈、右输卵管及左附件未见肿瘤累及；淋巴结未见癌转移（0/31）。原单位免疫组化切片：WT-1（+），AFP（−），α-inhibin（−），ER（灶+），PR（−），CD99（−），CK（+），CD56（散在+），CK7（+），CA125（+），CK20（−），Ki-67（75%+）。病理切片：左、右腹主动脉旁淋巴结（1/1，4/6）；腹膜病灶纤维增生及淋巴结（0/3）未见癌累及；左侧骨盆漏斗韧带残端未见癌组织。原单位免疫组化切片：CA125（+），WT-1（+），CK（+），CK7（+），CK20（−），P53（−），Ki-67（55%+），P16（+），CR（−），α-inhibin（−），P504S（−），NapsinA（−），ER（15%+），GATA3（+），P63（+），UP-3（−），PR（−），Pax8（+），EMA（+）（图5-2-1）。

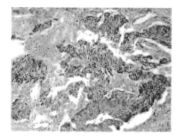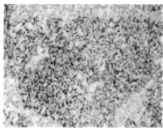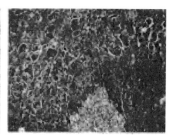

WT-1　　　　　　　201855372 淋巴结

图 5-2-1　2019 年 4 月 29 日左、右腹主动脉旁淋巴结病理（HE×100）

（二）左锁骨上淋巴结病理

活检病理示：（左锁骨上淋巴结）转移性腺癌，结合病史及免疫组化符合高级别浆液性癌。免疫组化结果：PR（−），p16（+），WT-1（+），ER（40%+），Ki-67（80%+），P53（−），PAX-8（+），CK-pan（+），TTF-1（−）（图5-2-2）。

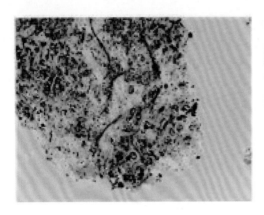

VT-1

图 5-2-2　2019 年 9 月 23 日左锁骨上淋巴结活检病理（HE×400）

四、治疗与护理要点

患者入院镇痛治疗过程如图 5-2-3 所示，入院即开始以《癌痛患者护理指引专家共识（2017 年版）》《癌症疼痛诊疗规范（2018 年版）》为根据，制定护理目标，抓护理要点，进行护理评价，运用正确的评价工具实施全面、全程精细化护理管理。采用了数字评分法对患者的疼痛进行评分，NRS 评分 6 分，采用简明疼痛评估量表（Brief Pain Inventory，BPI）进行全面疼痛评估，评估患者为腰背部持续性的胀痛，疼痛对患者的生活及睡眠带来极大的影响。癌症患者心理痛苦发生率高，癌症患者心理痛苦发生率为34.3%~65.9%，采用心理痛苦温度计，评估患者 DT 评分 3 分，了解引起患者心理痛苦的因素主要是疼痛、睡眠及其对自己疾病的担心、焦虑和对治疗不自信。患者在入院前口服盐酸吗啡缓释片，此类阿片类药物常见不良反应有便秘、恶心、呕吐、嗜睡以及呼吸抑制等，其中便秘的发生率高达 90%~100%，此类型的便秘在临床中被称为阿片类药物相关性便秘（Opioid-induced Constipation，OIC），该患者出现了 OIC 症状，并伴有胃肠道不适等。在与患者沟通过程中，了解到患者文化程度不高，对疼痛及药物知识存在很多不理解的地方，希望接受更多相关知识，针对患者存在的疼痛、心理、便秘、知识缺乏问题，我们进行了重点护理问题梳理。

（一）疼痛护理

（1）运用智能化的手段实施疼痛健康指导。疼痛对患者的治疗和生活影响大，护士向患者及家属提供支持和治疗的信息非常重要，为患者及家属提供信息支持疼痛知识宣教是实现有效疼痛管理的关键因素之一。采用传统的纸质和口头宣教的效果不佳时，

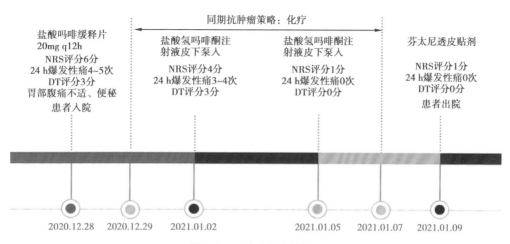

图 5-2-3　护理流程轴线图

可采用智能化动漫视频的宣教模式，患者和家属更容易理解，接受效果也更好。护士对患者的健康指导不但可以帮助患者正确认识癌痛及药物不良反应等，同时也可以帮助患者及家属树立控制疼痛的信心。

（2）重视疼痛的全面评估。在疼痛专科护士的指导下，疼痛全面评估应该从患者躯体、心理、社会多方面入手进行整体评估，关注患者的家庭支持系统、社会支持系统等，入院 8 小时内完善 BPI 全面评估，BPI 动态评估常规 2 周 1 次，有新发疼痛、疼痛性质或镇痛方案发生改变时随时评估。

（3）用药的护理。PCA 是治疗难治性癌痛常用技术之一，具有患者自己控制、个体化、及时、少波动、反馈调节的特点，契合癌症疼痛的临床特征，可为难治性癌痛患者快速缓解疼痛，通过皮下泵入盐酸氢吗啡酮注射液，在使用药物期间，应该对患者意识、瞳孔、生命体征以及大小便情况进行观察并记录，按时进行疼痛评估，并做好患者药物知识的健康指导，消除患者的知识误区、盲区以及恐惧心理。

（4）电子镇痛泵的管理。根据医嘱设置镇痛泵的参数，每班检查并核对参数的情况，并将患者使用情况（总按压次数、有效按压次数、剩余药量等）进行登记，并做好交接班记录以便医生及时查看疼痛控制效果，及时做好用药调整。同时指导患者正确使用镇痛泵，掌握设备异常情况并及时联系护士。

（二）心理护理

针对患者的心理问题，采用了主管医生、护士、心理辅导员、心理医生的三级评估和干预流程，通过责任护士的评估和干预，了解患者心理痛苦的因素，心理辅导员进行心理干预，同时主管医生请心理医生及时进行会诊，给予心理支持并配合使用草酸艾司西酞普兰片 5 mg 每天一次口服进行心理治疗，每日主动与患者沟通，鼓励患者主动及时告知服药后的不适症状，对患者出现的问题及时处理，减轻其焦虑情绪。关心爱护患者，关注患者的病情及心理变化，帮助患者建立与疾病斗争的顽强信念，提高患者的治疗依从性。

（三）便秘护理

指导患者多饮水，晨起空腹饮水 300~500 mL，每日饮水量超过 1800 mL，增加富含膳食纤维的食物及橄榄油的摄入。为患者提供单独隐蔽的排便环境及充裕的排便时间，保持心情舒畅，以消除紧张情绪，利于排便；指导患者建立正常的排便习惯，选择一个适合自己的排便时间，并配合使用缓泻剂；同时给予中医干预，每日可辅以腹部按摩，以升结肠、横结肠、降结肠的顺序按摩腹部，重复 100 次；辅以手部经络操，以揉搓劳宫穴、挤压八邪穴、指压合谷穴、指按支沟穴、指压四缝穴步骤每天 2 次，每次每个穴位刺激 36 次，每 2 个节拍为 1 次，有效缓解患者便秘情况，提高患者生活质量。

五、护理评价及延续护理

通过精细化的护理，患者 NRS 评分 1 分，DT 评分 0 分，24 小时无爆发性疼痛，无严重并发症，未再出现药物不良反应，疼痛控制满意度高，生活质量得到提高，患者及家属掌握了健康知识宣教。

在患者出院时，我们建立了患者电子信息档案及电子疼痛随访记录表，出院一周以内进行大数据电话随访并实行了居家的中长期随访，为患者提供大数据下的延续性护理。

第二节　案例诊疗体会

疼痛使肿瘤患者的抗癌路举步维艰，难治性癌痛不但伴有严重的躯体症状和痛苦体验，也是患者及家庭的灾难。在对癌痛患者全面、全程的护理过程中，我们不仅重视疼痛本身的症状控制，也加强其他症状如便秘、心理、知识掌握等全面问题管理，以专科护士为主体，多学科护理团队干预，针对疼痛不同阶段出现的不同症状进行个性化的需求护理，保证措施落实，最终使患者依从性更高、满意度更高。

在疼痛的管理中，疼痛评估是治疗的基础，也贯穿于疼痛治疗的全过程。护士在疼痛评估中作为主体成员，进行科学规范的疼痛评估与记录，有利于为疼痛患者提供有针对性的护理干预，更有利于提高护士疼痛评估管理水平。同时，专科护士的健康知识指导也非常重要，在临床实践过程中运用循证护理促进和指导患者疼痛知识、用药知识、康复知识的掌握。专科护士作为教育者，任务重大，而教育先行是发展专科护理的科学途径。护理人员通过住院期间评估、健康宣教、症状干预以及医护共同协作，使患者疼痛治疗达到了很好的效果；此外，出院后的门诊随访以及居家管理，延续性护理在癌痛患者全程管理中承担了重要角色，实现了癌症疼痛全程无缝隙连接，提高了管理的科学性和高效性。

总之，镇痛和抗癌同等重要，尽早干预患者的疼痛，才能更好地进行有效的抗肿瘤治疗，在镇痛的路上，大数据下的护理全程管理更加科学化，提高了医护协作能力和工作效率，同时也提高了专科护理水平。为患者及家属提供健康指导，重视疼痛的全面评估，做好大剂量盐酸氢吗啡酮注射液用药护理及镇痛设备管理，加强镇痛的并发症观察及护理，规范镇痛措施，最终提高难治性癌痛的镇痛效果。

（孔令霜）

案例 3
难治性癌痛患者使用镇痛泵的护理实践

摘要

病史摘要　患者，女性，70 岁，因"诊断'左肺癌'1 年余，双下肢疼痛 1 月余"就诊，完善相关检查明确诊断为：①左肺腺癌 cT4N3M1 Ⅳ期（骨）（EGFR L858R 突变）；②难治性癌痛（骨转移性疼痛）。治疗上给予 PCA 镇痛治疗，积极控制疼痛，保证后续抗肿瘤治疗的临床实施，最终达到患者生活质量提高及生存期延长的治疗目的。

症状体征　肩背部、胸部、双下肢胀痛。

诊断方法　影像学、组织及分子病理学。

治疗方法　PCA 镇痛治疗。

临床转归　患者疼痛明显减轻，依从性提高，癌痛得到控制，好转出院。

适合阅读人群　老年肿瘤科；缓和医疗科；疼痛科；营养科。

关键词　癌症疼痛；骨转移性疼痛；PCA；肺癌。

第一节　临床资料

一、一般资料

患者，女性，70岁，1年前（2020年8月17日）因"肩背及右腿疼痛4月，发现'左肺占位'3天"就诊于我院，院外胸部CT示左肺尖近纵隔处肿块，考虑肿瘤性病变可能性大，肺癌可能。入院后行经皮肺肿物穿刺活检病理示（左肺）腺癌。骨断层扫描（Emission Computed Tomography，ECT）提示骨转移，头颅MRI未见转移，明确诊断为"左肺腺癌cT4N3M1期（骨）"，等待肺癌驱动基因结果期间于2020年8月29日行PP（注射用培美曲塞二钠600 mg第1天＋顺铂注射液30 mg第1~3天）方案化疗1周期，过程顺利，其后肺癌驱动基因结果回示EGFR L858R突变，后续予以口服盐酸埃克替尼片125 mg每天3次靶向治疗至今。2020年10月患者返院复查，疗效评价为疾病稳定（SD），其后未遵医嘱定期返院复查。1个月前，患者出现双下肢疼痛不适，目前口服盐酸吗啡缓释片180 mg q12h，疼痛控制差，患者为求进一步治疗，于2021年12月7日以"肺恶性肿瘤"收入我科。

二、体格检查

KPS评分60分，NRS评分4分。慢性病容，神志清楚，对答切题。浅表淋巴结未扪及肿大淋巴结。双肺呼吸音低，未闻及干湿啰音。左侧髋关节压痛。

三、辅助检查

（一）胸部CT

胸部CT示：左肺尖占位，考虑肺癌。双侧肋骨、右侧肩胛骨、胸骨、双侧锁骨、多个胸腰椎、双侧髂骨、左侧肱骨多发转移（图5-3-1）。

（二）全身骨显像

全身骨显像示：全身骨多处（多个腰椎及附件，骶骨，双侧髂骨、髋臼、耻骨、坐骨，双侧股骨上段）显像剂异常浓聚，伴融合区骨质破坏，考虑骨转移（图5-3-2）。

（三）头部增强CT

头部增强CT示：斜坡骨质破坏伴软组织形成，侵及蝶窦，考虑转移可能（图5-3-3）。

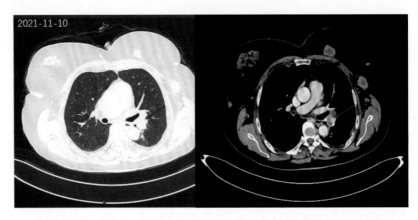

图 5-3-1　2021 年 11 月 10 日胸部 CT

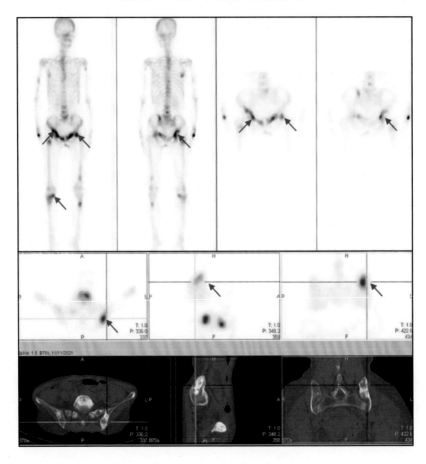

图 5-3-2　2021 年 11 月 11 日全身骨显像

（四）病理结果

经皮肺肿物穿刺活检病理提示左肺腺癌（图 5-3-4）。

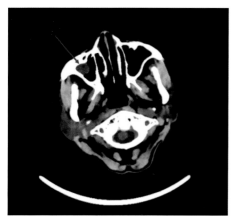 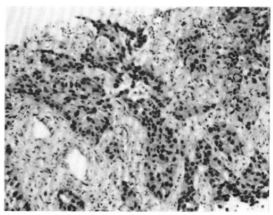

图 5-3-3　2021 年 11 月 12 日头部增强 CT 　　图 5-3-4　2020 年 8 月 25 日活检病理（HE×200）

分 子 病 理 实 验 室
肿瘤靶向药物基因联合检测报告

既往编号：K20-08507　　　　　　　　　　　　　　　分子病理号：G20-07162

| 姓名： | 性别：女 | 年龄：69 | 门诊号： | 住院号： |

送检科室：缓和医疗科病区　送检日期：2020-08-26　床　号：8　　电话号码：

样本种类：组织样本，肿瘤细胞比例>20%

患者家族史：家族中无传染病及遗传病史

患者临床病史：初步诊断：：1. 左肺占位性病变：肺恶性肿瘤？2. 骨转移瘤？

检测方法：荧光定量PCR法　　　　检测结果如下图所示：

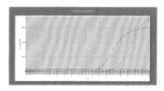 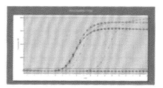

检测图片1　　　　　　　　　　　　检测图片2

结果分析：

检测项目	突变基因检测结果	靶向药物（供参考）
肿瘤靶向药物基因检测： EGFR, ALK, ROS1, RET, MET, ERBB2, BRAF, KRAS, NRAS, PIK3CA	本次结果提示该患者的石蜡组织样本在检测区域内检测到 EGFR基因21号外显子L858R突变	厄洛替尼、吉非替尼、阿法替尼、埃克替尼、奥希替尼、达克替尼（可能敏感）

备注：
1. 检测结果与采集的标本病变（靶组织）比例有关，靶组织含量过低可能出现假阴性。
2. 本报告仅对所检测标本负责，检测结果的解释及建议基于当前的科学研究水平，仅供临床医师参考，勿作他用。
3. 本检测只检测上述10个肺癌个体化药物相关基因的特定突变，不排除受检者携带检测列表以外的突变位点。
4. 本检测方法可检出突变频率3%以上的特定基因突变。

检测结论：
本次结果提示该患者的石蜡组织样本在检测区域内检测到：EGFR基因21号外显子L858R突变。
如检测到人类EGFR基因21号外显子L858R突变，则可能对小分子酪氨酸激酶（EGFR-TKIs）药物治疗敏感。

图 5-3-5　2020 年 8 月 28 日肺癌驱动基因检测

（五）基因检测

肺癌驱动基因检测示：检测区域内检测到 EGFR 基因 21 号外显子 L858R 突变（图 5-3-5）。

四、诊断

（1）左肺腺癌 cT4N3M1 Ⅳ期（骨）（EGFRL858R 突变）；

（2）难治性癌痛（骨转移性疼痛）；

五、治疗及护理要点

入院时患者合并癌症疼痛，入院第 2 天 NRS 评分达 6 分，同时患者出现焦虑且对相关医疗措施存在抵触情绪，遵医嘱给予一级护理，持续 24 小时心电监护，持续低流量吸氧 3 L/min，并予盐酸氢吗啡酮注射液 0.6 mg/h 皮下泵入，PCA 负荷量 1.2 mg/bolus，锁定时间 60 分钟。2021 年 12 月 9 日患者镇痛效果不佳，调整盐酸氢吗啡酮注射液基础剂量 0.8 mg/h，PCA 负荷量 1.5 mg/bolus，锁定时间 60 分钟。2021 年 12 月 10 日患者仍然诉疼痛，遵医嘱调整基础剂量为 1.0 mg/h，PCA 负荷量不变，患者 NRS 评分降至 3 分以下，疼痛得到缓解。2021 年 12 月 11 日患者出现谵妄并发症，遵医嘱予以调整基础剂量 0.6 mg/h 处理后好转，随后患者 NRS 评分降为 2 分。直至 2021 年 12 月 21 日予以更换为长效阿片类药物盐酸吗啡缓释片 120 mg q12h 止痛治疗，患者于 2021 年 12 月 22 日好转出院（图 5-2-6）。

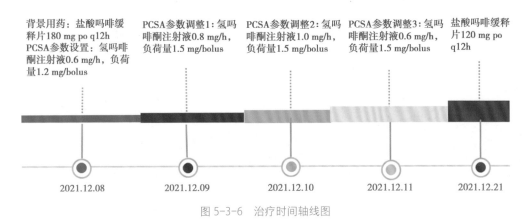

图 5-3-6　治疗时间轴线图

（一）患者使用 PCA 镇痛期间存在的护理问题

（1）疼痛：与患者全身多发骨转移有关。

（2）焦虑：与患者躯体疼痛有关。

（3）知识缺乏：与患者缺乏 PCA 镇痛的相关知识、知识来源受限以及年龄较大理解能力有限有关。

（二）护理措施

（1）疼痛评估时应遵循全面、动态、量化和常规原则，了解患者疼痛程度、疼痛部位以及疼痛持续时间、影响因素等，根据评估结果给予个体化的疼痛护理。应用 NRS 评估患者疼痛程度，0 分为无痛，1~3 分为轻度疼痛，4~6 分为中度疼痛，7~10 分为重度疼痛。由临床经验丰富的疼痛专业护士进行疼痛评估，癌痛护理工作护士需工作 3 年以上，并接受过规范化癌痛护理培训。

（2）遵医嘱给药，每班加强交接，观察皮下注射部位的皮肤是否有红肿硬结，如有异常立即对症处理，并更换注射部位，做好详细记录，应用 BPI 评价患者疼痛情况，包括疼痛类型、疼痛发作次数、镇痛效果等。

（3）癌痛给患者身心、情绪带来严重影响，增加躯体疼痛感受，患者活动受限，食欲下降，影响睡眠质量，这些都给患者造成了极大的心理负担。应用 Zung 氏焦虑自评量表评价患者焦虑症状，应用 Zung 氏抑郁自评量表评价患者抑郁症状，结合 SCL-90 症状自评量表对患者进行全面心理评估，并给予心理疏导，必要时请心理科会诊给出治疗意见。

（4）充分关注患者心理状态，及时与患者沟通，鼓励其多与护理人员、家属或其他患者交流；针对患者个人情况采取不同的心理辅导方式，倾听患者诉说，排解患者心中疑虑，减轻心理压力，以积极的心态面对治疗；指导家属正确面对，多陪伴、关爱患者，减轻其孤独感和恐惧感，给患者精神上的支持，及时了解其心理上的需求并尽量满足。

（5）在患者入院时，护理人员调查患者对疼痛的认知程度，并发放疼痛宣传册，随后根据患者对疼痛的认知程度进行个体化疼痛教育，主要包括疼痛评估，镇痛药物的使用方法、作用以及注意事项等，在镇痛泵使用过程中教会患者及家属如何使用自控镇痛，如何观察镇痛效果、可能出现的副反应以及应对方法。

六、护理效果评价、随访及转归

2021 年 12 月 22 日，患者疼痛得到控制，遵医嘱改为口服长效阿片类药物盐酸吗啡缓释片 120 mg q12h 止痛治疗，并遵医嘱出院。根据我院随访机制，服用强阿片类镇痛药物的患者出院一周内完成首次随访，NRS 评分 <4 分者两周随访 1 次，4~6 分者每周

随访 1 次，≥ 7 分者一周随访 2 次，随访记录随访时间、随访内容、疼痛管理情况、服药后的副反应等，对患者疑问进行回答，指导患者在家中合理用药，以及出现副反应后的处理方法。

第二节　案例诊疗护理体会

将 PCA 自控镇痛技术应用于恶性肿瘤患者护理中，能有效缓解患者的疼痛，提高其生活质量。PCA 能够体现个性化癌痛护理，针对恶性肿瘤患者难治性癌痛的一种护理模式，主要通过评估患者疼痛程度，根据评估结果给予针对性的止痛药物，使患者的疼痛症状得到及时、有效缓解。在疼痛教育方面，可使患者了解癌痛是不可避免的，从而提高患者对疼痛的认知程度，对顺利开展个性化疼痛教育具有积极的意义。在减轻患者心理压力护理方面，护理人员积极主动与患者及家属沟通交流，能及时了解其疼痛情况，同时通过专业的心理量表对患者进行更为全面的心理评估，请心理科会诊给出更为专业的指导性意见，且护理人员给予患者安慰与心理支持，能有效调节其心理状态，从而减少不良情绪的发生。成立专业癌痛护理管理 MDT 团队、制定标准的癌痛护理流程、加强肿瘤专科护士的培训对于癌痛患者规范化治疗具有重要作用。疼痛会对患者的生活质量产生直接影响，因此，当疼痛减轻时，患者生活质量也相应提高。

（雷蕾）

参考文献

[1] 王昆，金毅 . 难治性癌痛专家共识（2017 年版）[J]. 中国肿瘤临床，2017, 44（16）：787–793.

[2] 王昆 . 癌性爆发痛专家共识（2019 年版）[J]. 中国肿瘤临床，2019, 46（6）：267–271.

[3] 中国临床肿瘤学会肿瘤支持与康复治疗专家委员会，中国抗癌协会肿瘤放射治疗专业委员会，重庆市医药生物技术协会癌症康复与姑息治疗专业委员会 . 肺癌姑息治疗中国专家共识 [J]. 中华医学杂志，2022, 102（27）：2084–2095.

[4] Chen M, Yang L, Yu H, et al. Early palliative care in patients with non-small-cell lung cancer: a randomized controlled trial in southwest China[J]. Am J Hosp Palliat Care, 2022, 39（11）：1304–1311.

[5] Raja SN, Carr DB, Cohen M, et al. The revised International Association for the Study of Pain definition of pain: concepts, challenges, and compromises[J]. Pain, 2020, 161（9）：1976–1982.

[6] van den Beuken-van Everdingen MHJ, de Rijke JM, Kessels AG, et al. Prevalence of pain in patients with cancer: a systematic review of the past 40 years[J]. Ann Oncol, 2007, 18（9）：1437–1449.

[7] Swarm RA, Dans M. NCCN frameworks for resource stratification of NCCN guidelines: adult cancer pain and palliative care[J]. J Natl Compr Canc Netw, 2018, 16（5S）：628–631.

[8] 陈梦婷，余慧娟，杨列军，等 . 基于 WARM 模型的早期跨学科姑息疗法对非小细胞肺癌的疗效评价 [J]. 中华医学杂志，2021, 101（45）：3736–3741.

[9] 田玲，余慧青，龚娟 . 肺癌骨转移胸背痛 1 例 [J]. 中国疼痛医学杂志，2020, 26（8）：639–640.

[10] 余慧青，冯道春，田玲，等．硬膜外注射与鞘内注射吗啡治疗老年晚期癌症重度癌症疼痛的临床疗效及对生活质量评分的影响 [J]. 中国老年学杂志，2017, 37（24）：6122-6125.

[11] 国家卫生健康委办公厅，国家中医药局办公室．癌症疼痛诊疗规范（2018 年版）[J]. 全科医学临床与教育，2019, 17（1）：4-8.

[12] 杨列军，余慧青，王思雄，等."早期快速镇痛"理念在初治肺癌伴癌痛患者实践一例 [J/CD]. 中国临床案例成果数据库，2022, 4（1）：E075.

[13] 陈梦婷，余慧青，刘师宏，等．肿瘤代谢调节治疗胰腺恶性肿瘤一例 [J/CD]. 中国临床案例成果数据库，2022, 4（1）：E00330.

[14] 黄清卿，陈梦婷，曹皓阳，等．肺上皮样血管内皮瘤一例并文献复习 [J/CD]. 中国临床案例成果数据库，2022, 4（1）：E00325.

[15] 冯长艳，李蓉，刘静，等．ERAS 理念下卵巢颗粒细胞癌合并营养不良围手术期营养治疗一例 [J/CD]. 中国临床案例成果数据库，2022, 4（1）：E00310.

[16] 刘静，陈梦婷，冯长艳，等．一例贲门癌术后吻合口瘘患者的营养管理 [J/CD]. 中国临床案例成果数据库，2022, 4（1）：E00345.

[17] 曹皓阳，陈梦婷，黄清卿，等．鼻咽癌营养不良患者一例 [J/CD]. 中国临床案例成果数据库，2022, 4（1）：E00343.

[18] 黄少毅，余慧青，陈梦婷，等．PCA 在晚期肺腺癌难治性癌痛中的综合治疗一例 [J/CD]. 中国临床案例成果数据库，2022, 4（1）：E00986.

[19] 龚娟，余慧青，陈梦婷，等．一例癌性疼痛规范镇痛的病例报告 [J/CD]. 中国临床案例成果数据库，2022, 4（1）：E00987.

[20] 黄清卿，余慧青，陈梦婷．微生态制剂改善上颌窦癌恶病质患者免疫功能一例 [J/CD]. 中国临床案例成果数据库，2022, 4（1）：E00665.

[21] 王思雄，余慧青，黄少毅，等．氢吗啡酮自控镇痛治疗肺癌伴难治性癌痛一例 [J/CD]. 中国临床案例成果数据库，2022, 4（1）：E00995.

[22] National Comprehensive Cancer Network. NCCN clinical practice guidelines in Oncology:adult cancer pain[EB/OL]. [2022-02-10]. https://www.nccn.org/guidelines/guidelines-detail?category=3&id=1413.

[23] 王昆，王杰军．难治性癌痛诊断与治疗 [M]. 北京：人民卫生出版社，2018.

[24] 石汉平，凌文华，李薇．肿瘤营养学 [M]. 北京：人民卫生出版社，2012.

[25] 石汉平，赵青川，王昆华，等．营养不良的三级诊断 [J]. 肿瘤代谢与营养电子杂志，

2015（2）: 31–36.

[26] 石汉平 . 肿瘤营养疗法 [J]. 中国肿瘤临床 , 2014, 41（18）: 1141–1145.

[27] 石汉平 , 许红霞 , 李苏宜 , 等 . 营养不良的五阶梯治疗 [J], 肿瘤代谢与营养电子杂志 ,
2015, 2（1）: 29–33.

[28] 中国抗癌协会肿瘤营养专业委员会 , 中华医学会肠外肠内营养学分会 . 中国肿瘤营养
治疗指南 2020[M]. 北京 : 人民卫生出版社 , 2020.

[29] 石汉平 , 蔡丽雅 . 肿瘤营养代谢调节治疗 [J]. 肿瘤综合治疗电子杂志 , 2019, 5（1）:
83–86.

[30] Song C, Cao J, Zhang F et al. Nutritional risk assessment by scored patient–generated
subjective global assessment associated with demographic characteristics in 23,904 common
malignant tumors patients[J]. Nutr Cancer, 2019, 71（1）:50–60.

[31] Chong FF, Yin LY, Liu J, et al. Malnutrition increases the risk of mortality in hospitalized
lung cancer patients[J]. J Nutr Oncol, 2022, 7（1）: 49–57.

[32] 刘小立 , 宛春甫 , 马柯 , 等 . 皮下持续输注癌痛治疗中国专家共识（2020 版）[J]. 中
华疼痛学杂志 , 2020, 16（2）: 85–91.

[33] White JV, Guenter P, Jensen G, et al. Consensus statement of the Academy of Nutrition and
Dietetics/American Society for Parentera and Entera Nutrition: characteristics recommenged
for the identification and documentation of adult malnutrition（undernutrition）[J]. J Acad
Nutr Diet， 2012, 112（5）: 730–738.

[34] Takahashi H, Chiba T, Tairabune T, et al. A retrospective study on the influence of nutritional
status on pain management in cancer patients using the transdermal fentanyl patch[J]. Biol
Pharm Bull, 2014, 37（5）: 853–857.

[35] Tairabune T, Takahashi H, Chiba T, et al. Effect of nutritional status on transdermal fentanyl
absorption in cancer patients[J]. Palliative Care Research, 2012, 7（2）: 395–402.

[36] Haywood A, Good P, Khan S, et al. Corticosteroids for the management of cancer–related
pain in adults[J]. Cochrane Database Syst Rev, 2015, 2015（4）: CD010756.

[37] Leppert W, Zajaczkowska R, Wordliczek J, et al. Pathophysiology and clinical characteristics
of pain in most common locations in cancer patients[J]. J Physiol Pharmacol, 2016, 67（6）:
787–799.

[38] Marchesi JR, Adams DH, Fava F, et al. The gut microbiota and host health: a new clinical
frontier[J]. Gut, 2016, 65（2）: 330–339.

[39] Zhang L, Meng J, Ban Y, et al. Morphine tolerance is attenuated in germfree mice and reversed by probiotics, implicating the role of gut microbiome[J]. Proc Natl Acad Sci, 2019, 116（27）: 13523–13532.

[40] Banerjee S, Sindberg G, Wang F, et al. Opioid–induced gut microbial disruption and bile dysregulation leads to gut barrier compromise and sustained systemic inflammation[J]. Mucosal Immunol, 2016, 9（6）: 1418–1428.

[41] Wang H, Luo J, Chen X, et al. Clinical observation of the effects of oral opioid on inflammatory cytokines and gut microbiota in patients with moderate to severe cancer pain: a retrospective cohort study[J]. Pain Ther, 2022, 11（2）: 667–681.

[42] Zhang P, Zhu N, Wang P, et al. Changes of intestinal flora and its relationship with nutritional status for patients with cancer pain[J]. Comput Math Methods Med, 2022, 2022: 5188202.

[43] Larkin PJ, Cherny NI, La Carpia D, et al. Diagnosis, assessment and management of constipation in advanced cancer: ESMO Clinical Practice Guidelines[J]. Ann Oncol, 2018, 29（Suppl 4）: iv111–iv125.

[44] 丛明华, 石汉平. 中国恶性肿瘤患者运动治疗专家共识 [J]. 中国科学: 生命科学, 2022, 52（4）: 587–602.

[45] 中华护理学会肿瘤护理专业委员会. 癌痛患者护理指引专家共识（2017 年版）[J]. 中国护理管理, 2017, 17（12）: 1585–1587.

[46] 李燕, 莫伟, 葛静萍. 抗凝剂皮下注射护理规范专家共识 [J]. 介入放射学杂志, 2019, 28（8）: 709–716.

[47] 姜安丽. 新编护理学基础 [M]. 北京: 人民卫生出版社, 2007: 249.

[48] 欧娜, 胡小萍. 癌痛综合评估的研究进展 [J]. 全科护理, 2022, 18（6）: 664–667.

[49] 顾婕, 钱火红, 黄建业, 等. 2021 年美国输液护理学会《输液治疗实践标准》——血管通路装置并发症的解读 [J]. 解放军护理杂志, 2022, 39（1）: 90–93.

[50] 费勇, 姚明, 刘延青, 等. 癌痛个体化精准治疗 [J]. 中华医学杂志, 2019, 99（17）: 1281–1285.

[51] Lin R, Zhu J, Luo Y, et al. Intravenous patient–controlled analgesia versus oral opioid to maintain analgesia for severe cancer pain: a randomized phase II trial[J]. J Natl Compr Canc Netw, 2022, 20（9）: 1013–1021.e3.

[52] Wan CF, Meng QZ, Wang YW, et al. Patient–controlled subcutaneous analgesia using sufentainil or morphine in home care treatment in patients with stage III–IV cancer: a multi–

center randomized controlled clinical trial[J]. Cancer Med, 2020, 9（15）: 5345–5352.

[53] Nijland L, Schmidt P, Frosch M, et al. Subcutaneous or intravenous opioid administration by patient–controlled analgesia in cancer pain: a systematic literature review[J]. Support Care Cancer, 2019, 27（1）: 33–42.

[54] Lin R, Lin S, Feng S, et al. Comparing patient–controlled analgesia versus non–PCA hydromorphone titration for severe cancer pain: a randomized phase III trial[J]. J Natl Compr Canc Netw, 2021, 3: 1–8.

[55] Liu Y, Yang L, Tao SJ. Effects of hydromorphone and morphine intravenous analgesia on plasma motilin and postoperative nausea and vomiting in patients undergoing total hysterectomy[J]. Eur Rev Med Pharmacol Sci, 2018, 22（17）:5697–5703.

[56] 李同度 . 新编恶性肿瘤诊疗规范 . 癌症疼痛控制与姑息治疗分册 [M]. 北京：中国协和医科大学出版社，1999: 18.

[57] Caraceni A, Shkodra M. Cancer pain assessment and classification[J]. Cancers（Basel）, 2019, 11（4）: 510–522.

[58] Viswanathan A, Vedantam A, Hess KR, et al. Minimally invasive cordotomy for refractory cancer pain: a randomized controlled trial[J]. Oncologist, 2019, 24（7）: e590–e596.

[59] Mercadante S. The patient with difficult cancer pain[J]. Cancers（Basel）, 2019, 11（4）: 565.

[60] Duarte RV, Sale A, Desai P, et al. The unmet need for intrathecal drug delivery pumps for the treatment of cancer pain in England: an assessment of the hospital episode statistics database[J]. Neuromodulation, 2020, 23（7）: 1029–1033.

[61] Reddy A, Vidal M, Stephen S, et al. The conversion ratio from intravenous hydromorphone to oral opioids in cancer patients[J]. J Pain Symptom Manage, 2017, 54（3）: 280–288.

[62] Zhu M, Whittaker AK, Jiang X, et al. Use of microfluidics to fabricate bioerodable lipid hybrid nanoparticles containing hydromorphone or ketamine for the relief of intractable pain[J]. Pharm Res, 2020, 37（10）: 211.

[63] Lu F, Li Song, Xie T, et al . Current status of malignant neuropathic pain in Chinese patients with cancer: Report of a hospital–based investigation of prevalence, etiology, assessment, and treatment[J]. Pain Pract, 2017,17（1）: 88–98.

[64] 燕琳 , 张传汉 . 氢吗啡酮的药理作用及临床研究进展 [J]. 中国疼痛医学杂志 , 2015, 21（9）: 701–703.

[65] Felden L, Walter C, Harder S, et al. Comparative clinicaleffects of hydromorphone and morphine: a meta-analysis[J]. Br J Anaesth, 2012, 107（3）: 319-328.

[66] Lin R, Zhu J, Li X, et al. Intravenous （IV） patient-controlled analgesia （PCA） vs oral opioid to maintain analgesia for severe cancer pain after successful hydromorphone （HM） titration: A multi-center, phase II randomized trial （HMORCT09-2）[J]. Annals of Oncology, 2021,（S5）: S1077.

[67] Ma K, Jin Y, Wang L, et al. Intrathecal delivery of hydromorphone vs morphine for refractory cancer pain: a multicenter, randomized, single-blind, controlled noninferiority trial[J]. Pain, 2020, 161（11）: 2502-2510.

[68] Temel JS, Greer JA, Muzikansky A, et al. Early palliative care for patients with metastatic non-small-cell lung cancer[J]. N Engl J Med, 2010, 363（8）: 733-742.

[69] 金玉龙, 吴密璐, 张宁, 等. 静脉和皮下自控镇痛在难治性癌痛中的治疗进展[J]. 当代医学, 2021, 27（10）: 191-194.

[70] Yang Y, Wu J, Li H, et al. Prospective investigation of intravenous patient-controlled analgesia with hydromorphone or sufentanil: impact on mood, opioid adverse effects, and recovery[J]. BMC Anesthesiol, 2018, 18（1）: 37.

[71] Candido KD, Kusper TM, Knezevic NN. New cancer pain treatment options[J]. Curr Pain Headache Rep, 2017, 21（2）: 12.

[72] Caraceni A, Hanks G, Kaasa S, et al. Use of opioid analgesics in the treatment of cancer pain: evidence-based recommendations from the EAPC[J]. Lancet Oncol, 2012, 13: e58-68.

[73] Lane ME. The transdermal delivery of fentanyl[J]. Eur J Pharm Biopharm, 2013, 84（3）: 449-455.

[74] 林菁, 曹伟华, 李瑞娜, 等. 长期使用芬太尼透皮贴剂的疗效和安全性分析[J]. 中国组织工程研究, 2015, 19（21）: 3344-3349.

[75] Mathews J, Hannon B, Zimmermann C. Models of integration of specialized palliative care with oncology[J]. Curr Treat Options Oncol, 2021, 22（5）: 44.

[76] Nardi-Hiebl S, Eberhart LHJ, Gehling M, et al. Quo vadis PCA? A review on current concepts, economic considerations, patient-related aspects, and future development with respect to patient-controlled analgesia[J]. Anesthesiol Res Pract, 2020, 2020: 9201967.

[77] Jeleazcov C, Ihmsen H, Saari TI, et al. Patient-controlled analgesia with target-controlled infusion of hydromorphone in postoperative pain therapy[J]. Anesthesiology, 2016, 124（1）:

56–68.

[78] Lesniak A, Bochynska-Czyz M, Sacharczuk M, et al. Biphalin preferentially recruits peripheral opioid receptors to facilitate analgesia in a mouse model of cancer pain—a comparison with morphine[J]. Eur J Pharm Sci, 2016, 89: 39–49.

[79] Ayman S, Marcos DL, Sarah A, et al. Hematopoietic Cell Transplantation, Version 2.2020, NCCN Clinical Practice Guidelines in Oncology[J]. J Natl Compr Canc Netw, 2020, 18（5）: 599–634.

[80] 李友炳, 江家骥. 原发性肝癌系统治疗新进展 [J]. 肝脏, 2021, 26（4）: 349–352.

[81] 蒋伟刚, 刘耀升, 崔秋, 等. 肺癌转移瘤脊髓压迫症术后行走功能转归及其相关因素 [J]. 脊柱外科杂志, 2018, 16（3）: 140–143.

[82] Shah S, Kutka M, Lees K, et al. Management of metastatic spinal cord compression in secondary care: a practice reflection from Medway Maritime Hospital, Kent, UK[J]. J Pers Med, 2021, 11（2）:110.

[83] Boussios S, Cooke D, Hayward C, et al. Metastatic spinal cord compression: unraveling the diagnostic and therapeutic challenges[J]. Anticancer Res, 2018, 38（9）: 4987–4997.

[84] 李馨蕊, 李骋, 杨慧勤. 肿瘤患者脊髓压迫症的处理 [J]. 中国临床医生杂志, 2022, 50（1）: 26–19.

[85] 梁平, 史学莲, 侯娟, 等. 氢吗啡酮微创给药泵临床应用及稳定性研究进展 [J]. 国际药学研究杂志, 2017, 44（3）: 5.

[86] 王成刚, 王小林. 胰腺癌的疼痛及其治疗的研究进展 [J]. 复旦学报（医学版）, 2018, 45（1）: 126–133.

[87] Syrjala KL, Jensen MP, Mendoza ME, et al. Psychological and behavioral approaches to cancer pain management[J]. J Clin Oncol, 2014, 32（16）:1703–1711.

[88] 孙可欣, 郑荣寿, 张思维, 等. 2015 年中国分地区恶性肿瘤发病和死亡分析 [J]. 中国肿瘤, 2019, 28（1）: 1–11.

[89] Benthien SK, Adsersen M, Petersen MA, et al. Is specialized palliative cancer care associated with use of antineoplastic treatment at the end of life? A population-based cohort study[J]. Palliat Med, 2018, 32（9）: 1509–1517.

[90] 汤春燕. 心理护理干预及健康宣教对肺癌患者癌症疼痛及生活质量的影响 [J]. 系统医学, 2017, 2（22）: 160–162.

[91] Teng L, Dai J, Shao H, et al. Gabapentin enhances the antinociceptive effect of intrathecal

morphine in refractory cancer pain patients[J]. Support Care Cancer, 2021, 29（12）: 7611-7616.

[92] 王骁, 陈丽, 刘广杰, 等. 骨转移癌疼痛的治疗进展 [J]. 中国全科医学, 2020, 23（12）: 1571-1574.

[93] Carvajal G, Dupoiron D, Seegers V, et al. Intrathecal drug delivery systems for refractory pancreatic cancer pain: observational follow-up study over an 11-year period in a comprehensive cancer center[J]. Anesth Analg, 2018, 126（6）: 2038-2046.

[94] Bershad AK, Miller MA, Norman GJ, et al. Effects of opioid- and non-opioid analgesics on responses to psychosocial stress in humans[J]. Horm Behav, 2018, 102: 41-47.

[95] Marchand F, Ardid D, Chapuy E, et al. Evidence for an involvement of supraspinal delta- and spinal mu-opioid receptors in the antihyperalgesic effect of chronically administered clomipramine in mononeuropathic rats[J]. J Pharmacol Exp Ther, 2003, 7（1）: 268-274.

[96] 赫捷, 陈万青, 李霓, 等. 中国前列腺癌筛查与早诊早治指南（2022, 北京）[J]. 中国肿瘤, 2022, 31（1）: 1-30.

[97] 马春光, 叶定伟, 李长岭, 等. 前列腺癌的流行病学特征及晚期一线内分泌治疗分析 [J]. 中华外科杂志, 2008, 46（12）: 921-925.

[98] 中国抗癌协会泌尿男生殖系统肿瘤专业委员会. 前列腺癌骨转移和骨相关疾病临床诊疗专家共识（2021 版）[J]. 中华肿瘤杂志, 2021, 43（10）: 1016-1026.

[99] 施涛, 魏嘉. 恶性肿瘤骨转移靶向治疗及免疫治疗进展 [J]. 中国肿瘤临床, 2021, 48（21）: 1093-1099.

[100] Cornford P, Bellmunt J, Bolla M, et al. EAU-ESTRO-SIOG guidelines on prostate cancer. Part II: Treatment of relapsing, metastatic, and castration-resistant prostate cancer[J]. Eur Urol, 2017, 71（4）: 630-642.

[101] Radbruch L, Trottenberg P, Elsner F, et al. Systematic review of the role of alternative application routes for opioid treatment for moderate to severe cancer pain: an EPCRC opioid guidelines project[J]. Palliative medicine, 2011, 25（5）: 578-596.

[102] Lewis-Jones H, Colley S, Gibson D. Imaging in head and neck cancer: United Kingdom National Multidisciplinary Guidelines[J]. J Laryngol Otol, 2016, 130（S2）: S28-S31.

[103] Pan R, Zhu M, Yu C, et al. Cancer incidence and mortality: a cohort study in China, 2008-2013[J]. Int J Cancer, 2017, 141（7）: 1315-1323.

[104] Asthana S, Labani S, Kailash U, et al. Association of smokeless tobacco use and oral cancer:

a systematic global review and meta-analysis[J]. Nicotine Tob Res, 2019, 21（9）: 1162-1171.

[105] Mehrtash H, Duncan K, Parascandola M, et al. Defining a global research and policy agenda for betel quid and areca nut[J]. Lancet Oncol, 2017, 18（12）: e767-e775.

[106] Mallick S, Benson R, Rath GK. Radiation induced oral mucositis: a review of current literature on prevention and management[J]. Eur Arch Otorhinolaryngol, 2016, 273（9）: 2285-2293.

[107] Maria OM, Eliopoulos N, Muanza T. Radiation-induced oral mucositis[J]. Front Oncol, 2017,（7）:89.

[108] Frowen J, Hughes R, Skeat J. The prevalence of patient-reported dysphagia and oral complications in cancer patients[J]. Support Care Cancer, 2020, 28（3）: 1141-1150.

[109] Crowder SL, Douglas KG, Yanina PM, et al. Nutrition impact symptoms and associated outcomes in post-chemoradiotherapy head and neck cancer survivors: a systematic review[J]. J Cancer Surviv, 2018,12（4）: 479-494.

[110] Elad S, Cheng KKF, Lalla RV, et al. MASCC/ISOO clinical practice guidelines for the management of mucositis secondary to cancer therapy[J]. Cancer, 2020, 126（19）: 4423-4431.

[111] Jeleazcov C, Saari TI, Ihmsen H, et al. Population pharmacokinetic modeling of hydromorphone in cardiac surgery patients during postoperative pain therapy[J]. Anesthesiology, 2014, 120（2）: 378-391.

[112] Saari TI, Ihmsen H, Mell J, et al. Influence of intensive care treatment on the protein binding of sufentanil and hydromorphone during pain therapy in postoperative cardiac surgery patients[J]. Br J Anaesth, 2014, 113（4）: 677-687.

[113] Puhto T, Kokki M, Hakomäki H, et al. Single dose epidural hydromorphone in labour pain: maternal pharmacokinetics and neonatal exposure[J]. Eur J Clin Pharmacol, 2020, 76（7）: 969-977.

[114] Travis WD, Brambilla E, Nicholson AG, et al. The 2015 World Health Organization classification of lung tumors: impact of genetic, clinical and radiologic advances since the 2004 classification[J]. J Thorac Oncol, 2015, 10（9）: 1243-1260.

[115] Tartarone A, Giordano P, Lerose R, et al. Progress and challenges in the treatment of small cell lung cancer[J]. Med Oncol, 2017, 34（6）: 110.

[116] Lattuca-Truc M, Timsit JF, Levra MG, et al. Multidisciplinary Thoracic Oncology Group Grenoble University Hospital France. Trends in response rate and survival in small-cell lung cancer patients between 1997 and 2017[J]. Lung Cancer, 2019, 131: 122-127.

[117] 于晓琳, 李贝, 崔丽, 等. 奥希替尼片治疗 EGFR 突变阳性非小细胞肺癌的疗效及对患者外周血 CTC, VEGF, CA125 表达的影响 [J]. 实用癌症杂志, 2022, 37（2）: 253-256.

[118] McNicol ED, Ferguson MC, Hudcova J. Patient controlled opioid analgesia versus non-patient controlled opioid analgesia for postoperative pain[J]. Cochrane Database Syst Rev, 2015, 2015（6）: CD003348.

[119] 钱春蕾, 马梦霞, 张能量, 等. 氢吗啡酮静脉泵治疗肺腺癌难治性癌痛 1 例 [J]. 中国疼痛医学杂志, 2022, 28（8）: 639-640.

[120] 刘一凝, 崔久嵬. 肿瘤患者围化疗期的营养管理进展 [J]. 肿瘤代谢与营养电子杂志, 2022, 9（5）: 672-680.

[121] Meza-Valderrama D, Marco E, Davalos-Yerovi V, et al. Sarcopenia, malnutrition, and cachexia: adapting definitions and terminology of nutritional disorders in older people with cancer[J]. Nutrients, 2021, 13（3）: 761.

[122] 陈亚军, 李春蕾, 曾亚奇, 等. 癌症疼痛患者营养状况与血清 C 反应蛋白的相关 [J]. 肿瘤防治研究, 2020, 47（5）: 372-375.

[123] Grace EM, Shaw C, Lalji A, et al. Nutritional status, the development and persistence of malnutrition and dietary intake in oesophago-gastric cancer: a longitudinal cohort study[J]. J Hum Nutr Diet, 2018, 31（6）: 785-792.

[124] Chen Y, Xiang Q, Li C, et al. Nutritional risk and assessment for patients with cancer pain [J]. Nutr Cancer, 2022, 74（1）: 168-174

[125] 白日兰, 崔久嵬. 癌痛患者的代谢特征与营养治疗对策 [J]. 肿瘤代谢与营养电子杂志, 2019, 6（1）: 21-25.

[126] 苏翔宇, 高潺潺, 侍方方, 等. 阿片类药物治疗中重度癌痛病人的营养状况及影响因素分析 [J]. 肠外与肠内营养, 2019, 26（5）: 261-265.

[127] 李苏宜, 张小田, 丛明华, 等. 规范化肿瘤营养治疗示范病房标准 [J]. 肿瘤代谢与营养电子杂志, 2019, 6（1）: 35-40.

[128] Yang YP, Ma YX, Huang Y, et al. The good pain management （GPM） ward program in China and its impact on Chinese cancer patients: the SYSUCC experience[J]. Chin J Cancer,

2014, 33（7）：323-329.

[129] 于恺英, 于世英, 巴一, 等. 中国肿瘤支持治疗关键临床技术的发展与进步 [J]. 中国肿瘤临床, 2020, 47（5）：222-226.

[130] 史玉雪, 陈卫昌. 原发性十二指肠腺癌诊治进展 [J]. 胃肠病学, 2018, 23（6）：370-373.

[131] 陈莹莹, 谭煌英. 晚期原发性十二指肠腺癌的诊断和治疗 [J]. 现代肿瘤医学, 2019, 27（16）：2962-2965

[132] Okumura R, Takeda K. Maintenance of intestinal homeostasis by mucosal barriers[J]. Inflamm Regen, 2018, 38: 5.

[133] Drolia R, Tenguria S, Durkes AC, et al. Listeria adhesion protein induces intestinal epithelial barrier dysfunction for bacterial translocation[J]. Cell Host Microbe, 2018, 23(4): 470-484, e7.

[134] Sen V, Uluca U, Ece A, et al. Role of Ankaferd on bacterial translocation and inflammatory response in an experimental rat model of intestinal obstruction[J]. Int J Clin Exp Med, 2014, 7（9）：2677-2686.

[135] Papoff P, Ceccarelli G, d'Ettorre G, et al. Gut microbial translocation in critically ill children and effects of supplementation with pre- and pro biotics[J]. Int J Microbiol, 2012, 2012: 151393.

[136] Yelin I, Flett KB, Merakou C, et al. Genomic and epidemiological evidence of bacterial transmission from probiotic capsule to blood in ICU patients[J]. Nat Med, 2019, 25（11）：1728-1732.

[137] Lebeer S, Bron PA, Marco ML, et al. Identification of probiotic effector molecules: present state and future perspectives[J]. Current Opinion in Biotechnology, 2017, 49: 217-223.

[138] Aguilar-Toalá JE, Garcia-Varela R, Garcia HS, et al. Postbiotics: an evolving term within the functional foods field[J]. Trends Food Sci Technol, 2018, 75: 105-114.

[139] Sung H, Ferlay J, Siegel RL, et al. Global Cancer Statistics 2020: GLOBOCAN estimates of incidence and mortality worldwide for 36 cancers in 185 countries[J]. CA Cancer J Clin, 2021, 71（3）：209-224.

[140] Keum N, Giovannucci E. Global burden of colorectal cancer: emerging trends, risk factors and prevention strategies[J]. Nat Rev Gastroenterol Hepatol, 2019, 16（12）：713-732.

[141] 中华医学会外科学分会胰腺外科学组, 赵玉沛, 杨尹默, 等. 中国胰腺癌诊治指南

（2021）[J]. 中华消化外科杂志 , 2021, 20（7）: 713-729.

[142] Derosa L, Routy B, Desilets A, et al. Microbiota-centered interventions: the next breakthrough in immuno-oncology?[J]. Cancer Discov, 2021, 11（10）: 2396-2412.

[143] Salminen S, Collado MC, Endo A, et al. The International Scientific Association of Probiotics and Prebiotics（ISAPP）consensus statement on the definition and scope of postbiotics[J]. Nat Rev Gastroenterol Hepatol, 2021, 18（9）: 649-667.

[144] Yu W, Zhang J, Chen Z, et al. Inhibitory effect of a microecological preparation on azoxymethane/dextran sodium sulfate-induced inflammatory colorectal cancer in mice[J]. Front Oncol, 2020,10: 562189.

[145] McGuire S. World Cancer Report 2014. Geneva, Switzerland: World Health Organization, International Agency for Research on Cancer, WHO Press, 2015[J]. Adv Nutr, 2016, 7（2）: 418-419.

[146] Huang Y. Current status of pain management in China: an overview[J]. Eur J Pain, 2001, 5 Suppl A: 67-71.

[147] Bally MR, Blaser Yildirim PZ, Bounoure L, et al. Nutritional support and outcomes in malnourished medical inpatients: a systematic review and meta-analysis[J]. JAMA Intern Med, 2016, 176（1）: 43-53

[148] Argilés JM. Cancer-associated malnutrition[J]. Eur J Oncol Nurs, 2005, 9 Suppl 2: S39-S50.

[149] 王国蓉 , 皮远萍 . 肿瘤专科护理与循证实践 [M]. 北京 : 人民卫生出版社 , 2016: 252.

[150] 栾燕 . 全程追踪责任制优质护理模式对宫颈癌患者化疗后癌因性疲乏及睡眠障碍的影响 [J]. 国际护理学杂志 , 2021, 40（8）: 1509-1512.

[151] 王红迁 , 汪鹏 , 王飞 , 等 . 多元数据融合的临床辅助决策系统的研究与应用 [J]. 中国数字医学 , 2019, 14（11）: 18-20.

[152] Washington KT, Oliver DP, Smith JB, et al. A comparison of rural and Urban Hospice Family Caregivers' Cancer Pain knowledge and experience[J]. J Pain Symptom Manage, 2019, 58（4）: 685-689.

[153] 杨鸿 , 余慧青 , 杨一梅 , 等 . 肿瘤患者疼痛护理的研究进展 [J]. 当代医学 , 2020, 26(13）: 191-194.

[154] 杨鸿 , 刘红丽 . 基于健康管理 APP 平台的健康教育在居家癌性疼痛患者延续护理的应用 [J]. 护理管理杂志 , 2018, 18（8）: 597-600.

[155] 于文华 , 张红 , 陆宇晗 , 等 . 癌症疼痛全程管理信息系统的构建及应用 [J]. 中国护理
管理 , 2021, 9（21）: 1400-1403.

[156] 张洁 , 张旱愉 , 王宝君 , 等 . 规范化癌痛护理联合三阶段止痛治疗对癌痛患者的干预
效果观察 [J]. 中国医学创新 , 2021, 18（10）: 109-114.

附表 1

疼痛护理记录单

姓名_____ 性别_____ 年龄_____ 住院号_____ 床号_____ 入院时间_____

时间	疼痛强度	疼痛部位	疼痛性质	用药处理				用药后评分	不良反应							左侧瞳孔		右侧瞳孔		护理措施	签名
				药名	剂量	方法	频次		便秘	恶心	呕吐	嗜睡	眩晕	尿潴留	肠梗阻	呼吸抑制	直径	反应	直径	反应		

续表

时间	疼痛强度	疼痛部位	疼痛性质	用药处理 药名	剂量	方法	频次	用药后评分	便秘	恶心	呕吐	嗜睡	眩晕	尿潴留	肠梗阻	呼吸抑制	左侧瞳孔 直径	反应	右侧瞳孔 直径	反应	护理措施	签名

备注：1. 适用范围：NRS 评分≥4分，或使用用强阿片类药物止痛的癌症疼痛患者。
2. 剂量单位：药物剂量单位为 mg；瞳孔直径单位为 mm；瞳孔反应灵敏（++），迟钝（+），消失（−）。
3. 疼痛性质：A 酸痛；B 刺痛；C 跳痛；D 钝痛；E 绞痛；F 胀痛；G 坠痛；H 钻顶样痛；I 爆裂样痛；J 撕裂样痛；K 牵拉样痛；L 压榨样痛；M 放电样痛；N 其他____。
4. 药名：①盐酸吗啡即释片；②盐酸吗啡缓释片；③硫酸吗啡缓释片；④盐酸羟考酮控释片；⑤芬太尼透皮贴剂；⑥盐酸吗啡注射液；⑦盐酸曲马多注射液；⑧盐酸氢吗啡酮注射液；⑨其他____。
5. 护理措施：①安慰患者；②宣教；③卧床休息；④患肢体位摆放；⑤分散注意力；⑥冷敷；⑦热敷；⑧通知医生；⑨拒绝治疗；⑩其他____。

附表2

简明疼痛评估量表（BPI）

患者姓名＿＿＿＿＿＿＿   病案号＿＿＿＿＿＿＿   诊断＿＿＿＿＿＿＿

评估时间＿＿＿＿＿＿＿   评估医师＿＿＿＿＿＿＿

1.大多数人一生中都有过疼痛经历（如轻微头痛、扭伤后痛、牙痛）。除这些常见的疼痛外，现在您是否还感到有别的类型的疼痛？

（1）是   （2）否

2.请您在下图中标出您的疼痛部位，并在疼痛最剧烈的部位以"X"标出。

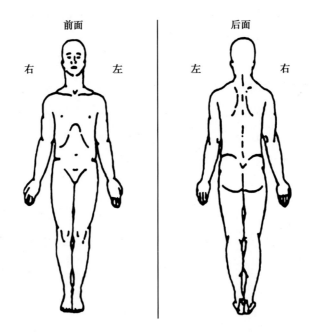

3.请选择下面的一个数字，以表示过去24小时内您疼痛最剧烈的程度。

（不痛）0 1 2 3 4 5 6 7 8 9 10（最剧烈）

4.请选择下面的一个数字，以表示过去24小时内您疼痛最轻微的程度。

（不痛）0 1 2 3 4 5 6 7 8 9 10（最剧烈）

5.请选择下面的一个数字，以表示过去24小时内您疼痛的平均程度。

（不痛）0 1 2 3 4 5 6 7 8 9 10（最剧烈）

6. 请选择下面的一个数字，以表示您目前的疼痛程度。

（不痛）0 1 2 3 4 5 6 7 8 9 10（最剧烈）

7. 您希望接受何种药物或治疗控制您的疼痛？

_____

8. 在过去的 24 小时内，由于药物或治疗的作用，您的疼痛缓解了多少？请选择下面的一个百分数，以表示疼痛缓解的程度。

（无缓解）0 10% 20% 30% 40% 50% 60% 70% 80% 90% 100%（完全缓解）

9. 请选择下面的一个数字，以表示过去 24 小时内疼痛对您的影响

（1）对日常生活的影响

（无影响）0 1 2 3 4 5 6 7 8 9 10（完全影响）

（2）对情绪的影响

（无影响）0 1 2 3 4 5 6 7 8 9 10（完全影响）

（3）对行走能力的影响

（无影响）0 1 2 3 4 5 6 7 8 9 10（完全影响）

（4）对日常工作的影响（包括外出工作和家务劳动）

（无影响）0 1 2 3 4 5 6 7 8 9 10（完全影响）

（5）对与他人关系的影响

（无影响）0 1 2 3 4 5 6 7 8 9 10（完全影响）

（6）对睡眠的影响

（无影响）0 1 2 3 4 5 6 7 8 9 10（完全影响）

（7）对生活兴趣的影响

（无影响）0 1 2 3 4 5 6 7 8 9 10（完全影响）